Patti Davis ist die Tochter des früheren US-Präsidenten Ronald Reagan. Sie hat bereits Romane geschrieben und Artikel für verschiedene Zeitschriften verfaßt.
Patti Davis lebt in Kalifornien.

Von Patti Davis ist außerdem erschienen:

Im Haus der Lüge (Band 65010)

Dieses Buch wurde auf chlor- und säurefreiem Papier gedruckt.

Deutsche Erstausgabe Januar 1995

Titel der Originalausgabe »Bondage«

Originalverlag Simon & Schuster, New York
Umschlaggestaltung Adolf Bachmann, Reischach
Umschlagfoto Mac Brian/Mauritius, Mittenwald
Satz MPM, Wasserburg
Druck und Bindung Elsnerdruck, Berlin
Printed in Germany
ISBN 3-426-60304-7

2 4 5 3 1

PATTI DAVIS

BONDAGE –
Liebe mich, feßle mich

Roman

Aus dem Amerikanischen
von Sibylle Schmidt

Knaur®

DANKSAGUNG Herzlichen Dank an Michael Korda und Chuck Adams für ihre Fürsorge; an Michael für die weibliche Eule, die er in meinen Garten gebracht hat, und an Chuck für seine wunderbare Telefonstimme. An Flip Brophy, der nicht nur Agent, sondern auch Freund ist. An Michael Greco, der es geschafft hat, daß ich einen weiteren Fototermin durchgestanden habe und der ihn vergnüglich gestalten konnte. Dank auch an Gail Abarbanel vom Rape Treatment Center im Santa Monica Hospital, die mir ihre Zeit zur Verfügung stellte; an Michael White, der meine juristischen Fragen beantwortet hat; an Stephanie Locke, die meine Fragen in puncto Bondage, Fesseln, beantwortet hat. Molly White und Paul Sand bin ich unendlich dankbar, weil sie sich mit der Geschichte beschäftigt und mich unterstützt haben.

PROLOG

Manchmal in unserem Leben biegen wir um eine Ecke, und alles wird anders. Ein Fremder steht dort – in der Sonne oder im Schatten, das ist nicht wichtig. Er wartet auf uns. Er verschiebt die Steine auf dem Spielbrett, wenn wir nicht hinsehen, trocknet unsere Tränen, wenn wir zu lachen glaubten, und legt sie uns auf die Zunge, damit wir ihren Geschmack erkennen, erschrecken ob ihrer Salzigkeit.
Auch in den sorgfältigst geplanten Leben geschieht das, in den behütetsten. In Leben, die sich mit großer Weite umgeben haben, die sich weit draußen in der Wildnis niederließen, in der naiven Annahme, den Jägern entkommen zu können. Doch solche Leben gehören längst zu den bedrohten Arten. In der Jagdsaison sind sie die ersten, die weichen müssen.
Sara war an einem Punkt angelangt, an dem sie ihr Leben als ein solches betrachtete und ihr Innerstes untersuchte, die Reflexe testete, prüfte, welche Teile noch reagierten und welche abgestorben waren. Etwas in ihr war gestorben, das wußte sie, doch seitdem war sehr viel Zeit vergangen.
Es gibt Fragen, die man zum richtigen Zeitpunkt stellen muß, sonst sind sie nichtig – auch darum wußte sie.
Viele von diesen Fragen hätte sie Belinda stellen sollen, und noch viel mehr hätte sie ihr anvertrauen sollen. Sie war ihre Freundin gewesen – ihre beste Freundin –, und doch

hatte Sara geschwiegen, hatte im stillen manche der Fäden zerschnitten, die Freundschaften zusammenhalten. Jetzt, wo sie darüber nachdenkt, sieht sie keine Fäden; sie sieht Rettungsleinen, durchtrennt von dem, was sie verschwieg.

Manchmal, wenn es regnet, glaubt Sara, Belindas Schritte hinter sich zu hören – Cowboystiefel auf nassem Asphalt. Sie sieht sich um, doch natürlich ist dort eine Fremde – irgendein Mädchen, das Cowboystiefel trägt zu einem langen Flatterrock, das Haar triefnaß, rotlackierte Fingernägel, die den Regenmantel zusammenhalten, die Wimperntusche ein wenig verwischt von der Feuchtigkeit.

Es regnete, als Sara zum ersten Mal fast alles erzählt hätte, als sie kurz davor war, Belinda alles zu offenbaren. Ihr zu beschreiben, wie sie in der Nacht zuvor auf dem Boden gelegen hatte, mit weit gespreizten Beinen, Nässe auf der Haut – dampfend fast, dachte sie. Sie hatte den Kopf gehoben und ihre Schenkel angesehen und die Stelle dazwischen, die noch glitzerte vor Feuchtigkeit. Ihre Handgelenke spürten noch das Wispern der Seide, obwohl Anthony die Fesseln längst gelöst hatte. Es ist dasselbe, hatte sie Belinda sagen wollen. Wir haben dieselbe Erfahrung gemacht, auch wenn sie so anders zu sein scheint.

Es geht immer darum, dich auszuliefern. Nicht zu wissen, ob Angst oder Vertrauen dich lenkt und ob das wichtig ist. Nicht zu wissen, ob du jemals jünger gewesen bist oder jemals älter sein wirst, denn jeder Augenblick ist von einem Kreis umschlossen, und die Zeit bleibt außerhalb wie ein Traum, an den du dich nicht erinnern kannst. Es geht darum, dich niederzulegen mit der Gefahr und die Augen zu schließen. Sie zu öffnen und ihn über dir zu sehen und zu spüren, daß es nie mehr anders sein kann. Gab es je eine Zeit, zu der du nicht ja zu ihm sagtest?

Doch sie hatte geschwiegen. Der Regen strömte zwischen ihnen herab, und Sara blickte Belinda nach, wie sie den nassen Gehsteig entlangrannte.

*

Häufig sind es gerade die stärksten Menschen, jene, die jahrelang sorgsam die empfindlichen Stellen ihrer Seele gehütet haben, die sich dann willig dem Fremden nähern, wenn sie um die Ecke biegen. Sie glauben nicht, daß er auf sie wartet. Bis sie spüren, daß es doch so ist. Daß es immer so war. Doch dann ist es schon zu spät. Eines Tages betrachten sie die Landschaft ihres Inneren und finden überall seine Fingerabdrücke. Und so heftig es auch regnen mag – die Fingerabdrücke verschwinden nicht.
Sara war sich nur noch einer Sache sicher: Nie wieder würde sie so behütet und geborgen sein, wie sie es einst von sich geglaubt hatte.

1

SARA Es passierte 1965. Sara war elf Jahre alt. Amerika verlor seine Unschuld – zarte, weiße Hoffnungen, von einem Wind davongeweht, auf den keiner vorbereitet war. Der Sturm hatte zwei Jahre zuvor eingesetzt, mit einer Kugel, die aus einem Lagerhaus oder hinter einem Grashügel hervor abgefeuert wurde, je nachdem welcher Theorie man Glauben schenkte. Auch Sara verlor ihre Unschuld – wenngleich nicht ganz so rasch wie Amerika.

Im Radio sang Petula Clark ›Downtown‹. Sonny und Cher sangen ›I Got You, Babe‹. Sara fand Cher viel cooler als Petula Clark – ihr Bruder Mark, der drei Jahre älter und Saras Maßstab in Sachen Coolness war, dachte ebenso.

Martin Luther King marschierte in diesem Jahr in Alabama von Selma nach Montgomery, um gegen die Diskriminierung der Schwarzen zu protestieren. Sara wußte das, weil ihre Eltern darüber sprachen; deren Welt war größer als die ihre. Sie wußte, daß das Land um sie herum erschüttert wurde – man protestierte gegen einen Krieg, die Leute verloren Söhne –, doch für sie war nur die Welt des San Fernando Valley, ihrer Wohngegend, real, in der ihre Eltern seit fünfzehn Jahren lebten. Früher hatte es hier anders ausgesehen, hatte man ihr erzählt – mehr Platz zwischen den Häusern, mehr Obstgärten.

»War wie auf dem Land hier«, pflegte ihr Vater zu sagen, meist, wenn er am Steuer des beigen Cadillac saß, der so viele Meilen auf dem Buckel hatte, daß Saras Mutter die Meinung vertrat, Gott müsse eine Schwäche für Autos haben, sonst hätte er dieses hier längst sterben lassen. »Die verfluchten Straßen und Häuser machen alles kaputt«, beklagte sich ihr Vater häufig. Dennoch waren Spuren des Vergangenen geblieben. Es gab immer noch reichlich Orangen- und Avocadohaine in der Gegend, in denen Kinder umherstreifen und sich austoben konnten.

1965 war das Jahr, in dem Sara verstand, wie die Einsamkeit aussah.

Sie war am Wochenende mit der Familie zu den Großeltern nach Palm Springs gefahren, die Eltern vorn, Mark und sie auf dem Rücksitz in jenem Cadillac, der sein Leben dem Automobil-Gott verdankte. Nach einem langen, öden Wochenende fuhren sie am Sonntag spätabends zurück, durch flache, weite Wüste, in die sich die Straße schnitt – ein schmales Band im Niemandsland. Die Scheinwerfer bohrten sich in die Dunkelheit, und die Straße schien kein Ende zu haben. Für Sara wurde dies das Bild der Einsamkeit: eine dunkle Straße, die sich durch eine grenzenlose Ebene dahinzieht.

Dieses Bild verfolgte sie noch Jahre später, wie die Scheinwerfer die Dunkelheit verfolgt hatten auf jener langen Rückfahrt von Los Angeles. Manchmal kam sie sich vor wie die Straße, und das Land links und rechts war ihr Leben – dunkel und eintönig zog es an dem Fenster vorbei.

Es war auch das Jahr, in dem Saras Lehrzeit mit Jungen ihren Anfang nahm, in dem Orangenhain hinter ihrem Haus. Es war Mai. Die Orangenbäume standen in Blüte; ihr Duft wehte süß die Straßen entlang und strömte durch die geöffneten Fenster in die Räume, wenn sich die Familien im späten blauen Zwielicht zum Abendessen setzten. Im Frühling waren die Tage so lang, daß man auch noch nach

dem Essen draußen spielen konnte – bis die Sterne Löcher in den Himmel piekten und die Mütter an der Hintertür standen und nach ihren Kindern riefen.
Sie war immer nur mit Jungen befreundet – besonders mit drei Jungen, die in der Nachbarschaft wohnten und in dieselbe Schule gingen wie sie. Sara hatte kein Interesse an Mädchensachen wie Puppen oder Teenachmittagen oder Spielereien mit Mutters Lippenstift. Sie verstand Jungen – das glaubte sie zumindest –, und sie konnte mit ihnen mithalten. Sie konnte den Baseball so weit wie sie schlagen, genauso schnell rennen – meist schneller –, Käfer anfassen und zielspucken. Sie konnte jedoch nicht pinkeln wie ein Junge; das hatte sie im Vorgarten versucht, als sie fünf war. Sie hatte gesehen, wie Mark in die Büsche pinkelte, also schien ihr der Vorgarten durchaus angemessen. Doch ihre Mutter zerrte sie ins Haus, wischte sie ab und wollte wissen, »was in Gottes Namen« in sie gefahren sei.
»Jungen machen es auch so«, hatte Sara gesagt.
»Na, du bist aber kein Junge.«
»Warum nicht?«
»Das frage ich mich auch«, hatte ihre Mutter geantwortet.
Sie lernte viel über Jungen, indem sie Mark und seinen Freunden zuhörte – sie lauschte nicht direkt, aber sie lungerte so oft in ihrer Nähe herum, daß sie nach einer Weile einfach vergaßen, daß sie noch da war. Sie schaute ihnen über die Schulter, während sie sich keuchend die Playboy-Magazine ansahen, die Mark unter seinem Bett versteckte. Sie merkte sich die Dialoge, die Fotos von nackten Frauen bei Jungen auszulösen schienen.
»Mann, für die könnt ich ihn hochkriegen«, sagte einer von Marks Freunden eines Tages, als er ein Foto von einer Frau mit derartig riesigen Brüsten betrachtete, daß sie, dessen

war sich Sara sicher, bestimmt nicht auf dem Bauch schlafen konnte.
»Was bedeutet das – hochkriegen?« fragte Sara. Sie versuchte, möglichst selten Fragen zu stellen, aber manchmal mußte es einfach sein.
Mark und seine beiden Freunde kicherten. »Du weißt doch«, sagte der Junge und deutete auf seinen Schritt. »Man muß ihn hochkriegen, damit man ihn benutzen kann.«
Später, als sie und Mark allein waren, erläuterte er dies ausführlicher, was Sara erhellend, aber etwas verwirrend fand. Warum kriegten Jungen Körper, die sich so verändern konnten? Ihrer tat das nie. Vielleicht war es ihr aber nur noch nicht aufgefallen. Eines Tages schloß sie sich im Badezimmer ein, zog ihre Jeans aus, setzte sich vor den Spiegel und wartete, daß etwas passierte. Als sich nach einer Stunde noch nichts getan hatte, wurde ihr langweilig, und sie beschloß, daß es viel lustiger sein mußte, ein Junge zu sein.
Manchmal war die Ausdrucksweise von Jungen völlig rätselhaft – nicht nur für sie, sondern offenbar auch für die Jungen selbst. Sie hörte einen Freund von Mark sagen, daß er versucht hatte »abzuspritzen« – wie die Jungen immer sagten. Er war in den Garten gegangen und hatte seinen Penis mit dem Gartenschlauch abgespritzt. Die Jungen, die in Marks Zimmer versammelt waren, brüllten vor Lachen und schickten Sara dann hinaus, damit sie ihrem armen irregegangenen Freund erklären konnten, was er falsch gemacht hatte. Sara lauschte vor der Tür und fand, daß der Irrtum des Jungen durchaus verständlich war. Warum sagten sie denn nicht gleich, was sie meinten?
An einem Frühlingsabend im Jahre 1965, als der Himmel sich allmählich der Nacht zuwandte, erfuhr Sara, daß ihre

Ausbildung in der Welt der Jungen noch unvollständig war. Sie mußte noch viel mehr lernen.
»Ihr müßt bis zehn zählen!« schrie sie, und ihre Stimme hüpfte zwischen dem weichen, braunen Boden und den Bäumen auf und ab. Jerome, Tommy und Lane versuchten sie zu fangen, und aus diesem Spiel ging sie meist als Sieger hervor. Sie brauchte den bis zehn gezählten Vorsprung wahrscheinlich nicht einmal, aber sie ließen ihn ihr trotzdem immer, weil das die Regel war, die jemand festgelegt hatte. An diesem Abend hörte Sara schon nach »fünf«, wie sie ihr nachrannten. Sie lief schneller, ihr Atem kratzte im Hals, als sie den Bäumen auswich, über Orangen sprang, die auf dem Boden verfaulten. Sie kamen näher; sie konnte sie jetzt keuchen hören. Aber sie war sicher, daß sie wieder gewinnen würde, obwohl die Jungen ihr von Woche zu Woche schneller vorkamen. Sie hatte fast das Ende des Hains erreicht – sie sah bereits die Lichter der Häuser durch die Bäume blinken –, als sie über eine Baumwurzel stolperte. Bevor sie sich aufrappeln konnte, waren sie über ihr.
»Was macht ihr? Verschwindet, verdammt!« schrie sie, als die drei Jungen auf ihr lagen.
Es gelang ihr, sich auf den Rücken zu wälzen und mit den Armen um sich zu schlagen, aber Tommy drückte ihr die Arme zu Boden, und Lane setzte sich auf ihre Beine. Ein Schauder durchlief sie, als sie begriff, daß dies kein Spiel mehr war ... aber sie wußte nicht, was es sonst sein mochte. Der Himmel über ihr war nun tiefblau; es konnte nur noch Minuten dauern, dann würde sie die Sterne sehen können. Der Duft der Orangenblüten vernebelte ihren Kopf.
»Los, Jerome, jetzt mußt du's machen!« schrie Lane, der ihre Beine an den Knöcheln festhielt.
»Verflucht! Verschwindet!« schrie Sara wieder. Ihr Hals fühlte sich trocken und wund an.

Aber sie wußte, daß sie nicht aufhören würden – sie hatten einen Plan. Jerome – es war klar, daß sie ihn für den Plan ausgesucht hatten. Er war kleiner als die beiden anderen Jungen; er trug eine Brille mit dicken Gläsern und tat alles, was Tommy und Lane ihm auftrugen. Und er befolgte auch jetzt ihre Befehle, näherte sich Sara, ihren Beinen – plötzlich geschah alles in Zeitlupe. Ein Windstoß raschelte in den Ästen über ihr, und sie spürte, wie sich Lanes Finger in ihre Knöchel gruben, als Jerome den Reißverschluß seiner Hose öffnete und auf die Knie fiel.

»Du kleiner Dreckskerl«, zischte Sara, »nie schaffst du das.«

Jeromes Hände, feucht und zittrig, zerrten an ihrem Schlüpfer, und dann versuchte er, seinen Penis in sie zu schieben. Aber er war nicht steif, und Jerome war sichtlich nervös.

»Los doch, Jerome – mach es –, steck ihn ihr rein«, schrie Tommy. Seine Fingernägel zerkratzten Saras Handgelenke.

»Du kleiner Schlappschwanz«, zischte sie zwischen den Zähnen hervor. »Du schaffst es nie – du kannst nicht.«

Jeromes Atem ging keuchend, war warm und roch nach Lakritze. Er versuchte noch immer, sich in sie zu drücken, seine Hände fummelten zwischen ihren Beinen herum, aber er fürchtete sich jetzt. Sein Gesicht war über ihren Brüsten, und Sara hob den Kopf und spuckte ihn an; die Spucke traf seine Brillengläser und lief daran herunter. Seine Augen hinter der Speichelspur waren weit aufgerissen wie die eines Tieres, das in einen Gewehrlauf blickt.

»Los, los«, sagte Lane. »Was ist denn los mit dir, Jerome – mach's schon!«

»Er kann nicht, Arschloch!« schrie Sara ihn an. »Nicht wahr, Jerome?«

Dann begann sie zu lachen, weil sie wußte, daß es nicht passieren würde – ein hartes zorniges, erleichtertes Lachen, das ihr die Tränen aus den Augen trieb.

Schockiert über ihren Ausbruch, lockerten Lane und Tommy ihren Griff. Jerome rappelte sich auf; seine Hose hing um seine Knöchel, sein Penis, schlapp und traurig zwischen seinen Schenkeln – verriet ihn, zeigte sein Versagen an. Sein Gesicht verzog sich, und Tränen strömten ihm in den Mund; er zerrte seine Hosen hoch und rannte durch den Hain davon.

»Geh heim und heul deiner Mutter was vor, du Baby!« schrie Sara ihm nach.

Sie zog ihren Schlüpfer hoch und stand auf. Feuchte Erde klebte an ihrem Rücken. Tommy und Lane standen da wie versteinert, erstarrt vor Angst vor der Wut, die auf sie zugerast kam wie ein fahrerloser Lkw.

»Und was ist mit euch beiden? Habt ihr Schiß, daß ihr es auch nicht schafft? Habt ihr deshalb Jerome gezwungen? Ihr konntet ja nicht, ihr Schlappschwänze!« Sara stieß Lane nach hinten; ihre Hand traf mit einem Klatschen seine Brust. »Angsthasen!« Sie drehte sich um und ging weg, ließ die beiden Jungen unter den Orangenbäumen stehen, in der Nacht, die sich um sie niederließ. Irgendwo jenseits der Schatten standen Mütter auf den hellerleuchteten Veranden und riefen nach ihren Kindern.

*

Saras Mutter stand am Küchenbecken und wusch Stangenbohnen.

»Mach bitte deine Hausaufgaben«, sagte sie, als sie hörte, wie die Hintertür aufging und zufiel. Sara versuchte, ein normales Geräusch zu erzeugen, das nicht wütend oder hastig klang. Sie wollte nicht, daß ihre Mutter sich umdrehte.

»Ich mach sie jetzt gleich«, sagte sie leichthin. Als sie durch die Küche ging, fiel ihr auf, daß ihre Mutter häufig mit ihr

sprach, ohne sich umzudrehen. Sie war immer über ein Becken oder über ein Bett gebeugt. Sara kannte den Rükken ihrer Mutter gut; er war breiter geworden mit den Jahren, hatte sich verändert. Jetzt krümmte er sich den zwischen den Schultern. »Witwenbuckel« sagte ihre Mutter dazu, als handle es sich um ein Alterssymptom.
Wenn Sara an ihren Vater dachte, dachte sie an seine Hände – sie waren rauh, schwielig, die Fingernägel immer ein wenig rissig. Er baute den Leuten Klima- und Heizanlagen in die Häuser und kroch immer irgendwo unter den Häusern oder auf Dachböden herum. Zu dieser Zeit in seinem Leben sahen seine Hände kräftig, aber müde aus.
Sara liebte ihre Eltern, aber sie konnte nicht wirklich mit ihnen sprechen. Statt dessen lief sie mit allem zu Mark, der immer zu wissen schien, wie er ihr einen Teil von dem abnehmen konnte, was ihr jeweils zusetzte. Doch zuerst mußte man es schaffen, durch seine Zimmertür mit dem Poster von Muhammed Ali mit erhobenen Fäusten zu kommen. »Alle draußen bleiben« schien die Botschaft zu sein, die es vermittelte. Sara wußte, daß es sich nicht auf sie bezog, aber sie hatte doch Respekt davor.
An diesem Abend war Marks Zimmertür nur angelehnt, und er hörte sie im Flur.
»He, komm rein.« Seine Stimme erwischte sie, bevor sie im Badezimmer verschwinden konnte.
Sara ging in sein Zimmer und schloß die Tür hinter sich. Sie setzte sich nicht hin, weil sie überall Schmutz hinterlassen hätte.
»Was, zum Teufel, ist mit dir passiert?« sagte Mark.
»Sie wollten, daß Jerome ... es mit mir macht.«
»Was macht?«
»Du weißt schon. *Es.*«
Mark setzte sich aufs Bett. Seine braunen Augen fixierten

sie. Mit einer Hand strich er sich über die dunklen Haare, die andere spannte sich an, lag zur Faust geballt auf seinem Oberschenkel.

»Wer?« fragte er mit gepreßter Stimme.

»Lane und Tommy. Er hat's aber nicht gemacht. Ich meine, er hat's versucht, aber er konnte nicht.«

Mark stand auf und kam zu ihr herüber; er legte die Arme um sie und zog sie an sich. Sie roch Old Spice – das war erst seit kurzem so, dieser Duft von Aftershave, und sie mußte sich noch daran gewöhnen. Sie verstand das alles nicht so ganz, aber sie wußte, daß Mark außergewöhnlich war. Ihr fiel auf, daß die Collegemädchen in den Kabrios manchmal langsamer fuhren und ihn anstarrten, unbeeindruckt davon, daß er noch sehr jung war, oder vielleicht gerade davon angezogen.

»Mach dich sauber«, sagte er zu Sara. »Wir reden morgen darüber. Und das bleibt unter uns, okay?«

»Ja – okay.«

*

Am nächsten Tag zogen Wolken auf; ein Frühlingssturm braute sich zusammen. Mark und Sara gingen zum Obstgarten an diesem Abend; die schwere Luft klebte an ihnen, der Duft der Bäume zog in Schwaden vorbei.

»Vielleicht kommen sie nicht«, sagte Sara.

»Dann suchen wir sie.«

Sie schaute auf die Arme ihres Bruders, die er vor der Brust verschränkt hatte, und dachte daran, wie oft er sie um sie gelegt und ihr das Gefühl von Sicherheit gegeben hatte. Mark war immer da, um Sara vor der Welt zu beschützen – sie ihr abzunehmen, wenn sie drohte, von ihr zerschmettert zu werden. Atlas, der stets zu Hilfe eilte, wenn der Himmel einstürzen wollte.

Sie hörte ihre Stimmen im selben Augenblick wie Mark – Tommy und Lane –, nicht Jerome, aber er konnte trotzdem dabei sein, trottete vielleicht stumm hinterher.
Marks Arme sanken herab, als sie auftauchten – zwei magere zehnjährige Jungen, die auf älter machten. Fast hätte Sara wieder zu lachen begonnen.
»He, Jungs«, rief Mark. Als sie ihn sahen, blieben sie stehen; eine kleine Staubwolke wirbelte an der Stelle auf, wo ihre Füße vor einer Mauer aus Angst verharrten und sich nicht mehr rühren konnten.
Mark ging zu ihnen hinüber, Sara blieb dicht hinter ihm.
»Okay – wessen Idee war das gestern?« fragte er.
»Lanes«, stieß Tommy hervor.
»Du Ratte«, sagte Lane. Er wandte sich mit einer Ist-mir-doch-egal-Miene zu Mark und fügte hinzu: »Was soll's? Sie ist ja nicht verletzt worden.«
»Ich glaube nicht, daß es darum geht«, sagte Mark und rückte etwas näher. »Glaubst du, daß es darum geht, Sara?«
»Nein.«
Mit einer raschen Bewegung packte Mark Lanes Arme und hielt sie hinter seinem Rücken fest. Da änderte sich Lanes Gesichtsausdruck; sein Mund bebte, und seine Stirn zog sich zusammen und wurde kleiner.
»Du kannst mit ihm machen, was du willst, Sara«, sagte Mark zu ihr und starrte sie durchdringend an.
»Was meinst du?« Sie wollte Führung, Anweisungen.
»Was ich gesagt habe.«
Sie sah Lane an, der sich vergeblich in Marks festem Griff wand, und ihre Hand traf die Entscheidung für sie. Sie ballte sich fast unfreiwillig zur Faust, und Sara ging zu Lane hinüber, blieb in Reichweite stehen und holte aus. Sie fühlte, wie sein Nasenbein unter ihren Knöcheln splitterte, sah das Blut auf ihrer Hand, als sie sie zurückzog. Sein

Mund klappte auf und wollte schreien, doch zuerst kam nur Luft heraus.
Als sich der Schrei schließlich löste, zerfetzte er die dicke graue Luft, war rissig und voller Schmerz. Sara spürte ihn bis in die Knochen. Und dann geriet alles in Bewegung. Tommy wandte sich um und verschwand zwischen den Bäumen, Mark ließ Lane los, der zu Boden sank und seine Nase hielt, versuchte, den herausquellenden roten Strom zu stoppen, und der Himmel erbebte und ergoß sich in einem Regenschauer, der über das Blut auf Saras Fingerknöcheln rann.
Als sie aus dem Orangenhain zurückkehrten, war es dunkel.
Sara ging in ihr Zimmer und schloß die Tür, damit sie in Ruhe auf ihre Hand starren konnte. Ihre Knöchel waren lädiert, unter der Haut begann sich ein blasser blauer Fleck auszudehnen, und an einem Finger war noch etwas Blut zu sehen. Sie wußte, daß ihre Hand nie vergessen würde, wie es sich anfühlte, als Lanes Nase unter ihrem Schlag brach; der Regen hatte diese Empfindung nicht weggespült, und auch die Zeit würde es nicht tun. Sie war sich nicht darüber im klaren, ob sie das Gefühl mochte.
Es regnete jetzt in Strömen. Sara öffnete das Fenster und sah hinaus in die Dunkelheit. Tropfen sprangen aufs Fensterbrett und trafen ihre Bluse. Wie Scarlett O'Hara, die beschloß, nie wieder hungern zu müssen, beschloß Sara, sich nie wieder von Jungen täuschen zu lassen. Sie würde sie so genau kennenlernen, daß sie von nichts mehr überrascht werden konnte. Offenbar hatte sie noch einiges zu lernen. Sie hatte geglaubt, daß diese Jungen schon zu groß waren für Tränen; das kam daher, weil sie angenommen hatte, daß Männer niemals weinen. Daß Männer nicht weinen *konnten.* Sie hatte geglaubt, daß Jungen in einem

bestimmten Alter eine Art Metamorphose durchmachten, bei der sie die Fähigkeit zu weinen verloren – ihre Tränendrüsen vertrockneten oder fielen aus wie Milchzähne. Sie war nicht ganz sicher, inwieweit sie sich irrte mit dieser Annahme – vielleicht hatte sie nur den Zeitpunkt falsch angesetzt. Bei Mark hatte sie nie Tränen gesehen; ihr Vater konnte ganz bestimmt nicht weinen – sie würde Mark danach fragen müssen.

Sie glaubte auch, daß Männer nicht träumten – auch das würde sie überprüfen müssen, vielleicht täuschte sie sich. Zu diesem Schluß war sie gekommen, als sie ihrem Vater eines Tages einen Traum von sich erzählte. In dem Traum war sie nachts an einem Strand entlanggegangen; Mondlicht schimmerte silbern auf den Wellen, und es war so hell, daß sie einen Schatten auf den Sand warf. Jesus kam auf sie zu, und es war völlig normal, daß er da war. Sie setzten sich zusammen in den Sand, blickten auf den Ozean hinaus und redeten. Sara erzählte ihm, daß sie nachmittags beim Üben auf der Auffahrt zehn Körbe geschafft hatte. Bei jedem Wurf hatte sie sich mehr abverlangt, indem sie ein Stück weiter vom Reifen zurücktrat. Dann berichtete sie ihm von dem Hasen, den sie in der Tierhandlung gesehen hatte und so gerne haben wollte. Jesus sagte nicht besonders viel; er hörte bloß zu, was sie auch nicht verwunderlich fand. Sie hatte ihn immer schon für einen guten Zuhörer gehalten. Der Mond war noch nicht über den ganzen Himmel gewandert, als sie aufstanden und jeder in eine andere Richtung davonging.

Als sie ihrem Vater den Traum erzählt hatte, sah sie ihn erwartungsvoll an; sie war stolz, daß sie ihn an einem so kostbaren Geheimnis teilhaben ließ. Er warf ihr einen zweifelnden Blick zu und sagte: »Na, das ist ein komischer Traum.« Mehr nicht. Daraus schloß sie – weil das am wenigsten schmerzhaft war –, daß Männer nicht träumten und er sie gar nicht verstehen konnte. Doch nun war sie dessen nicht mehr so sicher. Vielleicht erlebte ihr Vater im Traum Dinge, über die er nicht sprechen wollte. Vielleicht war es einfach so, daß Mädchen von ihren Träumen erzählten und Männer vorgaben, keine zu haben.

*

Am nächsten Tag in der Schule saß Lane mit Ringen unter den Augen wie ein trauriger Waschbär und einem weißen Verband, der sein Gesicht teilte, hinter Sara. Sie wußte, daß er keinem erzählt hatte, was geschehen war, weil er dann hätte erklären müssen, was er ihr getan hatte.
»Wir sind quitt, okay?« flüsterte Sara ihm im Flur zu.
Lane nickte und sah sie durch seine blauschwarz verschwollenen Augen an, und sie wußte, daß sie gewonnen hatte. So sind die Regeln, teilte sie ihm mit. Auge um Auge sozusagen.
Zwei Tage später blieb Sara die Stimme weg. Es geschah ganz plötzlich, mitten in der Nacht. Sie mußte husten, konnte nicht mehr aufhören, und als ihre Mutter hereinkam, um nach ihr zu sehen, wollte sie etwas sagen, und es ging nicht. Ein Flüstern war alles, was ihre Stimmbänder zustande brachten. Der Arzt sagte ihr, ihre Stimme müsse Ruhe haben, und ihr Vater kaufte ihr einen Notizblock mit Schnur und daran befestigtem Bleistift zum Umhängen. Sie benutzte ihn höchstens beim Essen – um Sätze wie »reich mir die Erbsen« oder »iß nicht alle Maiskolben, Mark« aufzuschreiben.
Sie sank in ihre stimmlose Welt, spürte, daß ihre anderen Sinne in die Lücke stießen, sich schärften. Sie hörte mehr, sah mehr, lernte mehr, und daran lag ihr am meisten. Es war fast so, als sei sie unsichtbar, was sie sich immer als

spannendes Abenteuer vorgestellt hatte, zumindest für ein, zwei Tage. Denn wenn sie unsichtbar wäre, gäbe es keinen besseren Spion als sie.

*

Es gibt Zeiten im Leben, die Veränderungen nach sich ziehen; etwas dringt tief ein, und danach ist alles anders. Die Zeit schaltet in einen anderen Gang – beschleunigt oder verlangsamt –, wie es ihr beliebt. Das Morgenlicht fällt in einem anderen Winkel in den Raum, und die Nacht fühlt sich dichter an, seltsam still. Die Geräusche der Kindheit mischen sich nicht mehr ein. Der Mann unterm Bett gibt Ruhe, sein Atem bedrängt die Dunkelheit nicht mehr, und die Autos auf der entfernten Straße hören sich nicht mehr an wie das Meer.

Den Frühling in ihrem zwölften Lebensjahr betrachtete Sara später als eine dieser Zeiten. Noch Jahre später rief der Duft von Orangenblüten Erinnerungen wach – an ihre Arme und Beine, die festgehalten wurden, oder an ihre Faust, die ausholte und Lanes Nasenbein wie einen Zahnstocher zerbrach.

Und sie erinnerte sich an das Gefühl, als ihre Stimmbänder sich nicht wie üblich vereinigen wollten und sich weigerten, die Stimme zu erzeugen. Es verschaffte ihr Distanz, den Eindruck, am Rande zu stehen, so lautlos, daß die Leute ihre Gegenwart vergaßen. Doch sie war da – sie beobachtete, hörte zu, nahm alles auf, lernte, sich nie wieder täuschen zu lassen. Mit der Zeit kehrte ihre Stimme zurück, doch ihre Eigenschaft, außerhalb zu bleiben – beobachtend, spionierend –, blieb ihr erhalten.

Sara begann, mit Mark und seinem Freund Bill herumzuziehen, lernte Autos und die Sprache der Jungen kennen. Ihre Eltern runzelten die Stirn, wenn sie mit Ölflecken auf den Kleidern nach Hause kam, aber Claire und Roger Norton waren zu ruhig, um viele Fragen zu stellen. Sie hielten mehr von gutem Zureden als von Kreuzverhören – dennoch spürte Sara, daß die Blicke ihrer Mutter ihr durchs Haus folgten und daß sie sich fragte, warum ihre einzige Tochter sich mehr und mehr wie ein Junge benahm.

»Bist du wieder mit Mark unterwegs?« fragte sie ständig.

»Ja – es macht ihm nichts aus.«

»Du könntest doch mal ein paar Mädchen aus deiner Klasse einladen.«

»Ich bin aber lieber mit Mark und seinen Freunden zusammen«, gab Sara zur Antwort, wenngleich sie wußte, daß sie ihre Mutter verwirrte und vermutlich beunruhigte.

Erst als Sara vierzehn Jahre alt war, ließ ihre Mutter das Zureden sein. Doch es brauchte noch einen letzten Anstoß, bevor sie aufgab. Es hatte mit Saras langem, faserigem Haar und ihrer Garderobe zu tun, die aus zerrissenen Jeans und abgetragenen T-Shirts von Mark bestand.

»Ich hab 'ne Idee«, sagte ihre Mutter eines Samstagmorgens. »Du kannst mit mir zum Friseur gehen, und ich spendier dir eine Dauerwelle.«

»Ich hab aber lieber Naturwelle«, gab Sara zurück, um klarzumachen, daß derlei Dinge für sie bedeutungslos waren.

»Nun, ich dachte, wir könnten auch einkaufen gehen – dir ein paar, äh, nettere Sachen zum Anziehen kaufen.«

Sara blickte auf ihr Knie, das durch einen Riß in ihrer Jeans zu sehen war. »Ich mag diese Sachen. Sie sind bequem.«

Schließlich gab ihre Mutter auf. Sara hörte, wie sie eines Abends leise mit ihrem Vater sprach.

»Ich hätte nie gedacht, daß aus meiner einzigen Tochter ein Mechanikerlehrling wird«, sagte Claire Norton, spätabends in der schlechtbeleuchteten Küche. Die kleine Lampe über dem Küchentresen verströmte schmelzendes Licht über den Linoleumboden.

»Na ja, Claire, sie ist doch noch nicht ausgewachsen«, antwortete ihr Vater. Er hatte seinen blauen Bademantel und Lederhausschuhe an, die über den Boden scharrten, als er sprach. »Sie versucht nur, mit Mark mitzuhalten. Das geht vorüber. Laß sie einfach in Ruhe.«

»Aber sie tut nichts, was andere Mädchen tun. Sie will bloß Autos reparieren und in Werkstätten rumlungern. Ich will nicht, daß sie später an einer Tankstelle arbeitet oder so was.«

»Du kapierst es nicht«, dachte Sara in ihrem Versteck im Wohnzimmer. Diese Unterhaltung war nicht für ihre Ohren bestimmt, doch das waren immer die interessantesten. Sara wußte, daß sie durch ihre stille Gegenwart eine Sonderausbildung in Sachen Jungen genoß und daß sie sich viel besser auskannte als andere Mädchen. Allein bei Autos, dachte sie. Die glauben, Autos seien nur zur Fortbewegung oder für Sex auf dem Rücksitz da. Tja, aber ich weiß, was sie wirklich darstellen.

Wenn man Autos verstand, verstand man auch Jungen. Sie sind ein Nachschlagewerk über das männliche Geschlecht. Das Entscheidende war nicht, daß Sara einen Vergaser zerlegen und wieder zusammensetzen oder einen Motor auseinandernehmen konnte; sie begriff vielmehr die Bedeutung des Motors. Er war gleichbedeutend mit Kraft, Bewegung, Lärm. Für die Jungen, die herumsaßen und ohrenbetäubend laute Musik hörten, während sie an Autoteilen herumbastelten, war er das Geschlecht – ihr Geschlecht – und verfügte über all die Kraft, die es in ihrer Phantasie besaß. Begreife Motoren, und du begreifst, wie ein Junge bezüglich seines Penis empfindet, dachte sie.

Was war schon ein Einkaufsbummel gegen diese Art von Lehre?
Das andere Gebiet, in das Sara vordrang, war der Sport – ein Spion im Haus des Sports. Sie saß mit Mark und seinen Freunden bei Erdnüssen und Cola im Wohnzimmer und sah zu, wie sich im Fernseher Mannschaften Wettkämpfe lieferten. Ob Football, Basketball oder Baseball – Sara war nicht da, um die Spieler zu studieren. Sie studierte die Zuschauer, die Spieler sein wollten und sich dafür hielten. Es war eine Studie über Punktestände, Sieger und Verlierer, Angriff, Taktik und Täuschungsmanöver.
Gut, dachte sie, ich verstehe. Es ging nur darum, das Spiel vorher in allen möglichen Varianten durchzudenken. Die Spielzüge zu analysieren. Und natürlich darum, schneller zu sein als die anderen Männer – und genau das hatte sie für den Rest ihres Lebens vor.

2

SARA Es gab ein Erlebnis, von dem Sara erwartete, daß es ihr Leben verändern würde, doch nichts dergleichen geschah. Sie war siebzehn, als sie ihre Unschuld verlor, und sie hatte sich jahrelang darauf vorbereitet – sie hatte aufmerksam Marks detaillierten Erläuterungen gelauscht, war nachts im Bett mit ihrem Kissen herumgerollt und hatte die Positionen ausprobiert, die Mark ihr beschrieben hatte. Sie stellte fest, daß sie mit ihrem Knie gut Küssen üben konnte, und obwohl ihr Kissen wenig Ähnlichkeit mit einem Jungen aufwies, schob sie es unter sich oder zwischen ihre Beine. Sara dachte, wenn es dann wirklich passierte, würde es eines dieser Abheb-Erlebnisse sein. Der Boden unter ihren Füßen würde sich verändert anfühlen, und sie selbst würde plötzlich anders aussehen. Nicht völlig anders natürlich – es würde eine subtile Veränderung sein. Aber man könnte sie bemerken. Freunde würden plötzlich stehenbleiben, verwirrt blicken und etwa sagen: »Hast du die Haare anders oder so? Bist du dünner geworden?«

Sie fühlte, wie es näherrückte, als ob das Schicksal sie aufspürte. Ganz sicher wußte sie es an jenem Nachmittag, als sie und Mark am Santa-Monica-Pier entlanggingen und sie bei einer Zigeunerin war, die in eine Kristallkugel starrte, ein paar Tarotkarten legte und Sara mitteilte, daß ihr Leben sich ändern würde. Sara bezahlte der Zigeunerin fünfzehn Dollar und trat aus der dunklen Bude ins helle Sonnenlicht hinaus, wo Mark auf sie wartete.

»Und was hat sie gesagt?« fragte er. Möwen segelten über sie hinweg, und Wellen brandeten an die Poller unter ihnen. Die Luft schmeckte nach salziger Gischt und roch nach Popcorn.
»Sie sagte, mein Leben wird sich ändern.«
»Inwiefern?«
»Dazu hat sie nichts gesagt. Einzelheiten kosten wahrscheinlich extra. Ich muß mir wohl was einfallen lassen, wie ich's verändern kann, damit ich nicht das Gefühl habe, fünfzehn Piepen vergeudet zu haben.«
Doch Sara glaubte der Zigeunerin, und sie meinte, von der Veränderung zu wissen. Nachts trainierte sie jetzt gründlicher, setzte ihre Finger ein, um ihre Tiefe zu erforschen. Sie nahm zwei Finger, weil sie glaubte, daß sie dem Umfang eines Penis eher entsprachen als einer, obwohl sie ziemlich sicher war, daß ein Penis noch dicker war. Die durchschnittliche Penisgröße war eine Information, die sie weder Mark noch einem seiner Freunde je zu entlocken vermochte. Wenn man ihnen zuhörte, schien der Penis von jedem Kerl so groß zu sein, daß er ihn falten mußte, um seine Hosen zuzumachen. Sara wußte, daß sie übertrieben, aber dennoch waren zwei Finger für die reale Größe wahrscheinlich zu knapp gerechnet.
Dann, kurz vor den Sommerferien, wurde ihr klar, wer es sein sollte. Nathan. Sie lag bestimmt richtig – beide waren sie Einzelgänger, gehörten nicht zu den üblichen Schulcliquen. Bei den Mädchen war Sara nicht besonders beliebt, weil sie immer mit Jungs herumlungerte, und die Jungen in ihrem Alter mochten sie nicht recht, weil sie sie durchschaut hatte. Sie war zu schlau, zu sportlich und schien sich keinen Deut darum zu kümmern, was irgend jemand über sie dachte. Sie aß meistens ihren Lunch allein und las dabei die neueste Ausgabe von *Road & Track* oder ein abgegriffenes Exemplar

von Camus' *Der Fremde.* Auch Nathan verspeiste seinen Lunch allein und las dazu Charles Dickens.

In Geschichte saß Nathan immer hinter ihr; sie spürte seinen Blick auf ihrem Hinterkopf, spürte, wie er ihr Rückgrat hinabglitt. Nathan war blaß und schlaksig. Seine Haare wären wahrscheinlich blond gewesen, wenn sie öfter die Sonne gesehen hätten. Nathan wirkte, als hätte er Klavierstunden nehmen müssen, während die anderen draußen spielen durften. Er wippte seltsam auf und ab beim Gehen, als schaukle der Boden unter seinen Füßen.

Sara merkte, daß sie ihn in Erwägung zog, obwohl sie nicht ganz sicher war, weshalb. Sie schob es aufs Schicksal und steuerte ihr Ziel an. Bei der Party eines Klassenkameraden, dessen Eltern verreist waren, sah sie Nathan mit einem Bier auf der Couch sitzen. Er bemühte sich höflich, das Paar neben ihm zu übersehen, das förmlich ineinander verschmolz. Sara sah die Prophezeiung der Zigeunerin Gestalt annehmen. Sie ging hinüber und kniete sich neben die Couch.

»Hi, Nathan – krieg ich einen Schluck von deinem Bier?«

»Klar.« Er reichte es ihr, und seine grünen Augen folgten ihren Bewegungen, als sie die Flasche ansetzte und einen Schluck in ihre Kehle rinnen ließ.

Sara nickte zu dem Paar neben ihnen hinüber. »Sie sollten wohl lieber eine Treppe höher gehen, bevor sie sich blamieren, wie?«

»Ja.« Er lachte unbehaglich.

»Oder wir sollten das tun.«

»Wir?«

Sara stand auf und streckte ihm die Hand hin. »Komm.«

Die Rolling Stones sangen »Satisfaction«, als die beiden die Treppe hinaufgingen. Sie hoffte, daß es darauf hinauslaufen würde.

»Ich wußte gar nicht, daß du mich magst«, sagte Nathan,

nachdem sie sich in einem der Gästezimmer eingeschlossen hatten.
Das Problem war, daß Sara es auch nicht genau wußte. Die Idee, mit ihm nach oben zu gehen, war ihr einfach so gekommen – wie eine Vision, dachte sie –, eine Stimme aus dem Nichts, die sagte: »Mach es jetzt, mit ihm, heute abend.« Aber vielleicht sollte sie mehr empfinden, aufgeregt oder nervös sein; ihre Ruhe war ein wenig beängstigend. Die Schuld näherte sich ihr, legte ihr die Hände um den Hals; um sich ihrer zu entledigen, zog sie Nathan aufs Bett und küßte ihn. Er antwortete mit Küssen, die eifrig und feucht waren, einem nach Zuwendung ausgehungerten Hündchen gleich, und sie spürte, wie ihr der Schweiß im Nacken stand. Sie ließ ihre Hände auf seine Schultern gleiten, aber auch die wurden feucht. Sie dachte, daß sie es wahrscheinlich schnell durchziehen sollten, bevor einer von ihnen ertrank, doch sie wußte, daß er auf ihre Erlaubnis wartete.
Sie klemmte ihre Hand zwischen die beiden Körper, machte sich an seinem Gürtel, an den Knöpfen seiner Jeans zu schaffen. Seine Hände antworteten, hoben ihren Rock und schoben ihr Höschen von den Hüften. Sie ließ ihre Hände zwischen seine Jeans und seine Haut gleiten und schob die Jeans nach unten, bis er nackt genug war. Eine Hand entdeckte seinen Penis und umfaßte ihn – er war eindeutig dicker als die zwei Finger, mit denen sie geübt hatte, was bedeutete, daß es wahrscheinlich weh tun würde. Aber sie hatte sich mehr erwartet.
»Was tust du da?« fragte Nathan und entzog sich ihr. Sie merkte, daß ihre Finger seinen Penis abtasteten und genau erforschten.
»Nichts«, sagte sie und zog ihn wieder zu sich. Sie konnte ihm nicht sagen, daß sie Maß nahm.

Sie trat innerlich einen Moment beiseite, beobachtete und wappnete sich gegen den Schmerz, von dem sie wußte, daß er kommen würde. Sie horchte auf Nathans hohes, pfeifendes Atmen und dachte, daß es nicht gerecht war, daß es Mädchen beim ersten Mal weh tat und Jungen nicht. Vermutlich bewies das zweifelsfrei, daß Gott ein Mann war.
Sara knirschte mit den Zähnen, und Nathan atmete heftiger, stöhnte und sagte »O Gott«, was paßte, da Gott auf seiner Seite war. Die Gebete und den stechenden Schmerz hätte sie ja noch ertragen, aber der Laut, den er ausstieß, als er kam, klang nach Fingernägeln auf einer Schiefertafel. Er jaulte – ein dünner, trauriger Laut, der Leute normalerweise dazu veranlaßte, zum Fenster zu laufen und nach der verunglückten Katze Ausschau zu halten.
»Geht's dir gut?« fragte Nathan danach; das hatte sie erwartet, da sie wußte, daß alle Jungen das fragten, vor allem nach dem ersten Mal. Die Mädchen bekamen von Gott den Schmerz, und die Jungen wollten dann bestätigt haben, daß es nicht so schlimm war.
»Mhm. Und wie geht's dir?«
»Gut – oh, gut. Es war – unglaublich.«
Sara polterte die Treppe hinunter, kehrte zum Lärm und Tumult der Party zurück. Die Schuld war wiedergekommen, intensiver, und drückte sie nieder. Sara war sicher, daß ihre Schritte das Haus in den Grundfesten erschütterten. Sie hatte es jetzt wahrhaftig getan – hatte sich in etwas hineinbegeben, aus dem sie so schnell nicht wieder herauskam. Sie holte sich ein Bier und ging hinaus an den Swimmingpool. Sie hatte sich etwas Dramatisches erwartet; sie hatte erwartet, mit der Fünfzehndollarinvestition bei der Zigeunerin ihr Glück zu machen – ein Erlebnis, das alles verändern und mit Millionen nicht aufzuwiegen sein würde. Gut, etwas war anders geworden – sie war nicht

mehr Jungfrau –, aber es fühlte sich nicht weltbewegend an. Und jetzt dachte Nathan, sie würde seinen Freundschaftsring tragen oder einen Pulli von ihm oder irgend etwas anderes, mit dem er sie als sein Eigentum ausweisen konnte. Sie starrte ins dunkle Wasser des Schwimmbads. Seltsamerweise war er ihr völlig verändert vorgekommen, als er erregt war; sie hatte sich plötzlich gewünscht, woanders zu sein. Würde es sich immer so abspielen? Prinzen würden ihre Gewänder ablegen und sich in Frösche verwandeln? Das gestaltete Sex nicht gerade verlockend ... und sie hatte so hohe Erwartungen gehabt.

Als sie ins Wohnzimmer zurückkam, sah Nathan sie an, als verfasse er im stillen Gedichte. Schließlich rief sie Mark an und bat ihn, sie abzuholen.

»Je nachdem, wie man es betrachtet«, sagte sie, als sie in Marks 64er Mustang mit dem aufgemotzten Motor eingestiegen war, »hat entweder die Zigeunerin gelogen oder es verändert sich eigentlich wenig im Leben, wenn man seine Unschuld verliert.«

Mark starrte sie an. Das gelbe Licht der Straßenlaternen erleuchtete das Innere des Autos. »Bist du enttäuscht? Oder wütend? Oder was?«

»Ich fühl mich ... einfach schrecklich. Ich glaube, ich werde jemandem weh tun. Oder ich hab es schon getan, und er weiß es nur noch nicht.«

*

Nathan rief sie so oft an, daß Sara erwog, ihre Eltern zu fragen, ob sie ihre Telefonnummer ändern könnten. Und er schien immer zu jaulen, als ob seine Stimme mitten im Orgasmus steckengeblieben sei.

»Nathan ist dran!« rief Mark die Treppe hinauf.

»Ich bin nicht da!« schrie Sara zurück.

»Zu spät – ich hab schon gesagt, du seist da.«
»Du Mistkerl!«
»Sara, du sollst nicht solche Wörter benutzen.« Die Stimme ihrer Mutter tauchte von irgendwoher auf, wie die Stimmen von Müttern es immer tun, sobald Flüche ausgestoßen werden.
»Mark, er macht mich wahnsinnig«, sagte Sara, nachdem die Anrufe nach über einer Woche nicht aufhörten.
Sie saßen auf dem Dach; das war der einzige Ort in der Nähe des Hauses, an dem sich ihre Mutter mit ihrem scharfem Gehör nicht in ihre Unterhaltung einschalten konnte. Es war eine warme Sommernacht. Die Luft war dicht und schwer, und eine Mondsichel hing über ihnen am sternenübersäten, endlosen Himmel. Irgendwo wanderte Orion durchs All.
»Dann sag ihm doch, du wolltest bloß vögeln und er soll nicht so viel reindeuten«, schlug Mark vor.
»Das nenn ich eine typisch männliche Sichtweise.«
»'ne andere hab ich nicht zu bieten.«
»Bist du wirklich so gefühllos gegenüber Mädchen?« fragte Sara. »Gehst du mit ihnen ins Bett und sagst ihnen dann, es hätte nichts zu bedeuten?«
»Bleibt das unter uns?«
»Versprochen.«
»Nein – aber ich erzähl den anderen Jungen, daß ich es tue.«
Sara lachte. »Ist das so was wie Kerben am Gewehr?«
»Ja – so ähnlich.«
Sie hatte also ein weiteres Kapitel für ihr ständig im Wandel begriffenes Handbuch über männliche Verhaltensmuster. Geheimnisse – nicht nur vor Mädchen, sondern auch vor anderen Jungen – des Images wegen. Des Spiels wegen.

*

Mit fünfunddreißig Jahren konnte Sara auf sehr wenige Erfahrungen zurückblicken, die ihr Leben entscheidend verändert hatten – obwohl sie unentwegt Ausschau nach ihnen hielt. Das war eines ihrer Grundprobleme in Beziehungen – zu hohe Erwartungen. Zumindest am Anfang hoffte sie bei jedem Mann, diesmal würde sich das Meer teilen, Berge würden versetzt werden. Doch es war jedesmal dasselbe – man ging zum Essen aus und hatte sich immer weniger zu sagen; Sex hatte man anfangs stundenlang in allen erdenklichen Stellungen und mit Hilfe von Massageöl und gewisperten Hinweisen zelebriert, und irgendwann machte man kurzen Prozeß damit. Das Massageöl blieb unterm Bett liegen, wo es vor Wochen hingerollt war, und die ganze Sache ging so zügig vor sich, daß keiner mehr Zeit hatte, die Stellung zu wechseln.
Ihr Ziel, Männer zu durchschauen, war erreicht; es gab keinen mehr, der sie täuschte. Sie fiel nie auf die Tricks herein, denen andere Mädchen auf den Leim gingen. Ihre Freundin Belinda Perry war auch eine von denjenigen, die alles glaubten. Sara versuchte, sie ständig zu warnen, doch Belinda sagte dann etwas wie: »Nein, du verstehst das nicht. Er ist anders. Er ist wirklich aufrichtig.« Natürlich war der betreffende »Er« alles andere als aufrichtig. Sara war der Meinung, daß es keine aufrichtigen Männer gab.
Manchmal kam Belinda ihr vor wie eine Porzellanpuppe. Sie war zierlich, und ihre Haut schien in englischer Landluft gereift zu sein. Ihr Haar war im Urzustand blond, aber sie hatte es so häufig gefärbt, daß von diesem Urzustand nur die Erinnerung geblieben war. Ihre Züge waren so fein und grazil, daß an ihr sogar ein radikaler Kurzhaarschnitt noch feminin wirkte.
Zuletzt hatte ein Hollywoodproduzent Belinda das Herz gebrochen, der mit einer halbwegs erfolgreichen Schau-

spielerin verheiratet war, von der er sich angeblich getrennt hatte. Er teilte Belinda mit, er werde nach diversen Trennungen und Versöhnungsversuchen nun in Kürze die Scheidung einreichen.

»Aber ich bin jetzt wirklich sicher. Ich bin gefühlsmäßig fertig mit dieser Ehe. Der Papierkram ist das einzige, was noch erledigt werden muß«, eröffnete er Belinda, die dies alles Sara am Morgen nach dem ersten Rendezvous, das bei kalter Pizza in seinem Haus stattgefunden hatte, am Telefon berichtete.

»O bitte«, sagte Sara. »Sag ihm, daß er sich wieder melden soll, wenn die Scheidung eingereicht ist. Ich sehe Katastrophen im Anmarsch.«

»Aber er hat mir gesagt, daß er wirklich ehrlich zu mir sein will. Er hat mir alles über seine Ehe erzählt und auch über die vorher. Er sagte, er wolle nicht, daß es irgendwelche Überraschungen gebe.«

»Ach ja? Nun, ich würde wetten, daß seine Frau etwas überrascht wäre, weil sie nämlich noch nicht seine Exfrau ist. Was soll er dir denn sonst erzählen, Belinda? Daß er alles sagen würde, was zieht, damit er ein paarmal mit dir ficken kann?«

Es stellte sich heraus, daß Sara ziemlich richtig lag. Die gesamte Beziehung bestand aus ein paar Abenden Sex, keiner gemeinsam verbrachten Nacht, weil er »damit einfach nicht umgehen konnte«, keinen Essenseinladungen oder Kinoabenden und nur den nötigsten Anrufen. Als er Belinda das letztemal anrief, tat er dies vom Autotelefon aus, und er teilte ihr mit, daß ihm plötzlich klargeworden sei, daß er »gefühlsmäßig doch noch nicht fertig sei mit seiner Ehe«. Deshalb könnten sie sich nicht mehr treffen.

Danach tauchte Belinda in Tränen aufgelöst bei Sara auf,

die sich vor die Aufgabe gestellt sah, Belinda gleichzeitig zu trösten und zu belehren.
»Weißt du, warum er nie mit dir ausgegangen ist?« fragte Sara, während Belinda damit beschäftigt war, eine Packung Kleenex aufzubrauchen. »Er hatte Schiß, es würde darüber geredet und seine Frau könnte sauer auf ihn werden. So niedrig war die Moral dieses Idioten. Er hat sich nicht getraut, sich mit dir in der Öffentlichkeit sehen zu lassen.«
Dergleichen passierte Sara nie. Sie hätte den Typen sofort als Lügner entlarvt, und die »Komm-doch-zu-mir-zum-Pizza-Essen«-Nummer hätte bei ihr nicht gezogen. Sie stürzte nicht in Abgründe wie Belinda – diese psychischen Tiefs, in denen man in Tränen ausbricht, wenn »Bridge over Troubled Water« oder etwas in der Art aus dem Autoradio tönt. Aber die Hochs erlebte Sara leider auch nie. Allmählich begann sie sich zu fragen, ob ihre Art, sich vor Männern zu schützen, die ihr Herz rauben wollten, nicht bewirkte, daß ihm auch keiner mehr nahekam.
In ihren Phantasien war das anders. Nachts, allein in ihrem Bett, brachte ihre Vorstellungskraft sie zu Orgasmen, wie sie ihr noch kein Mann je verschafft hatte – kein realer Mann jedenfalls. In ihren Phantasien gab es natürlich Männer; auch Frauen, obwohl Sara im wirklichen Leben die Vorstellung, mit einer Frau zu schlafen, nicht besonders reizvoll fand. Doch das war das Wunderbare an Phantasien – es gab keine Schranken, keine Vorgaben. Nur die Wege dorthin.
Und sie konnte die gesamte Szenerie verändern, wenn ihr danach zumute war. Blackout, neue Figuren, eine neue Umgebung. Zwei Frauen und ein Mann konnten sich in zwei Männer und eine Frau verwandeln – was immer ihr in diesem Moment verlockend erschien. Doch meist waren da zwei Frauen und ein Mann, und jede Figur konnte Sara sein

– auch der Mann. In ihrer nächtlichen Phantasiewelt schien es ganz natürlich, einen Schwanz zu haben, zu spüren, wie er sich tiefer in eine Frau drängte, zu fühlen, wie sie nasser wurde, wenn sie ihn umfaßte, ihre Muskeln zusammenzog, um ihm alles zu entlocken. Doch Sara konnte auch die Frau sein – jede der beiden Frauen. Diejenige, die auf dem Rücken lag und ihren Schoß dem Mann öffnete und ihren Mund der Frau, die über ihr kniete. Der Geschmack der Frau war ihr vertraut – ihre schwere Süße –, sie wollte sie, hungerte danach, holte sie sich mit der Zunge. Sie hörte die Frau über sich, wie sie verlangte, sie solle ihre Zunge tiefer hineinstecken, sie damit ficken.

Sara dachte nie daran, so etwas tatsächlich auszuleben. Diese Erlebnisse waren Phantasien, sonst nichts.

Manchmal jedoch blieb sie näher an der Wirklichkeit. Dann gab es nur zwei – sie selbst und einen Mann, und sie glitt nicht zwischen Körpern hin und her wie ein flüchtiger Geist, der allen innewohnen konnte, die ihr zusagten, sondern sie war nur sie selbst. Diese Traumfigur war gieriger und der Mann heftiger, als sie es je in der Wirklichkeit erlebt hatte. Sie hörte ihn flüstern, wie sehr er sie wollte; sie spürte, wie seine Hände mit ihren Brüsten spielten, sein Mund nach unten glitt, ihre Brustwarzen mit den Zähnen reizte. Sie flüsterte zurück, daß sie ihn liebe, nicht genug von ihm bekommen könne.

In Wirklichkeit hatte sie noch keinem Mann gesagt, daß sie ihn liebe. Einmal hatte sie geglaubt, daß sie jemanden liebte, doch es war vorübergegangen. Und wenn sie beim Sex etwas flüsterte, dann bezog es sich meist nur auf die Geschlechtsorgane.

Die Orgasmen, zu denen sie sich in ihren Phantasien brachte, waren intensiver, heftiger als alle, die sie je mit einem wirklichen Mann gehabt hatte. Ein dunkles Stöhnen war um sie, und sie merkte, daß es von ihr kam – ihre Stimme, ihre Ekstase und manchmal danach ihre Tränen. Denn sie wünschte sich, daß es Wirklichkeit war. Sie wollte sich so an einen lebendigen Mann aus Fleisch und Blut verlieren, daß ihr Stöhnen die Dunkelheit durchdrang und im Raum schwebte. Doch nur ihre Traummenschen, ihre Phantasiefiguren, konnten ihr das geben. Und die waren gesichtslos.

Das machte es vielleicht einfacher – daß die Akteure keine Gesichter hatten. Keine Namen, keine Augen, in die man blickte, kein Lächeln, das bezauberte und verführte, keine unklaren Andeutungen, die auf verflossene Liebhaber hinwiesen – hitzige Leiber an einem kalten Wintermorgen, Erinnerungen an ein Hotelzimmer in Paris oder einen Nachmittag im Central Park. In Saras Phantasiereich war Sex ein anonymes Feuer ohne Namen und Geschichte. Von ihm verschlungen zu werden, war völlig ohne Risiko.

Doch manchmal kam die Traurigkeit, und Sara erzählte niemandem davon, nicht Mark und nicht Belinda. Im Morgengrauen stahl sie sich durchs Fenster, sickerte mit dem ersten grauen Licht ins Zimmer, und Sara war immer wach für sie. Die Feuchtigkeit ihrer Träume verweilte noch zwischen ihren Beinen; manchmal hielt ihre Hand sie dort fest und wollte nicht loslassen. Ihre Lider waren schwer, doch ihre Augen offen, und die Traurigkeit zog direkt in ihr Herz ein. Sie kannte Sara, gab ihrer Einsamkeit Gestalt und Gewicht, dem Gefühl, daß es vielleicht niemandem – zumindest keinem Menschen aus der Wirklichkeit – gelingen würde, die Mauer zu erklimmen, den Graben zu überqueren, sie aus dem Schloß zu tragen und die Nächte damit zuzubringen, ihren Körper in all die vielfältigen Möglichkeiten seiner Tollheit einzuweisen. Vielleicht gab es so etwas nicht in der Wirklichkeit ... das war die Botschaft des dunklen Besuchers, der sie verließ, wenn die Sonne am

Himmel stand. Vielleicht blieb in der realen Welt mit all ihrer Schroffheit und ihrer Falschheit kein Raum für so viel Selbstvergessenheit.

Alle waren überrascht gewesen, als Sara sich entschlossen hatte, Kostümdesignerin beim Film zu werden. Ihre Eltern prahlten ständig damit, daß ihr Sohn Anwalt geworden war, doch die Entscheidung ihrer Tochter, Schauspieler anzukleiden, ihre Garderobe zu entwerfen, erzeugte verwirrte Ratlosigkeit.

»Können sich die Leute ihre Sachen denn nicht selbst besorgen?« fragte ihre Mutter.

»Das geht nicht«, erklärte Sara. »Es kann nicht jeder nach seinem eigenen Geschmack gehen.«

Ihr Vater fügte hinzu: »Sei bloß froh, Claire, daß sie nicht Automechaniker werden will.«

Saras Versuche, sich Mark zu erklären, ähnelten einem Geständnis. »Es ist Illusion, Phantasie – das gefällt mir daran. Ich arbeite an einer künstlich geschaffenen Welt mit.« Das war das Äußerste, was sie über ihre Sucht nach Phantasien zu erzählen vermochte.

Belinda hatte bei Saras erstem Fernsehfilm als Hairstylistin gearbeitet, und seit dieser Zeit waren sie Freundinnen. Es gelang ihnen, auch bei anderen Produktionen zusammenzuarbeiten, aber auch wenn das nicht klappte, telefonierten sie mehrmals am Tag miteinander. Sara dachte, wenn sie jemals einen Menschen wirklich an ihr Inneres heranlassen würde, dann wäre es Belinda. Doch bis jetzt war das nicht geschehen. Sie hatte noch immer ihr heimliches Leben, das sich in ihrer Phantasie entfaltete, und bislang war jedem der Zutritt zu dieser Welt verwehrt.

3

BELINDA

Belinda mußte immer wieder darüber nachdenken, wie schnell sich das Leben ändern kann. Der Tag hatte so schön begonnen. Sara und sie hatten sich an der Montana Avenue in Santa Monica ein spätes Frühstück gegönnt und waren dann die Straße entlanggebummelt und hatten sich die Läden angesehen. Sie hielten nach nichts Bestimmtem Ausschau, und wenn ihnen etwas gefiel, hätten sie es sich meist nicht leisten können, aber sie taten, als hätten sie reichlich Geld in der Tasche.

In einem Antiquitätenladen fing der Händler einen Flirt mit Sara an. Er sah nicht schlecht aus – Mitte Dreißig, schlank und über eins achtzig.

»Hätten Sie Lust, heute abend mit mir zum Basketball zu gehen?« fragte er. »Ich habe Karten für das Clippers-Spiel.«

»Nee«, sagte Sara.

»Oh – tut mir leid. Haben Sie einen Freund? Ist er größer als ich?«

»Weiß ich nicht«, konterte Sara. »Wie groß ist denn Ihrer?«

Sie lachten über Saras Bemerkung, als sie rausgingen, aber der verunsicherte Mann dachte, sie lachten über ihn.

Seit sie Sara kannte, wünschte sich Belinda, daß sie im Umgang mit Männern eher wie sie sein könnte – selbstsicher, schnoddrig, kein leichter Fang. Sara strahlte etwas aus, das besagte »Ich brauche dich nicht«. Und es funktionierte. Belinda hätte das auch gerne geschafft. Ihr hatte ein

Mann einmal gesagt, sie sei »leicht zu verführen« – kurz bevor er sie verführte, um zu beweisen, daß es stimmte.
Es war später Nachmittag, als sie nach ihrem Bummel zu Sara gingen. Ihre Füße schmerzten, sie waren erschöpft, weil sie so viel gelacht hatten, und Belinda wünschte sich wieder einmal, mehr wie Sara zu sein.
Sara gab sich der Heiterkeit hin, als sei sie ihr gutes Recht. Für Belinda dagegen war Lachen Teil eines Tauschhandels – es entschädigte einen für die Zeiten, in denen man nichts zu lachen hatte. Und die schienen immer ganz in der Nähe zu lauern. Sie scherzte mit Sara und lachte, doch währenddessen hörte sie die Stammestrommeln, die zum Kampf aufriefen. Belinda hielt noch immer die Luft an, wenn sie an Friedhöfen vorbeifuhr. Sie wußte zuviel über sie. Sara würde wahrscheinlich stehenbleiben und hineinspazieren, um die Bäume und Grabsteine zu betrachten.

*

Später saßen sie zusammen im Garten von Saras gemietetem Häuschen. Der März hatte die Jasminstauden erblühen lassen, die im Mondlicht schimmerten wie Wände aus Schnee. An diesem Abend blieb der leichte Wind aus, der sonst die Zweige bewegte, und die süße Luft sank auf sie herab, schwer und betörend. Belinda lag zusammengekauert neben Sara auf der Chaiselongue aus Eichenholz, für die Sara in einem der letzten Sommer ein Vermögen ausgegeben hatte, weil sie unbedingt abends im Garten liegen wollte. Belinda ahnte, daß das Mondlicht sie noch blasser machte; sie spürte, daß unter ihrer Haut kein Blut floß. Es war, als sei ihr Herz müde. Sie rutschte näher zu Sara und legte den Kopf in ihren Schoß; sie kannten sich so gut, daß das nichts Ungewöhnliches war. Und Belinda wußte, daß Sara auf denselben Gedankenpfaden wandelte wie sie selbst.

Belindas Gedanken hatten sich in diesem Augenblick wieder dem Blut in der Toilettenschüssel zugewandt, das ein Baby geworden wäre, wenn es nur noch sieben Monate hätte ausharren und in aller Ruhe hätte wachsen können. Sara strich der Freundin über die Stirn; Belinda lag da und blickte zu den Sternen und dem Glitzern der Stadtlichter auf, die den Himmel anstrahlten und den Glanz der Sterne verwischten, so daß man sie nicht mehr zählen konnte.
»Es war vielleicht besser so, Belinda«, sagte sie behutsam. »Ich weiß nicht recht, ob du dir wirklich darüber im klaren warst, was es heißt, ein Kind allein großzuziehen.«
»Doch, ich war mir darüber im klaren. Ich wollte es wirklich.« Belindas Stimme klang dünn; sie bebte wie die Zweige des Jasmins, wenn ein Windstoß sie bewegt hätte.
Eine Sekunde, bevor es passierte, hatte sie es gespürt – hatte gespürt, wie es losließ –, einfach so. Im einen Moment gedieh neues Leben in ihr, und im nächsten war es rot und strömte aus ihr heraus. Als ob es sich anders entschieden hätte.
Sara hatte Belinda in allem unterstützt, was sie wollte, aber sie war nicht sehr glücklich gewesen über die Aussicht, daß Belinda ein Kind allein aufzog. Das wußten sie beide. Vor allem, da der Vater jener Produzent war, dessen Ehe eine Art emotionale Drehtür darstellte und dessen Verständnis eines romantischen Rendezvous aus kalter Pizza und einem detaillierten Bericht über seine vorherigen Ehen bestand. Sara hatte von Anfang an klargemacht, daß sie für keines seiner Projekte zur Verfügung stünde, nicht einmal, wenn sie dringend Arbeit bräuchte. Als Belinda ihr dann erzählte, daß sie schwanger sei und das Kind haben wolle, sagte Sara deshalb nur: »Das soll wohl ein Witz sein«, obwohl sie wußte, daß es Belinda ernst damit war.
Belinda schloß die Augen vor dem Mondlicht, sah es als

Silber, das auf ihre Lider sank. Sie fand es richtig, daß die Nacht windstill war; durch die Starre der Luft entstand eine feierliche, erhabene Stimmung.

Ihre Pläne hatten ganz einfach ausgesehen – vielleicht zu einfach –, doch in den schlaflosen Nächten, in denen sie ersonnen worden waren, hatten sie vernünftig gewirkt. Bei einigen Filmen hätte sie das Baby mitnehmen können, je nach Einstellung des Regisseurs und des Produzenten und der Stimmung am Set. Denn sie wären zu zweit gewesen – sie und das Baby. Sie hatte dem Mann, der Beziehungen per Autotelefon zu beenden pflegte, drei Nachrichten hinterlassen; er hatte nie zurückgerufen.

»So, das war's«, teilte Belinda Sara mit. »Ich habe versucht, ihm zu sagen, daß ich das Kind von ihm behalten werde. Er hat nicht zurückgerufen. Ich denke, damit brauche ich ihm nicht einmal das Recht einzuräumen, daß er uns besuchen darf, oder?«

»Nein, allerdings nicht. Und du solltest auch eines nicht vergessen: Du ersparst dem Kind die schmerzliche Feststellung, daß sein Vater ein Vollidiot ist.« Sara hatte zumindest diesen einen erfreulichen Aspekt an der Sache entdeckt.

»Vielleicht wird es ein Junge«, sagte Belinda. »Mit seinen Augen. Ich glaube, in die Augen habe ich mich zuerst verliebt.«

»Großer Gott, Belinda, dieser Kerl würde seine Mutter im Regen stehen lassen, wenn er einen anderen Termin hätte. Schade, daß er keine Sonnenbrille aufhatte – dann wärst du vielleicht nicht auf ihn reingefallen.«

Belinda empfand ein gewisses Vergnügen bei der Vorstellung, daß ihrem einstigen Liebhaber Gerüchte zu Ohren kommen mochten, nach denen er einen Sohn hatte, dem er nie im Leben begegnet war. Einen Sohn, dem seine Mutter vom Ozean und dem Zwitschern der Vögel erzählte, dessen erste Worte sie vernahm, den sie bei Unwettern in den Armen wiegte. Einen Sohn, den er vielleicht kennengelernt hätte, wenn er sich um die Nachrichten auf seinem Anrufbeantworter gekümmert hätte. Es wäre nur gerecht gewesen, und das gefiel ihr ... doch das war nun alles hinfällig.

Als es passiert war, standen Sara und Belinda eine Weile reglos da, keine wollte die Spülung betätigen. Sie wußten, wenn sie es taten, würde das Begräbnis zu Ende sein. Reines Wasser würde in die Schüssel fließen und alles nur noch in der Erinnerung bestehen. Schließlich legte Sara die Hand auf den Griff, sah Belinda an, die nickte und »Wiedersehen« flüsterte, und dann war es vorbei.

Sie wandte den Kopf ein wenig, so daß ihre Wange an Saras Bein lag, und das Mondlicht strömte in ihr Ohr. Es schien ein bleiches Wispern zu sein. Sie hatte Sara nicht erzählt, daß sie vor einigen Tagen zum Strand hinuntergefahren war, um spazierenzugehen, und geglaubt hatte, er sei der Jogger auf der anderen Straßenseite – der Vater ihres Kindes, der nichts davon wußte. Ihr stockte der Atem, aber dann kam sie zu dem Schluß, daß sie sich geirrt hatte. Der Mann dort sah ihm nur ähnlich. Die Haarfarbe stimmte nicht; die Haare des Joggers waren weniger grau. Doch als Belinda im Rückspiegel noch einen Blick auf ihn warf, war sie wieder unsicher. Sie wendete, fuhr zurück und stellte dann fest, daß er es tatsächlich war. Wie hatte sie sich einbilden können, in einen Mann verliebt zu sein, dessen Haarfarbe ihr nicht einmal in Erinnerung blieb?

Sara bewegte die Beine und blickte auf Belinda hinunter. Das Licht warf silberne Linien auf sie – trennte die beiden, verknüpfte sie. »Ich hab eine schöne Flasche Burgunder drinnen. Ich finde, wir sollten sie aufmachen«, sagte sie und hob Belindas Kopf an.

»Ja – es gibt wohl keinen Grund mehr, warum ich nicht trinken sollte.«
Als sie wieder sprachen, war die Flasche halb leer. Belinda spürte, wie der Wein ihr Blut schwer machte, ihre Wangen rötete.
»Da wir etwas angeschickert sind«, sagte Sara, »möchte ich einen Vorschlag betreffs deiner zukünftigen Männer machen.«
»Ich höre.«
»Meinst du, du könntest dir welche aussuchen, die eine höhere Evolutionsstufe erreicht haben? Ich meine, seien wir doch mal ehrlich, bildlich gesprochen hatten einige deiner Liebhaber Schwimmhäute und keine Daumen.«
Lachen hatte Belinda an diesem Abend nicht erwartet, doch plötzlich mußten Sara und sie sich aneinanderlehnen, weil sie kaum mehr Luft bekamen vor Lachen. Und Belinda hatte das Gefühl, daß die Seele, die in ihrer Welt zu Besuch gewesen war, Lachen als Ausklang für ihren kurzen Aufenthalt willkommen geheißen hätte.

4

SARA Im April gab es späte, heftige Regenfälle. Zwei Tage lang sah Sara durchs Fenster zu, wie sich die Pfützen in ihrem Garten in Teiche verwandelten; sie beobachtete, wie die Wolken am Himmel kollidierten, sich grollend entfernten und wieder aufeinanderprallten wie bei einem himmlischen Kriegsspiel. Sie saß am Feuer und las, machte Ordnung in ihren Schränken und ließ sich vom Trommeln des Regens einlullen.

Morgens war das Licht trübe und grau; sie knipste die Lampen an und trank ihren Kaffee am Fenster, wo der Regen an die Scheibe prasselte. Seit einem Monat hatte sie nicht gearbeitet. Es war eine dieser verhexten Phasen, wo es nicht einmal Anfragen gab, und sie wußte, wie verführerisch diese Tage waren. Sie trödelten dahin, alle Zeit gehörte ihr, und der Regen machte es ihr leicht, sich in ihrer Welt einzuigeln. Einer sanften, von gedämpftem Licht beschienenen Welt, und draußen tönte der Regen, und ab und zu krachte ein Donnerschlag in der Ferne. Keiner war da, der ihre Abgeschiedenheit störte, und sie wußte, daß sie Gefahr lief, zum Einsiedler zu werden.

Als die Wolken dann schließlich nach Osten zogen und die Welt draußen funkelte, war sie reif dafür, das Haus zu verlassen, und sie nahm bereitwillig Belindas Einladung an, mit ihr auf eine Party zu gehen.

»Warum ist die Party in einer Galerie?« fragte sie, als sie in Belindas VW-Käfer stieg.

»Weiß ich nicht. Ich glaube, es soll irgendwas enthüllt werden – ein Gemälde oder so.«

»Also ist das eine Party mit Anlaß?«

»Ja schon, aber unser Anlaß ist, daß es eine Party ist«, sagte Belinda und prüfte ihre Frisur im Rückspiegel. Diese Woche war sie weißblond und hatte ihre kurzen Haare mit Gel etwas stachlig aufgestylt. Als Hairstylistin hatte sie reichlich Gelegenheit, mit sich selbst zu experimentieren, was stets aufs neue die Frage aufwarf, wer Sara abholen würde, wenn sie verabredet waren – eine Brünette, eine Blondine, ein Rotschopf oder irgendeine Mutation, die Gott nie im Sinn gehabt hatte.

Sara klappte die Sonnenblende herunter und betrachtete sich ebenfalls im Spiegel; ihre schulterlangen braunen Haare mit den vielen gesplißten Enden. Was Frisuren betraf, benahm sie sich wie der »furchtsame Löwe« – man brauchte bloß eine Veränderung zu erwähnen, und sie zuckte zusammen. Belinda hatte es aufgegeben.

Die Galerie war voller Menschen und Lärm, als sie dort eintrafen. Rod Stewart ertönte aus den Lautsprechern.

»Kennst du jemanden hier?« fragte Sara, als sie sich zur Bar durchdrängten.

»Ich weiß noch nicht – ich schaue noch.«

Sie stellten sich an der Bar an, und Sara bemerkte den Mann vor ihr. Er war einer der umstritteneren Regisseure der Szene. Ständig schien er mit der Freiwilligen Selbstkontrolle im Kampf zu liegen oder sich gegen die religiösen Eiferer zur Wehr zu setzen. Er war im Lauf der Zeit so prominent geworden wie die Schauspieler, die in seinen Filmen auftraten.

»Weißt du, wer das ist?« flüsterte Belinda.

»Ja – Anthony Cole. Na und?«

Er wandte sich um und lächelte Sara an, als spüre er, daß man über ihn sprach.

»Er sieht toll aus«, sagte Belinda.
»Er sieht okay aus«, sagte Sara, obwohl sie wußte, daß Belindas Formulierung zutreffender war. Er war groß, seine Haare waren dunkelbraun und hatten eine Länge, die in ihr das Bedürfnis erweckten, sie zu zerwühlen. Sein Kinn hatte diese markante eckige Form, die zu sagen schien »ich bin ein integrer Mensch – mich kann man wählen«, und die Brille mit Metallgestell verlieh ihm die Aura von jemandem, der ebensogut in Harvard Literaturgeschichte lehren wie Filmsets dirigieren und Schauspieler in Szene setzen konnte.
Ein Glas Wein später war Belinda mit einigen Freunden, die sie getroffen hatte, ins Gespräch vertieft, und Anthony Cole erschien hinter Sara. Sie spürte ihn, bevor er etwas sagte, und drehte sich eine Sekunde zu früh um.
»Hi – ich bin Anthony Cole.«
Er streckte ihr die Hand hin, und sie nahm sie. »Sara Norton. Nett, Sie kennenzulernen.«
»Wie wär's mit noch einem Drink?« fragte er.
»Klar – okay.«
Während sie zur Bar zurückgingen, überlegte Sara, ob sie zuviel Selbstbeherrschung aufs Spiel setzte, wenn sie noch ein Glas trank. Auch Männer mit eckigem Kinn trieben ihre Spielchen. Als er durch die Menge ging, fiel ihr auf, daß er alles um sich her wahrzunehmen schien, aber aus einer gewissen Distanz, als ob es nicht wirklich wichtig sei. Auch Sara sah er auf diese Weise an; seine Augen zogen sich etwas zurück, wogen ab, schätzten ein, gingen auf Abstand, um das gesamte Bild wahrzunehmen; als wäre sie ein Gemälde an der Wand, und er hätte es zu beurteilen: Paßt es in mein Wohnzimmer? Wird es anecken oder sich einfügen?
»Sie sind mit Ihrer Freundin da?« fragte Anthony, nachdem

sie ihre Drinks bekommen hatten und sich wieder unter die Leute mischten.
»Mhm.« Ihre Augen verengten sich, fragten ihn, wie lange er sie schon beobachtet hatte.
»Ich habe Sie beide gesehen, als Sie reinkamen«, beantwortete er ihre unausgesprochene Frage.
Er fragte sie nach ihrer Arbeit und erzählte von seinem nächsten Film. Branchengespräche, aber Sara wurde das Gefühl nicht los, daß sie über etwas anderes redeten. Sie hatte kein Zeitgefühl mehr; sie wußte nicht mehr, wie lange sie schon dort stand und ob überhaupt noch jemand außer ihnen da war. Sie befahl ihrem Geist, sich wieder zur Erde zu begeben und aufmerksam zu sein.
»Sie scheinen ohne Begleitung hier zu sein«, sagte sie nach einer langen Gesprächspause. »Auf Fotos und in Artikeln waren Sie immer Teil eines Paares.«
»Wir sind im Grunde kein Paar mehr. Wir hatten uns eine Zeitlang darauf geeinigt, aber ehrlich gesagt, es macht mir Freude, allein auszugehen und für mich zu sein. Sie sind das häufig, nicht wahr?«
»Woher wissen Sie das?« fragte Sara, obwohl sie den Eindruck hatte, daß er noch viel mehr über sie wußte. Etwas in seinem Blick gab ihr das Gefühl, nackt auf einer Bühne zu stehen, und er als einziger Zuschauer tastete sie mit den Augen ab, öffnete sie, erkundete ihre verborgensten Stellen.
»Ich wette, der Regen in den letzten Tagen hat Ihnen gefallen«, fuhr er fort. »Er eignet sich wunderbar als Anlaß dafür, sich in seiner eigenen Welt zu verkriechen.«
»Mein Gott, woher wissen Sie soviel über mich? Wo kommen Sie her – aus meinem Kopf?«
Anthony beugte sich zu ihr, sein Mund war dicht an ihrem Ohr. »Vielleicht komme ich aus Ihren Phantasien.«

Sara fühlte, wie sich der Wein in ihrem Magen in Luft auflöste. Sie trat einen Schritt zurück und starrte ihn an, konnte ihn nicht aus den Augen lassen, wußte, daß er den Blick nicht abwenden würde. »Sie machen mir angst«, sagte sie leise.
Er legte ihr die Hand auf die Schulter und drückte so leicht, daß sie nur den Pulsschlag spürte – sie konnte nicht unterscheiden, ob es ihrer oder seiner war. »Es ist nicht bedrohlich«, sagte er. »Manchmal entsteht einfach eine Verbindung zwischen Menschen.«
»Ich brauche noch ein Glas Wein.« Vielleicht würde der Alkohol es schaffen, die Verbindung zu lösen; diese ganze Geschichte wurde ihr zu unheimlich.
Aber drei Gläser Wein waren zuviel für sie – das wußte sie. Sie spürte, wie der Alkohol durch ihr Blut raste und mit stahlbeschlagenen Stiefelspitzen ihre Hirnzellen trat.
Sie hatte Jahre darauf verwandt, die Spiele von Männern zu entlarven, doch mit Anthony fühlte sie sich plötzlich, als sei sie unter Wölfen aufgewachsen und erst tags zuvor in die zivilisierte Welt geschleudert, in ein schwarzes Minikleid gesteckt und auf eine Party geschickt worden. Hatte Mark sie nicht gewarnt? Gleichgültig, wie gut du bist in einem Spiel – irgendwann triffst du jemanden, der es besser beherrscht. Oder der ein Spiel kennt, das du nie gelernt hast. Oder nach anderen Regeln spielt. Oder die Regeln mißachtet und während des Spielverlaufs neue erfindet. Und dann sitzt du mutterseelenallein in einem Urwald, in dem du nie zuvor gewesen bist, und suchst auf allen vieren nach einer Fährte aus Brotkrumen.
Ein Mann kam her und sprach Anthony an. Sara wäre weggegangen, aber er ließ seine Hand auf ihrem Arm liegen. Da ihr Körper sich nicht lösen konnte, tat ihr Geist es. Sie versuchte Anthony zu betrachten, als seien sie sich nicht begeg-

net, als stünde er am anderen Ende des Raums. Doch sie schaffte es nicht, auf Distanz zu gehen. Er verfügte über eine geheimnisvolle Kraft; sie spürte, wie diese Kraft sie umschlang, sich um ihre Glieder wand, wie seidene Stricke, die ihre Haut streiften. Ihre rechte Hand hielt sich unwillkürlich an ihrem linken Handgelenk fest, als wisse es, was die Zukunft ihr verhieß. Etwas in ihr wandelte sich, wie Erdteile, die sich verschieben, um einem neuen Weltmeer zu weichen ... und sie fürchtete sich wie nie zuvor in ihrem Leben.

Kurz vor zwölf nahm Belinda Blickkontakt mit ihr auf.

»Ich glaube, meine Freundin will los«, sagte Sara zu Anthony.

»Wie wär's, wenn ich Sie nach Hause fahre?«

»Tja, ich weiß nicht«, sagte sie leichthin. »Was fahren Sie denn für einen Wagen?«

»Mercedes 280 E – ein Klassiker. Ist das genehm?« Anthony lächelte zu ihr herunter.

»Doch, durchaus – besser als ein VW-Käfer.«

Später, als sie den Hollywood Boulevard entlangfuhren, dem Meer und Saras kleinem Haus entgegen, von dem sie hoffte, daß es aufgeräumt war, sagte sie: »Ich wußte, daß Sie diesen Wagen fahren würden. Ich spiele immer so ein Spiel mit mir selbst, bei dem ich mir ausdenke, welche Autos die Leute fahren. Meistens tippe ich richtig. Ich bräuchte bloß noch das Auto, das zu mir selbst paßt ...«

»Was fahren Sie denn?« fragte Anthony, stellte die Anlage leiser und kurbelte das Fenster hoch, so daß der Wind sie nur durch einen schmalen Spalt erreichte. Die Luft roch noch immer nach Regen.

»Einen Volvo. Aber ich hätte gerne was mit Vierradantrieb. Schwarz mit breiten Reifen. In so was sehe ich mich – einem Machoauto. Dem Penisneid in Autoform sozusagen.«

Anthonys Lachen flutete über sie hinweg, und es gefiel ihr – es kam aus der Tiefe seiner Brust, von einer Stelle, die es ehrlich zu meinen schien.
Gott, dachte sie, meine Abwehr ist ziemlich gering. Aber vielleicht ist das hier wirklich kein Spielchen. Trau deinen Instinkten, sagte sie sich. Die meisten Leute raten dazu. Oder sind es bloß die Hellseher und Zeitenwanderer, die dazu raten? Leute, die im Kabelfernsehen auftreten und sich in tibetische Mönche aus dem vierzehnten Jahrhundert verwandeln, die ihr Englisch irgendwo auf ihrer Zeitreise aufgeschnappt haben?

*

Ihre Haustür klemmte. Sie klemmte schon seit einigen Wochen, doch durch den Regen war es stärker geworden. Das Haus hatte sich abgesenkt oder die Tür gehoben – eine jener mysteriösen Konstruktionsschwächen, die unentwegt Saras Neigung zum Verzögern zum Vorschein brachten.
»Mist.« Sie drückte sich mit ihrem ganzen Gewicht dagegen und zog den Knauf nach oben, was bisher immer geholfen hatte. Aber nach drei Gläsern Wein war nichts mehr so wie bisher.
Anthony stand hinter ihr; sie fühlte seinen Brustkorb, der sich an ihrem Rücken hob und senkte. »Moment«, sagte er, griff an ihr vorbei, drückte den Knauf hoch und drehte den Schlüssel im Schloß. Die Tür ging auf, und er beugte sich vor und küßte Sara auf den Nacken. Sie gingen hinein, wandten sich um und ließen ihre Lippen zueinander finden. Sara spürte die Dunkelheit im Haus, griff hinter sich, um die Lampe anzuknipsen, und stieß dabei einen Keramikhasen zu Boden. Sie wußte, daß es der Hase war und daß er jetzt vermutlich keinen Kopf mehr hatte.

»Was war das?« fragte Anthony und zog sich von dem Kuß zurück.
»Nichts – ich meine, ich wollte die Lampe anknipsen und – macht nichts, bloß ein Teil meiner Keramiktierwelt.«
»Warum wolltest du Licht machen?« Seine Stimme glitt samtig durch die Dunkelheit. eine jener gefährlichen Männerstimmen, die man mit jedem Teil seines Körpers, nur nicht mit den Ohren, wahrnimmt.
»Ich dachte, daß wir uns nicht gut genug kennen, um das im Dunkeln zu machen«, sagte sie.
»O doch.« Er zog sie wieder an sich.
»Warte – warte einen Moment«, sagte Sara und entwich seinen Armen und seinem Mund und der Stimme, die sich zwischen ihre Beine schlängelte. Sie durchquerte das Wohnzimmer und knipste eine Lampe an – die schummerigste im ganzen Haus. Bevor sie es tat, wandte sie sich zu ihm um, und einen kurzen Moment lang sah sie ihn als Schatten.
»Wir müssen miteinander sprechen«, sagte sie, als mildes Licht aufglomm. Sie wies auf die Couch. »Wir müssen die übliche Unterhaltung abwickeln. Du weißt schon, Kondome, AIDS-Tests, sexuelle Vorgeschichte, Sozialversicherungsnummer, Familienangehörige.«
»Ich glaube, das können wir verkürzen«, sagte Anthony, zog seine Brieftasche heraus und entnahm ihr eine eingeschweißte Karte. Er reichte sie ihr und lehnte sich in die Kissen zurück.
»Was ist das?« Sie sah es sich an und begann zu lachen. Es war eine Bescheinigung, die besagte, daß Anthony Cole sich einem Test unterzogen hatte, der ihn als HIV-negativ auswies. »Dafür geben sie Bescheinigungen aus? So eine Art Sexführerschein? Diese Person darf ohne Kondom ficken, muß aber Kontaktlinsen tragen?«

»Sie ist von einer sehr renommierten Klinik ausgestellt worden«, sagte er leicht gekränkt.
»Davon bin ich überzeugt. Ich dachte nur ... ich wußte nicht, daß es so was gibt. Ich meine, es ist irgendwie – ich weiß nicht – komisch.«
Er streckte die Hand aus und ließ sie auf ihrem Nacken ruhen. Diesmal waren seine Lippen ausdauernder, nahmen ihr den Atem und ersetzten ihn durch seinen. »Wo ist dein Schlafzimmer?«
»Da hinten – am Ende des Flurs.«
Als sie ihm in die Augen blickte, stieß sie auf vielfältige Geheimnisse, und diese Geheimnisse waren es, die sie durch das dunkle Haus in ihr Schlafzimmer lockten.
»Zünde eine Kerze an«, sagte er, und sie fragte sich nicht einmal, woher er wußte, daß sich auf dem Nachttisch hinter ihnen eine Kerze und Streichhölzer befanden.
Kerzenlicht umriß die Dunkelheit, als ihr Kleid ihr über den Kopf gezogen wurde – der schwarze BH flog in die Ecke, Anthonys Hände glitten über ihre Hüften und entfernten allen Stoff. Sie schauderte leicht; irgendwo war ein Fenster offen.
»Zieh mich aus«, sagte er, und ihre Hände gehorchten, aber ihre Augen wollten sich nicht von seinem Gesicht lösen.
Wie sie zum Bett kamen, wußte sie später nicht mehr. Plötzlich waren sie dort, sein Gewicht auf ihr, ihr Mund, der sich an seine Schulter preßte. Sie sah ihr Spiegelbild in den verspiegelten Schranktüren, sah, wie er in sie glitt, sah ihre Beine, die ihn umklammerten. Sie war so naß, daß das Bettuch sich feucht anfühlte. Er drängte sich so tief in sie, daß es weh tat, doch der Schmerz entstand, weil sie festhielt, weil sie sich vor dem fürchtete, was jenseits des Schmerzes wartete.

»Mach dich auf für mich«, sagte er. Er sah zu ihr hinunter, und die Geheimnisse in seinen Augen waren noch immer da. »Laß mich ein.«

Und dann war er wirklich in ihr – drängte sich an der letzten Sperre, dem Schmerz, vorbei, die sie hochgehalten hatte, damit kein Mann jemals dorthin kam, wo alles Bedeutung gewann. Denn dort war es weich und vibrierend und schrie Anthony entgegen, während die Kerze herunterbrannte und draußen ein Nachtvogel rief und das Geräusch eines Wagens sich in der Dunkelheit verlor.

»Hast du es gern, wenn mein Schwanz so tief in dir ist?« fragte er sie, und seine Hände hielten noch immer ihren Kopf. »So tief war noch niemand in dir, oder?«

»Nein.« Ihre Stimme hörte sich fremd an – dünn und jung, als gehöre sie zu einem Menschen, der lange Zeit ausgesperrt gewesen war.

Seine Hände hielten ihren Kopf fester. »Schau mich an, wenn ich in dir komme.«

Und sie tat es, sog alles aus seinen Augen, was sie bekommen konnte. Doch dann veränderte sich etwas. Die Augen, in die sie blickte, waren plötzlich heimatlos. Anthony war verschwunden, er hatte sie verlassen; sein Körper war ihr noch nah und sein Schwanz blieb in ihr, doch alles andere strebte der Straße zu.

Sara vergrub ihr Gesicht an seinem Hals. Sie war zittrig und naß und verwirrt, und ihre Beine wollten ihn nicht loslassen, obwohl sie nicht mehr wußten, wen sie hielten.

Nach einigen Minuten sagte Anthony: »Ich geh mal einen Moment in den Garten – zum Abkühlen.«

Seine Schritte klangen eigenartig in dem Haus, das sonst nur Saras Geräusche in sich trug. Sie hörte die Küchentür, wußte, daß er im Garten war. Aber er hätte auch in einer anderen Stadt sein können. Sie legte sich auf die Seite, so daß sie sich im Spiegel sah, legte die Hand zwischen die Beine und ließ seinen Samen durch die Finger gleiten. Dann lutschte sie daran, fragte sich, ob sein Geschmack ihr am nächsten Tag noch in Erinnerung sein würde.

Als sie hinaustrat, sah sie ihn unter den Bäumen stehen; die Sterne über ihm blinkten zwischen den Blättern hindurch, und das Licht der Straßenlaternen fiel über den Zaun und zeichnete den Umriß seines Körpers. Sara spürte, wie das Licht und die kühle Luft ihre Nacktheit prägten, als sie zu ihm hinüberging.

In diesem Augenblick verstand sie, was geschehen war. Sie waren nicht allein. Geister hingen von den Ästen, spähten über den Zaun, flogen zwischen ihnen umher, als sie ihren Körper an seinen preßte und ihn mit den Armen umfing. Es waren seine Hände, die ihren Nacken berührten, doch die Geister umklammerten seine Handgelenke. Sie hörte ihr Geraune, aber sie verstand nicht, was sie sagten. Sie erzählten Geschichten, die nichts mit ihr zu tun hatten. Es waren seine Geister, und sie hatten ihr Schlafzimmer heimgesucht, um ihn zu holen.

»Willst du gehen?« flüsterte Sara an seinem Hals, in das Aroma der Lust hinein, das von ihren Körpern aufstieg.

»Warum fragst du?« sagte Anthony.

»Weil du schon weg bist.«

»Wie meinst du das?«

»Ich habe gesehen, wie du weggegangen bist«, sagte sie. »Du warst da, in mir, hast mich angeschaut, und dann war es, als würdest du dich umdrehen und weglaufen. Da war etwas, was dich gerufen hat – es hatte nichts mit mir zu tun. Dein Körper war noch da, aber du warst fort.«

Er schloß die Arme enger um sie, und sie spürte, wie die Geister widerwillig davonflatterten. »Ich bin hier. Ich will nicht gehen.«

Doch sie wagte es nicht, ihm in die Augen zu schauen, um zu sehen, ob er zurückgekehrt war.
Irgendwann in der Nacht glaubte sie, ihn zu umschlingen, ihn zu atmen. Doch als sie die Augen öffnete, war das Bett leer. Plötzlich tauchte er neben ihr auf.
»Ich hab geträumt, du seist ganz dicht bei mir«, sagte sie schläfrig. »Und dann bin ich aufgewacht, und du warst nicht da. Aber jetzt bist du da.«
»Ich war nur auf der Toilette«, flüsterte er und legte sich wieder nahe zu ihr.
»Wie hast du es schon geschafft, in meine Träume zu kommen?«
Anthony strich ihr das Haar aus dem Gesicht – ein Vorhang des Schlafs, der geöffnet wurde. »Vertraust du mir, Sara?«
»Ja.« Sie wußte nicht, warum es so war, aber es gab keine andere Antwort.
»Vertraust du mir so, daß du Dinge mit mir tun würdest, die du nie zuvor getan hast?« fragte er sie.
»Ja.«
Ihre Träume kletterten auf seine Stimme und ritten darauf in den Schlaf.
Am nächsten Morgen sah sie ihm nach, wie er im gleißenden Sonnenlicht davonfuhr und dachte: »Vielleicht passiert es immer so. Man begegnet jemandem, den man schon ewig zu kennen scheint. Und man kann nur noch ja zu ihm sagen.«
»Hast du völlig den Verstand verloren?« sagte Belinda, als Sara sie anrief, nachdem sie sich eine Tasse Kaffee gemacht und zwei Aspirin zurechtgelegt hatte. »Du hast ihn doch gerade erst kennengelernt. Ich sage ja nicht, daß du nicht mit ihm schlafen sollst, aber wie konntest du es bloß ohne machen?«
»Es ist in Ordnung, wirklich. Er hat so eine Karte – so eine

Bescheinigung vom Test, und er ist okay. Außerdem war es nicht bloß einfach ein Fick. Es bedeutete etwas.«
»Und ein Kondom hätte die Bedeutung verringert? Was meinst du mit ›Bescheinigung‹?«
»Diese Karte. Man trägt sie in der Brieftasche; er macht das zumindest«, sagte Sara. »Ich meine, ich glaube nicht, daß man so ein Ding fälschen kann.«
»Nein, dafür gibt es ganz bestimmt noch keinen Schwarzmarkt. Es dauert sicher noch ein paar Jahre, bevor sie das auf die Reihe kriegen«, gab Belinda zurück.
»Belinda, ich vertraue auf meine Intuition, okay? Es fühlte sich richtig an.«
»Erinnerst du dich nicht daran, was du mir mal gesagt hast von wegen den Sachen, die sich richtig anfühlen? Du hast gesagt, da bleibt ein großer Spielraum für Irrtümer.«

Zwei Wochen später holte Anthony sie in einer Limousine zum Essen ab. »Ich dachte, ich führe dich standesgemäß aus«, sagte er.
»Oh, ich hab geglaubt, dein Wagen sei in der Werkstatt.« Sie versuchte, ungerührt zu wirken, aber in Wirklichkeit war sie beeindruckt.
Er wollte sie zum Abendessen in Beverly Hills ausführen, und Sara hatte sich von Belinda ein knöchellanges schwarzes Betsy-Johnson-Kleid geborgt, das so eng war, daß sie nichts darunter tragen konnte.
Anthony drückte auf einen Knopf, und die Trennscheibe in der Limousine glitt hinauf, schützte sie vor den Blicken des Chauffeurs. »Komm her«, sagte er und zog sie auf seinen Schoß. Ihre Knie preßten sich an seine Hüften und sanken in die Ledersitze. Ihre Beine waren wie ein Schraubstock, der ihn festhielt. Ihre Hände zerwühlten sein Haar, und ihr

Mund erstickte seine Worte, bis er sich entzog und sagte: »Faß ihn an, Sara.«
Sie zog seinen Reißverschluß auf, wußte schon, bevor sie seinen Schwanz spürte, daß er steif sein würde. Unter der Berührung ihrer Hand wurde er noch härter. »Ich mag es, daß du so schnell steif wirst«, flüsterte sie, als sie ihren Schoß ein wenig hob und ihn in sich nahm. Sie hätte sofort kommen und ihn mitnehmen können – leichthin – einer jener überstürzten Ficks ohne Ruhe. Doch sie wollte warten. Sie hob ihren Schoß wieder und gab ihn frei.
»Sara ...«
»Schsch. Ich will, daß du noch nicht kommst. Ich will, daß du erst dann kommst, wenn ich es dir sage. Ich will heute abend mit dir spielen, okay? Zögere es hinaus, mir zuliebe.«
Er antwortete nicht; sein Mund war leicht geöffnet, und seine Augen ruhten auf ihr, als sie seine Hose zumachte. Ihr war, als zittere er.
Sie wußte, daß ihr Gesicht gerötet war, als sie das Restaurant betraten; sie fühlte sich, als habe sie Fieber, und sie wünschte sich, daß das Gefühl anhielt. Was auch so war, bis das Essen kam und Anthonys Gesichtsausdruck sich veränderte. Er wurde ernst, stützte die Ellbogen auf, beugte sich vor und sah sie einen Moment eindringlich an; einen Moment, der zu lange geriet.
»Sara, ich will aufrichtig zu dir sein.«
Das Fieber wich, und ihr Hals fühlte sich eisig an. »Willst du damit sagen, daß du es bisher nicht warst?«
Sein Tonfall war beunruhigend – er hatte etwas von einer Sturmwarnung an sich.
»Nein, ich glaube nicht, daß ich unaufrichtig war, aber ich habe dir nicht alles erzählt. Die Frau, mit der ich zusammen war – gefühlsmäßig ist es für mich vorbei –, aber wir treffen uns noch ab und zu.«

»Und schlaft ihr miteinander?«
»Manchmal ja. Irgendwann wird es ganz aus sein, aber im Moment …«
»Glaubst du nicht, es wäre ehrlicher gewesen, mir das gleich zu erzählen? Zum Beispiel bevor wir ins Bett gingen?«
»Sara, fang nicht an, mich zu bevormunden«, sagte Anthony. »Du bist am selben Abend, an dem wir uns kennengelernt haben, mit mir ins Bett gegangen. Du hattest keinen Anspruch auf meine gesamte Lebensgeschichte.«
»Ah, ja. Die Wahrheit gibt's erst – nach was? Zwei Treffen? Zwei Wochen? Weißt du, Männer von deinem Schlag sollten mit einem Schild um den Hals rumlaufen: ›Ich bin ein Arschloch. Seht euch vor. Ich will bloß bumsen.‹ Das wäre ehrlicher und besser für dein Karma.«
Anthonys Züge wurden sanfter, was sie noch argwöhnischer machte. »Ich wollte nicht bloß bumsen. Ich will mit dir zusammensein, Sara. Aber ich will nichts vor dir geheimhalten.«
Doch seine Augen sagten ihr noch mehr. Sie schlürften ihren Zorn, aalten sich darin, geilten sich daran auf. Sie erwog kurz, ob er sie testete, ob er sich eine Geschichte ausgedacht hatte, damit er sich zurücklehnen und zuschauen konnte. Aber das mochte sie nicht glauben, es war zu abwegig – oder zu bedrohlich. Sie schaute weg und atmete so heftig aus, daß sie fast die Kerze ausgeblasen hätte.
»Ich habe dir vertraut«, sagte sie, und ihre Stimme war eckig und unversöhnlich. »Ich habe mich darauf verlassen, daß du mir alles Notwendige mitteilen würdest, solange wir noch angezogen waren. Und das hier gehört eindeutig zu den Dingen, die zu wissen ich ein Recht habe. Du Mistkerl. Wäre da sonst noch was? Vielleicht ein paar übers ganze Land verteilte Ehefrauen? Ein paar Dutzend Kinder?«

Er griff nach ihrer Hand. »Sara, hör auf – du bist nur wütend.«
Wieder wurde sie das Gefühl nicht los, daß sie für irgend etwas vorsprach und die Rolle bekommen hatte.
»Wütend?« sagte sie. »Nein, das ist noch keine echte Wut. Die steckt noch in den Kinderschuhen. Wart's ab, bis du die ausgewachsene kennenlernst.«
Doch sie befand sich auf unsicherem Terrain. An dem Abend, an dem sie sich begegnet waren, hatte sie die Regel Nummer eins des Spiels nicht beachtet: Glaube nie, daß dein Gegenüber kein Spiel spielt. Sie atmete so tief durch, wie sie konnte, und zwängte sich an der Wut vorbei an einen ruhigeren Ort in ihrem Inneren.
»Nun, da ich jetzt entsprechend im Bilde bin«, sagte sie gelassen, »schlage ich folgendes vor. Wir treffen uns, wir vögeln, aber nicht mehr ohne Schutz, weil ich dir nicht mehr vertraue. Und falls du deinen Harem ausweitest, wärst du vielleicht so gütig, mich davon in Kenntnis zu setzen.« Lügnerin, brüllte etwas in ihrem Kopf.
»Wir treffen also ein Arrangement. Ist das nicht ziemlich gefühlskalt?«
»Ach ja? Du hast wohl gedacht, Männer haben das Monopol auf Arrangements.«
Als sie aus dem Restaurant kamen und über den Parkplatz auf die Limousine zugingen, wünschte sich Sara, ihren eigenen Wagen hier zu haben. Oder vielmehr ihr Traumauto – mit Vierradantrieb und breiten Reifen. Sie würde einsteigen, den Motor aufheulen lassen und in einem Auto davonrasen, das die Botschaft ausstrahlte: »Komm mir nicht zu nahe. Hier bin ich der Boß.«
Doch vielleicht würde es kaum etwas ändern. Sie hatte so eine Ahnung, als ob jede Straße, auf die sie einbog, sie zurück zu Anthony führen würde. Sie sah die dunklen

Bänder der Straßen vor sich, die weißen Streifen, doch auch wenn sie riesige Entfernungen zurücklegte, traf sie immer wieder nur auf ihn. Ihre Beine würden ihn umschlingen, sein Atem würde in ihrem Ohr raunen, und sie würde noch immer ja sagen, wenn er sie fragte, ob sie ihm vertraue.

5

SARA Sara ließ es nicht einmal zu, daß er sie zur Tür brachte. Sie zog sich wieder ins tröstliche Reich ihrer Wut zurück, und dort fühlte sie sich überlegen. Sie sagte »Gute Nacht«, stieg aus und knallte die Autotür zu. Doch sie blickte in Anthonys Gesicht, bevor sie ausstieg, und sah, daß seine Augen ihren Zorn genossen. Das war eine der Methoden, mit denen er sie festhielt – die Amüsiertheit, die sie überraschte und neugierig machte, die sie zurückkehren und nach mehr verlangen ließ.

Fast eine Stunde lang ging sie im dunklen Wohnzimmer auf und ab, versuchte ihn zu verdrängen, ihn aus ihrem Kopf zu verbannen. Sie wollte so weit kommen, daß sie sein Gesicht und seine Stimme vergaß. Mit vielen Männern war ihr das gelungen; sie konnte nicht fassen, daß es ihr diesmal so schwerfiel. Sie hatte es in ein Bild gefaßt – sie schickte den Mann in Gedanken eine Straße entlang, die über ein paar Berge in ein anderes Land führte, und nach ein paar Minuten fragte sie sich: »Was für eine Farbe hatten seine Augen?« oder »Wie sah noch dieses besonders charmante Lächeln aus?« Und wenn sie es nicht mehr wußte, war sie frei. Doch bei Anthony funktionierte nicht einmal mehr das Bild. Wohin sie sich wandte: Er stand direkt vor ihr. Und sie konnte es *nicht* übersehen, daß er einen Teil seiner Zeit mit einer anderen verbrachte. Sie stellte sich vor, wie sie den Duft einer anderen Frau an ihm roch, etwas schmeckte, das fremd war. Sie wußte nicht, ob sie es ertragen könnte.

Sara wachte zum dritten Mal auf und sah auf die Uhr. Es war dreizehn Minuten nach vier. Sie wartete nicht auf das Morgengrauen, aber sie wurde von quälenden, unruhigen Träumen verfolgt. Sie erinnerte sich an nichts Genaues, doch die Unruhe blieb, nagte an ihr, bohrte sich in ihre Knochen.
Sie schloß wieder die Augen, hoffte, daß sie wenigstens noch eine Stunde schlafen konnte, wenn auch unruhig. Zwei Stunden später zog sich die Nacht zurück, und graues Licht wischte ihr übers Gesicht. Sie setzte sich auf und griff zum Telefon. Als sie Anthonys Nummer zur Hälfte gewählt hatte, fragte sie sich, was sie da eigentlich tat, aber sie hielt nicht inne.
»Ja?« Seine Stimme war so schläfrig, daß sie nicht ganz sicher war, doch sie glaubte zu wissen, daß er ahnte, wer anrief. Sie sagte: »Ich bin's.«
»Hallo, Sara.« Sie versuchte seine Stimme zu deuten, suchte nach Hinweisen. Aber er klang zu schläfrig, und sie selbst war zu überdreht, um etwas einschätzen zu können.
»Kann ich auf ein paar Minuten vorbeikommen?« sagte sie. »Du brauchst nicht aufzustehen. Schließ nur die Tür auf.«
Sein »Okay« verriet nichts. Keine Ermunterung, keine Warnung.
Anthonys Haus lag näher am Meer als das ihre. Die Luft wurde salziger, feuchter – Luft, die überall eine Schicht Feuchtigkeit hinterläßt. Kindern wird gesagt, daß sie ihre Fahrräder nicht draußen lassen sollen, weil sie verrosten, Klaviere verstimmen, und Autos glänzen nicht richtig. Ein weiteres Unwetter nahte; Kalifornien hatte beschlossen, daß es noch nicht bereit war für den Frühling, und trieb Winterspiele.
Eine Taube, die zusammengekauert auf dem Dach hockte, starrte zu Sara herunter, als sie zur Haustür kam.

»Ich weiß«, flüsterte sie den starren Augen des Vogels zu. »Ich habe völlig den Verstand verloren.«
Sie ging auf Zehenspitzen ins Haus und schaute sich aufmerksamer um als bei ihrem ersten Aufenthalt hier. Sie hatte noch nie bei Anthony übernachtet. Er war nachmittags einmal mit ihr hierhergefahren und hatte sie durchs Haus geführt, fast als wolle er verhindern, daß sie allzu vertraut wurde mit seinem Heim. In der Stille des frühen Morgens, in der sich dunkle Wolken vor dem Fenster ballten, nahm sie alles genauer wahr. Das Haus strahlte eine urmännliche Atmosphäre aus – indianische Teppiche und Cowboykunst. Ledercouchen und massive Holztische. Ein Haus, das keine Anstalten machte, sich für die Erschließung des Westens und die Aneignung der Kunstgegenstände zu entschuldigen. Der Duft eines Kaminfeuers vom Abend zuvor lag im Raum. Sie fragte sich, ob er mit einem Whiskey am Feuer gesessen hatte, während sie in ihrem Wohnzimmer auf und ab lief. Sie ging leise die Treppe hinauf und betrat das Schlafzimmer. Anthony lag auf dem Rücken, die Augen halb offen, und sah sie an.
»Zieh dich aus«, sagte er und ließ sie nicht aus den Augen, während sie ihr Sweatshirt und ihre Jeans auszog. Sein Blick jagte ein Kribbeln über ihre Haut und machte ihre Brustwarzen steif, und sie nahm wie aus weiter Ferne wahr, daß es dunkler wurde im Zimmer und Regen aufs Dach trommelte. Irgendwo schien der Himmel auf etwas zu antworten, doch sie war wieder befangen in einer Welt, die mit seinem Blick auf sie entstand und endete.
Sie glitt zu ihm ins Bett, spürte die Wärme seiner Haut. Morgenfrische traf auf den Schlaf einer Nacht.
»Warum komme ich nicht los von dir?« sagte sie. »Du bist überall. Als würdest du mich sogar beobachten, wenn du gar nicht da bist.«

»Willst du denn loskommen von mir?« fragte Anthony, nahm ihre Hand und führte sie über seine Brust, seinen Bauch zu seinem Schwanz, der sie schon steif erwartete.
»Ja.« Ihre Hand umschloß ihn. »Nein ... ich weiß nicht. Du triffst dich noch mit einer anderen. Das sollte mein Stichwort zum Abgang sein.«
»Ich breche Beziehungen nicht von einem Tag auf den anderen ab«, sagte er. »Aber das ist es nicht, was dich verwirrt oder wütend macht. Du hast einen perfekten Käfig um dich herumgebaut, aber du weißt, daß ich mich davon nicht täuschen lasse. Es sitzt eine einsame Gestalt drin, zusammengekauert in einer Ecke, die sich davon zu überzeugen versucht, daß ihr Leben befriedigend ist. Das ist es, was dir angst macht, Sara – daß ich dich so deutlich sehen kann.«
Sie spürte, daß ihre Lippen zitterten und daß ihr Tränen in die Augen traten. »Verdammt. Ich weine nicht in Gegenwart von Leuten. Ich tue das einfach nicht. Wieso kriegst du mich soweit? Wieso werde ich so verletzlich in deiner Nähe?« Sie schlug mit der Faust auf seine Schulter, doch er wich nicht zurück.
»Du verstehst mich noch nicht, oder?« fragte Anthony. »Aber du hast eine Ahnung. Ich bringe dich nicht dazu, irgend etwas zu tun. Du bist um eine Ecke gebogen in deinem Leben, und ich war da, und die Sprache, die du gewohnt warst, wurde untauglich. Wir sind jetzt in einem anderen Land, das Wetter ist anders, die Landschaft ist fremd, und du hast nur die Wahl, dich ihr auszuliefern.«
»Aber du lieferst dich nicht aus – du beherrschst mich.«
»Das ist der Teil, den du nicht verstehst. Das ist ein und dasselbe. Ich werde mich dir ausliefern. Ich werde auf die Knie gehen und alles tun, was du von mir verlangst.«
Er schob sie von sich herunter, stand auf und drehte sie an

den Beinen Richtung Bettrand. Dann zog er sie an den Armen hoch, so daß sie aufrecht saß, mit den Füßen am Boden. Er ging vor ihr auf die Knie, schob ihre Schenkel auseinander, und bevor er zwischen ihre Beine tauchte, sah er zu ihr auf, und seine Augen waren von einem Leuchten erfüllt, das sie blendete. Sie spürte seine Zunge, die mit ihr spielte – sie reizte und lockte; dann öffnete er ihre Lippen und stürzte in sie. Sara sog scharf die Luft ein und begann nach hinten zu sinken, doch er packte sie am Nacken und hielt sie fest. Er hob den Kopf, und sie sah die Nässe um seinem Mund. Ihre Nässe – sie würde immer verraten, wie sehr sie ihn begehrte.

»Leg dich nicht hin. Bleib so und schau mir zu«, sagte er. Und dann war seine Zunge wieder in ihr, seine Finger trieben ihr Spiel, ihr Atem wurde heftiger, und ihre Hände packten seinen Kopf.

Irgendwann mußte sie die Augen schließen. Sie brauchte die Dunkelheit, damit die Empfindungen stürzen und fallen konnten; scharf und grell und sengend, bis sie zu spüren glaubte, daß tief in ihr etwas aufriß. Mit dem einzigen noch regen Teil ihres Verstands nahm sie wahr, daß alles anders sein würde. Sie war in der Wildnis, und für sie gab es keine Pfade mehr und keine Rückkehr in die Heimat.

Anthony drückte sie aufs Bett, schwenkte ihre Beine herum; das kühle Laken berührte ihr Rückgrat, und er legte sich auf sie. Sie öffnete die Beine und wartete darauf, daß er in sie kam, doch er tat es nicht. Er hielt sie mit seinem Gewicht fest, stützte sich auf die Ellbogen, verhakte sich in ihrem Blick.

»Sag mir, was du willst.«

»Fick mich«, flüsterte sie. Ihre Stimme war rauh und hing in ihrem Hals fest. Sie umschlang ihn mit den Beinen und versuchte ihn in sich zu ziehen.

Sie lernte etwas Neues – daß vermeintliche Verrücktheit sich verändert, wenn man ja sagt. Ein Wort, und Verrücktheit ändert ihr Gesicht.
»Warte«, sagte Anthony und glitt von ihr herunter. »Ich möchte was holen.«
Sara betrachtete seinen Rücken, als er zum Badezimmer ging – das Spiel der Muskeln, als er zum Türknauf griff. Es war einer jener Momente, in denen sich die Perfektion des menschlichen Körpers offenbart. Welchem Gott diese Schöpfung auch gelang – er mußte mit den Augen eines Bildhauers gesehen haben.
Anthony kam zurück, in der Hand den seidenen Gürtel seines Morgenmantels, stieg aufs Bett und kniete sich neben sie. Er nahm ihre Arme und legte sie über ihren Kopf, und sie ließ es geschehen; ihre Fingerspitzen berührten das hölzerne Kopfteil. Nichts in ihr wehrte sich, und nur ein kaum hörbares Murmeln sprach von Furchtsamkeit.
»Vertraust du mir, Sara?«
»Ja.«
Dunkelgrüne Seide schlang sich um die Venen ihres Handgelenks. »Aber ich will, daß du dir selbst vertraust«, sagte Anthony. »Ich will, daß du erlebst, wie es sich anfühlt, nur dazuliegen und zu empfangen und nicht zu handeln.«
Sie ergab sich mühelos. Sie war bereits gefangen. Das grüne Band, das ihre Handgelenke an das Brett fesselte, diente nur zur Zierde.
Als Anthony sie küßte, wollten ihre Arme nach ihm greifen, doch die Seide hielt sie zurück. Er hatte recht – das Gefühl, nicht teilzunehmen, nichts zu tun, war ihr fremd. Sein Haar fiel über ihre Augen, sie roch den Duft seines Shampoos, und sie gab es auf, ihn sehen oder anfassen zu wollen. Sie schloß die Augen, als er über ihren Körper wanderte, sein Mund sich ihrer Brüste bemächtigte, der Haut über ihren

Rippen. Nur über ihre Beine konnte sie noch verfügen; sie spreizte sie weiter – lud ihn ein –, öffnete die Augen auch nicht, als Anthony wieder über ihr war, sein Atem ihr Gesicht streifte. Sogar als sie spürte, daß er in sie eindrang, rasten ihre Empfindungen durchs Dunkle. Sie war blind, ihre Handgelenke waren gefesselt und ihre Beine zu schwach, um sich zu erinnern, daß sie sich frei bewegen konnten. Sein Mund lag auf ihrem, als er kam; sie spürte, wie seine Stimme über ihre Zunge schürfte, und wußte, daß ihre eigenen Schreie durch seine Kehle glitten.

*

Sara wußte nicht, wieviel Zeit vergangen war – wie lange sie schon so lag und wann das Seidenband an ihren Gelenken gelöst worden war. Die Zeit war stehengeblieben oder davongerast oder hatte etwas Unerklärliches getan, um aus ihrem Bewußtsein zu verschwinden. Sie schwebte, versuchte sich zu erinnern, wie sich ihre Glieder bewegen ließen. Draußen regnete es stärker – nur dessen war sie sicher.
Plötzlich strich ein warmes Handtuch über ihre Stirn, über ihre Brüste, zwischen ihren Beinen hindurch. Sie schlug die Augen auf und sah Anthonys Gesicht, sah, wie sich die Konzentration auf seine Tätigkeit auf seiner Stirn abzeichnete.
»Ist es noch Morgen?« fragte sie ihn.
»Mhm. Es ist kurz vor zehn.«
»Die Filmbranche ist toll – man ist entweder um fünf Uhr morgens unterwegs oder liegt um zwölf noch im Bett.«
»Ich hab ein paar Wochen frei«, sagte Anthony. »Wir könnten morgen die Küste entlangfahren.«
»Was ist mit deiner anderen Freundin? Bist du sicher, daß du nicht lieber mit ihr fahren willst?«
»Hör auf damit, Sara. Sie ist nicht mehr meine Freundin,

ich sehe sie ab und zu. Aber das wird nicht ewig so bleiben – und das weißt du auch.«
Sara setzte sich auf und zog ein Kissen auf ihren Schoß. Sie wollte plötzlich nicht mehr so nackt sein. »Woher soll ich das wissen?«
»Du würdest es wissen, wenn du mir mehr vertrauen würdest.«
Darauf lief alles hinaus. Vertrauen – die eine Sache, vor der sie ihr Leben lang geflohen war.

*

Es schien, als sei Anthony immer dagewesen – sie hatte ihn nur nicht bemerkt. Sie war in einigen Räumen ihres Hauses an ihm vorübergeeilt, hatte ihn gerochen und im Schatten gespürt, doch sie hatte sich nichts dabei gedacht. Ihre Augen waren auf die Tür gerichtet, ihr Geist mit anderen Dingen beschäftigt. Bis er eines Tages die Tür abgeriegelt und sie gezwungen hatte, vor ihm stehenzubleiben und zu betrachten, was seine Augen schon immer wahrgenommen hatten.
Er entkleidete sie bis auf einen Ort ihrer Seele, an dem es keine Verstecke mehr gab. Nackt war sie vor ihm, zitterte, obwohl ihr nicht kalt war, weinte, obwohl sie nicht traurig war. Sie stand da als Kind und als Frau, und Vergangenheit und Unschuld rangen um die Macht. Was sich einst wie ein sicheres, geordnetes Leben angefühlt hatte, war bedroht. Sie witterte die Gefahr in jedem Windstoß, der sie streifte. Und doch konnte sie nicht weggehen.
Denn je mehr er sich ihr auslieferte, je mehr er auf die Knie ging, desto stärker hatte er sie im Griff. Deshalb war es ein und dasselbe – Ausliefern und Beherrschen. Weil sie das Ausliefern noch immer fürchtete, entzog sich ihr die Beherrschung.

Ein Dieb stiehlt, doch oft bleibt etwas von ihm zurück – ein Fingerabdruck, ein Hauch Duftwasser, ein Gegenstand, der nicht mehr so steht wie zuvor. Anthony war der Dieb in Saras Leben. Doch ein guter Dieb ist dezent. Es dauert eine Weile, bis man festgestellt hat, was gestohlen wurde und was man noch besitzt. Sie spürte, daß Dinge aus ihrem Leben verschwanden, doch sie wußte nicht, welche es waren und ob sie ihr je etwas bedeutet hatten. Und manchmal hielt sie plötzlich inne, überzeugt davon, daß etwas anders war. Daß das Sonnenlicht in einem anderen Winkel ins Zimmer fiel oder sich in etwas brach, was zuvor nicht dagewesen war. Aber was? Etwas war umgestellt worden oder hatte sein Aussehen verändert. Sie kam nie genau dahinter, um was es sich handelte, doch sie wußte, daß es alles sein Tun war.

*

Um die Mittagszeit betraten Sara und Anthony ein Restaurant in Malibu mit Panoramablick aufs Meer, Hängepflanzen und Gummibäumen in Töpfen. Es war eines dieser Lokale, die besagten: Zurück zur Natur, vergeßt den Smog. Die Frühstückszeit war vermutlich vorbei; sie waren zu lange in der Dusche geblieben, hatten das Wasser über ihre Körper rinnen lassen, während sie sich küßten, hatten sich ineinander gedrängt und mit den Besonderheiten gespielt, die sich ergaben, wenn man sich in der Dusche liebt.

Sie bekamen einen Fenstertisch, mit Blick auf die Brandung, und man reichte ihnen die Karte. Etwas veranlaßte Sara, den Kopf zu heben, und ihr Blick fiel auf eine Frau auf der anderen Seite des Raums, in der sie sofort Anthonys Ex- oder Fast-Exfreundin erkannte. Helen Wilder, eine Schauspielerin, die man regelmäßig im »Film der Woche« oder in Gastrollen in Fernsehserien zu sehen bekam. Sara hatte die Fotos von Helen und Anthony vor Augen – Arm in

Arm, auf dem Weg zu Premieren oder Edelrestaurants. Doch Helen wirkte verändert. Ihre Haare waren blond, nicht mehr rot, und sie hatte sich die Brüste operieren lassen, aber die Implantate waren einige Nummern zu groß für ihren Körper.

»Da drüben sitzt jemand, den du kennst«, sagte Sara zu Anthony, der mit der Karte beschäftigt war. Sie nickte in Helens Richtung, und Anthony sah zu ihr hinüber; Sara schien es, als hefteten sich seine Augen an Helens und lenkten ihren Blick auf ihn. Er winkte und lächelte, und das war ihr Stichwort. Sie stand auf und kam herüber.

Sara betrachtete Helen, während sie auf ihren Tisch zuging, und dachte: »Ich sollte diese Frau ablehnen. Ich sollte eifersüchtig auf sie sein.« Sie registrierte Helens ausgebleichte Jeans mit den modischen Rissen an den Knien, das weiße T-Shirt, das vor der Brustoperation bestimmt besser gepaßt hatte, das glatte blonde Haar, das Gesicht mit den hohen Wangenknochen. Doch Sara sah mehr als das. Sie blickte hinter das Äußere, sah die Stellen, an denen Anthony gewesen war, die Regionen in Helens Seele, die er eingenommen hatte. Sara konnte diese Frau nicht ablehnen – sie hatten zuviel gemeinsam.

»Sara, das ist China«, sagte Anthony.

»China?« fragte Sara.

»Ich hab meinen Namen geändert«, erklärte Helen/China. Ihre Augen erforschten Sara.

»Wie geht's dir?« fragte Anthony.

Sie antwortete nicht sofort. Es entstand eine jener Sprechpausen, in denen ein wortloser Austausch stattfindet, einer jener stummen Dialoge, auf die Liebende sich nach einer Weile so gut verstehen. Sara fühlte sich alleingelassen; in diesen Sekunden war sie auf eine Insel verbannt und blickte zum Festland hinüber.

»Gut«, sagte China schließlich. »Schön, dich zu sehen.« Die großen blauen Augen wandten sich Sara zu. »Nett, Sie kennengelernt zu haben.« Sie drehte sich um und ging weg.

Sara blickte Anthony ins Gesicht, suchte nach Spuren, doch er verriet ihr nichts. »Das bewirkst du also bei Frauen?« sagte sie. »Daß sie sich die Titten operieren lassen und sich nach Dritte-Welt-Ländern benennen?«

»Sehr witzig, Sara. Sie wollte sich verändern. Das hat nichts mit mir zu tun.«

Doch Sara wußte, daß es anders war. Er behandelte Frauen wie Fürstentümer. Hinter Helens Augen befanden sich Gänge, in denen Anthony noch immer wohnte und herrschte. Sie waren voller Erinnerungen – an Nächte, in denen ihr Körper nicht satt von ihm wurde, in denen ihr nur die Wahl blieb, ja zu sagen. An Morgen, an denen Sonnenstrahlen auf seiner Haut tanzten und sie darauf wartete, daß er aufwachte und ihr versicherte, daß sie nicht geträumt hatte letzte Nacht. So wird man, wenn er geht, hatten Helens Augen Sara mitgeteilt. Du fühlst dich ausgesetzt, als sei die Sprache dir fremd, das Geld das falsche, und du stehst ohne Landkarte da. Die Wildnis kann auch zum Kerker werden, hatte ihr trauriges Lächeln gesagt. Du stolperst dahin und siehst nur die Ödnis, die endlose Weite, der du nicht entkommst. Die Nacht ist voll seltsamer Töne, und die Sonne schleppt sich durch die Tage. Nichts kommt dir entgegen, was dir vertraut wäre. Kein Wunder, daß sie ihren Namen geändert hat, dachte Sara. Sie brauchte einen geographischen Anhaltspunkt.

6

BELINDA Diese eine Sache hatte Belinda auch vor Sara geheimgehalten, und dabei würde es bleiben. Zumindest glaubte Belinda das.

Sie saß auf einer Holzbank in einem Park am Rand von Beverly Glen und sah den Kindern zu, die auf dem Kletterturm herumturnten. Die Kleineren hockten auf Schaukeln und wurden von ihren Kindermädchen angeschubst, die auf Spanisch auf sie einredeten und so dafür sorgten, daß die Kinder zweisprachig aufwuchsen. Einen Kilometer weiter, an einer Straße, die steil bergauf ging, lag das Playboyhaus, in dem aus braven Mädchen schlimme wurden.

So hatte Belindas Vater sie genannt, als sie sechzehn war – ein schlimmes Mädchen –, aber er tat ihr Unrecht. Sie hatte nicht schwanger werden wollen; es war einfach passiert. Leichtsinn, übermütige Verliebtheit und kaum eine Ahnung vom Rhythmus ihrer Körperzyklen.

Dreimal hatten Nicholas und sie sich geliebt, und jedesmal waren sie ein wenig geschickter geworden. Die beiden ersten Male taten sie es auf dem Rücksitz von Nicholas' Mustang; das dritte Mal auf dem Friedhof, bei Vollmond, neben einem Grab, auf dem stand: »Hier liegt Burton Pikes, 1917–1928.« Belinda wußte nicht genau, wann es passiert war, aber sie glaubte, daß sie in dieser Nacht schwanger geworden war.

Armer Burton – mit elf Jahren gestorben – eine Seele, die

noch nicht bereit war, die Erde zu verlassen. Belinda stellte sich vor, daß sein Geist um die Grabstätte schwebte; sie spürte fast den Luftzug, als er an ihr vorüberglitt. Noch immer grollte er wegen seines frühen Todes. Wegen des Erlöschens des Lichts, noch bevor er die Bedeutung des Lichts zu erfassen vermochte. Und dann nahte seine Erlösung: Zwei erhitzte Teenager, die mit Spermien und Ei russisches Roulette spielten, zu schüchtern noch, um sich ganz auszuziehen, und das Mondlicht beschien die beiden, die eine Seele lockten, sich ihrer Unschuld zu bedienen. Das war Burtons Stichwort für die Rückkehr in ein irdisches Reich, das er schrecklich vermißt hatte. Das glaubte zumindest Belinda.

Sie hätte das Kind behalten, und wenn es ein Junge gewesen wäre, hätte sie ihn Burton genannt, obwohl sie den Namen nicht besonders schön fand.

Achtzehn Jahre später, als sie in diesem Park saß und Kinder beobachtete, die ihrem Kind vielleicht ähnelten, wenn sie ihm je begegnet wäre, dachte sie an den Abend, als sie es ihren Eltern erzählt hatte.

Es war in ihrem Wohnzimmer mit dem abgetretenen olivgrünen Teppich und der Tapete mit dem Blattmuster gewesen, das sie an einen verblaßten Wald erinnerte.

»Daddy«, hatte sie begonnen, da es ihn mehr anging als ihre Mutter. Ihr Vater war ihr Gebieter, sie war seine Prinzessin, und das Haus war sein Fürstentum. »Ich weiß, ich bin erst sechzehn, und ich weiß nicht, ob ich Nicholas heiraten möchte, aber ... ich bin schwanger, und ich möchte das Kind behalten. Ich weiß, daß ich noch ziemlich jung bin, aber ich kann mir einen Job suchen. Ich schaffe es schon, ehrlich, auch wenn ich am Anfang vielleicht etwas Unterstützung brauche ...« Die Worte sprudelten heraus, gehetzt von ihrer Furcht, ihrem Wissen, daß ihr Vater auf dem Thron saß, es war sein Reich, und ihre kläglichen Wünsche waren nichtig, wenn er es so entschied. Er schwang das Zepter, und sie spürte in diesem Moment, daß es über ihrem Kopf verharrte. Psychologie der Guillotine.

»Wie konntest du das tun?« fragte er. »Wieso bist du zu so einem Mädchen geworden?«

»Was für einem Mädchen denn?« fragte Belinda ängstlich.

»Einem schlimmen Mädchen.« Ihr Vater blickte zu ihrer Mutter, deren Gesichtsausdruck unverändert war. Bis auf eine Spur Traurigkeit vielleicht, die sich in ihre Augen geschlichen hatte. »Du wirst keine von diesen minderjährigen Müttern sein«, fuhr ihr Vater fort.

»Aber –«

»Nein. Du wirst das Kind bekommen. Abtreibung gibt es nicht in dieser Familie. Aber wir werden für eine Adoption sorgen – sofort danach.«

Belinda sah ihre Mutter an, die so winzig und still war; ergrauende Locken umgaben ihr Gesicht, das es mit den Jahren gelernt hatte, nichts preiszugeben. Es blieb ausdruckslos; wenn man je ihr Lächeln sah, dann war es unsicher und rissig, und in ihren Augen lag Müdigkeit. Sie wollten einfach nichts mehr sehen.

*

Belindas Erinnerung an die Geburt bestand aus einem weißen Strom aus Lärm und Schmerz. Das Kind, das in ihr war, wurde aus ihr herausgerissen. Ruhige Stimmen befahlen ihr zu pressen, und sie antwortete mit ihren eigenen Schreien; nach einer Weile erkannte sie ihre eigene Stimme nicht mehr. Doch ein Teil von ihr wollte nicht loslassen, weil sie wußte, daß danach alles endgültig vorbei sein würde. Ihr Vater hatte keine Diskussion zugelassen, keine Tränen oder Bitten erhört. Sein Wort war Gesetz, und alles

Weinen würde nichts daran ändern. Das Baby war ihr nach der Geburt weggenommen worden; die Milch in Belindas Brüsten vertrocknete.

Doch davor, als sie noch schwer waren und Belinda den Stillbüstenhalter trug, den sie in einem Laden für werdende Mütter hatte kaufen müssen, kehrten Nicholas und sie noch einmal zu dem Friedhof zurück.

»Laß uns auf dem Grab sitzen«, sagte sie zu Nicholas. Denn sie spürte jetzt die Leere dort – Knochen, die in der Erde zerfielen, und kein Geist mehr, der vorbeiflatterte und sie wissen ließ, daß man sie nicht vergaß.

Sie lehnte sich an den Grabstein, und Nicholas setzte sich ihr gegenüber. Er beugte sich vor und küßte sie – ein sanfter, lichter Kuß, der herangewachsen war in den Monaten ihres Beisammenseins.

»Es tut mir so leid, Belinda – wegen allem.«

»Sch...«

Noch Jahre danach wußte sie nicht, wie es gekommen war. Vielleicht hatte der Schmerz in ihren Brüsten, die Zärtlichkeit, die Sehnsucht, die so an ihr nagte, sie bewogen, Nicholas' Kopf herunterzuziehen. Zuerst hatte er gedacht, er sollte ihren Hals küssen, doch als er die Haut unter ihrem Ohr liebkoste, hatte sie ihn tiefer gedrückt, hastig mit der anderen Hand ihre Bluse aufgeknöpft. Er hakte ihren BH auf, schob ihn hoch, und sein Mund verstand, was sie wollte; er schloß sich um ihre Brustwarze, sog fest daran, bis sie spürte, wie die Milch herausschoß. Die Nerven in ihrem Leib regten sich, und sie wurde schläfrig, als habe sie Zugang zu den Träumen, wenn sie die Augen schloß. Doch sie wollte sie nicht schließen. Nicholas' Kopf lag an ihrer Brust, wo ihr Baby nie sein würde. Milch floß aus ihrer Brust in seinen Mund – weiß wie der Mond, der sich ihnen nicht zeigte in dieser Nacht. Es gab nichts zu bescheinen, außer zwei traurigen Kindern, die zu schnell herangewachsen waren und das Kind, das sie gezeugt hatten, nie behüten würden. Es nicht einmal kennen würden – denn man hatte es ihnen entrissen und einer Frau in die Arme gelegt, die nicht mehr jung, die verheiratet und abgesichert war und keine Milch in den Brüsten hatte. Es war besser, daß man sie im Dunkeln ließ; Mondlicht wäre grausam gewesen.

»Ich will sie schmecken«, flüsterte Belinda. Sie legte Nicholas die Hand unters Kinn. Sein Mund ließ ihre eine Brust los und wanderte zur anderen. Ihre Nerven kribbelten wieder, als die Milch zu strömen begann. Er ließ los und drückte seinen Mund auf ihren, füllte ihn mit einer warmen, süßen Flüssigkeit, die einen Geschmack hatte wie keine andere Milch, die sie kannte.

Sie sah Nicholas an; blasses gelbes Licht aus einer entfernten Straßenlaterne fiel auf sein Gesicht, und sie fragte sich, ob ihr Kind seine Augen, seinen Mund hatte. Sie wußte nur, daß es ein Junge war; sie hatten ihr keine Zeit gelassen, sein Gesicht zu betrachten – man riß ihn ihr weg, während sie sich noch die Tränen aus den Augen wischte.

Sie hätte Nicholas gerne geliebt, während ihre Lippen noch feucht waren von ihrer Milch. Doch ihr Inneres war zu wund.

»Das ist unser Pakt«, sagte Belinda zu Nicholas. »Wir trinken diese Milch wie bei der Kommunion; wir bitten damit um Verzeihung dafür, daß wir nicht mit unserem Jungen weggelaufen sind. Und wir versprechen uns damit, daß wir ihn nie vergessen werden – niemals. Schwör es.«

»Ich schwöre es«, flüsterte Nicholas und beugte sich herab, um noch mehr Milch aus ihrer Brust zu saugen und sie von seinem Mund in ihren fließen zu lassen.

*

Belinda hatte ihren Eid nicht gebrochen; von Nicholas hatte sie jahrelang nichts gehört, und sie wußte nicht, ob er es auch so hielt. Sie saß in Parks und beobachtete Kinder. Ihr Sohn war jetzt achtzehn Jahre alt; er wollte vermutlich ein Auto, und irgend jemand fand sicherlich, daß er ständig Probleme machte. Er ging nicht mehr auf Kinderspielplätze. Doch Belinda saß dort, weil für sie die Zeit stillstand. In ihrem Herzen war er noch immer klein, und sie wollte wissen, wie er vielleicht ausgesehen hatte. Sie wollte eine Ahnung von all den Jahren, die ihr entgangen waren. Ab und zu sah ein Kind sie an, und sie dachte: »Dieser Junge da. Er sieht ihm ähnlich, ganz bestimmt.«
Sie waren natürlich unsinnig – ihre wöchentlichen Ausflüge zu den Spielplätzen der Stadt. Sie waren eine Träumerei, und Träumereien müssen keinen Sinn ergeben. Ihre Aufgabe ist es, die grausamen Gesichter der Wirklichkeit sanfter zu gestalten.
Belinda hatte versucht, die Wirklichkeit ertragen zu lernen – vor allem ihre grausamen Gesichter. Sie war auf das stetige Angebot Kaliforniens eingegangen: Für jeden, der ein Problem hatte oder eines zu haben glaubte, gibt es eine Selbsthilfegruppe oder einen Verein, der wie für ihn geschaffen ist. Und für Belinda waren viele dieser Gruppen wie geschaffen. Sara brachte nicht viel Verständnis für dieses Verhalten auf, doch sie wußte auch nichts von den Kräften, denen Belinda ausgeliefert war. Sie wußte nichts von all jenen Stunden, die Belinda in Parks zubrachte, versunken in den Anblick von Kindern und ihre Vorstellung von einem Leben, in dem man sie nicht ihres Sohnes beraubt hatte.
»Belinda, ich glaube, du bist süchtig nach diesen Psychogruppen«, hatte Sara einmal gesagt – beiläufig, wie man es tut, wenn es einem ernster zumute ist, als man zugeben

möchte. »Ich weiß, daß du nach etwas suchst, aber das ist doch, als müßtest du dich per Tropf ernähren und findest die Vene nicht. Du hast es jetzt geschafft, in einem Monat von einer Gruppe für Ko-Abhängige zum Meditationskurs und zu den Anonymen Alkoholikern zu wechseln, und das, wo du so gut wie nie trinkst.«

Belinda hatte nichts darauf erwidert – nur: »Naja, ich probiere gern unterschiedliche Sachen aus.« – was keine Antwort war.

Denn ihre Suche hatte nichts mit Venen oder Nahrung zu tun. Sie hatte mit einer leeren Stelle in einer Ecke ihrer Seele zu tun, für die es keine Erfüllung gab. Sie war dunkel und kalt, und Belinda kehrte immer wieder zu ihr zurück. Ihre Erinnerungen zerrten sie dorthin, zu dem Feuer, das in ihr aufloderte, als sie gebar, und zu der Sehnsucht, die sie sofort nach dem Kind empfand – ihrem Kind; als würde etwas in ihr sterben, wenn sie den Jungen nicht in den Armen halten konnte. Sie nahmen ihn fort, und etwas starb.

Sie suchte nach einer Wunderheilung, nach dem Handauflegen – nach etwas, das die Sehnsucht nehmen und den toten Teil ihrer Seele wieder zum Leben erwecken würde. Sie konnte weder Sara noch jemand anderem davon erzählen – sie wußte selbst, daß es verrückt klang.

Sie schaffte es einfach nicht, jemandem zu erzählen, wie einmal im Flugzeug das Schreien eines Babys zwei Reihen hinter ihr die Sehnsucht in ihren Brüsten wachgerufen hatte; sie hatten auf das Weinen des Kindes geantwortet, als trügen sie Milch in sich. Die Erinnerung war in ihrem Körper, in ihrem Gewebe aufbewahrt, und würde vielleicht nie mehr weichen. Immer wieder gab es Reize, die sie wachriefen – ein weinendes Baby oder der Anblick einer kleinen Hand, die nach einer großen griff. Als sie einmal einen belebten Gehsteig entlanglief, hörte sie ein Kind in ihre Richtung rennen. Sie drehte sich um, war drauf und dran, die Arme auszubreiten und das Kind aufzufangen, doch dann wurde ihr bewußt, daß dieser kleine Junge, der hellauf lachend vor seiner Mutter weglief, zu jemand anderem gehörte.

Belinda fragte sich, wer ihrem Jungen nachgelaufen war, als er klein war und noch Spaß am Wegrennen hatte. Die Frau, die sich als seine Mutter ausgab – lachte sie und wurde selbst wieder Kind in diesem Moment, oder konnte sie nichts anfangen mit seiner Verspieltheit?

Immer waren es Kleinigkeiten, die die ärgsten Schmerzen verursachten. Auf jedem Gehsteig und in jedem Café in jeder Stadt konnten sie ihr begegnen. Sie trafen sie immer unvorbereitet – soviel wußte Belinda nun –, und sie zielten immer auf ihr Herz.

Sie hörte einmal von einem Mädchen, das sich umbrachte, indem es wieder und wieder mit einem Küchenmesser in sein eigenes Herz stach. Die Geschichte ließ sie nicht los, denn sie fragte sich, ob das Mädchen von derselben Qual verfolgt wurde – dem verzweifelten Wunsch, zu nähren, ein anderes Leben zu hegen. Ein Mund sollte nach ihrer Brust suchen, doch da war nichts. Niemand. Nur das dunkle Gepräge der einsamen Nächte, die auf ihr lasteten und nichts von ihr brauchten. Bis schließlich nur noch der kalte Stahl, der in sie fuhr, ein Ende setzte und Frieden brachte. Belinda konnte dieses Mädchen wochenlang nicht vergessen, und noch heute dachte sie manchmal an sie. Es gab viele Arten zu sterben, doch dieses Mädchen entschloß sich, sein Herz zu zerreißen; seine Hand umklammerte das Messer und stach mit einer Kraft zu, um die es wahrscheinlich nicht gewußt hatte. Direkt ins Herz, denn dort saß der Schmerz.

Die Sonne ging unter, und durch den Smog nahm das Licht ein dunkles Orangerot an. Belinda zog sich ihren Pullover enger um die Schultern, und als sie aufbrach, dachte sie: Der Planet erstickt vielleicht, doch sein Ende wird von einem bombastischen Sonnenuntergang begleitet sein. Sie warf einen Blick zurück auf einen blonden Jungen, der sieben oder acht Jahre alt sein mochte und sich an den Kletterringen entlanghangelte. Für heute beschloß sie, daß ihr Sohn vor zehn Jahren einmal so ausgesehen haben mochte.

In eine Schatztruhe hätte Belinda nur eine Sache gelegt – ein Geheimnis. Ihren Sohn, wo er auch sein mochte, in welcher Gestalt auch immer. Wenn sie die Truhe öffnete und jemanden hineinblicken ließe – selbst wenn es Sara war –, würde sich etwas verändern, daran glaubte sie fest. Es würde rosten, stumpf werden, nicht mehr aussehen wie zuvor. Es war die einzige Sache in ihrem Leben, die noch Glanz hatte, und den wollte Belinda um jeden Preis bewahren.

7

SARA Die Flut kam herein. Sara spürte sie, schmeckte sie fast, obwohl sie noch Anthonys Geschmack auf der Zunge trug. Das salzige Aroma seiner Säfte – es glich dem des Ozeans, dachte sie.

Sie waren am Zuma Beach entlanggegangen, bis in den privaten Teil von Trancas; an großen, teuren Villen vorbei, zu einer Grotte, die man nur bei Ebbe betreten konnte. Sie war mit Muscheln überkrustet, und der feuchte Geruch der Gischt lag in der Luft. Ihre Sweatshirts dienten ihnen als Decke, und sie liebten sich, zögerlich zunächst;es war ihnen fremd, im Freien nackt zu sein, denn jenseits der Felsen lagen das endlose Meer und jener Sandstreifen, auf dem sich jeder nähern und sie dabei entdecken konnte, wie sie sich ineinander verschlangen, wie Sara Anthonys Hüften umklammerte.

Doch die Behutsamkeit hielt nicht lange vor. Als ihr Atem rascher ging und ihre Bewegungen heftiger wurden, war es ihnen egal, ob jemand kam und sie sah. Sara hörte, wie die Wände ihre Stimme zurückwarfen, wieder und wieder Anthonys Namen riefen. Sein Name und das Wort ja, das schien alles zu sein, was sie noch sagen konnte – Rettungsleinen der Sprache, die sie durch unerforschte Gewässer schleppten.

Anthony zog sich aus ihr zurück und glitt ihren Körper entlang; über ihrem Gesicht hielt er inne, hielt sie mit den Beinen fest. Sein Saft hätte eine Woge sein können, die

über die Felsen hereinbrach, als er in ihren Schlund schwappte; alles schien denselben Rhythmen zu gehorchen. Die Wogen brandeten auf, und er ergoß sich in ihren Mund, ihren Rachen, in Bereiche, die noch nie bereit gewesen waren, jemandem Zutritt zu gewähren.
Danach, als sie stumm dalagen, stellte sie sich vor, daß das Meer hereinkam, sie hier gefangennahm. Es hätte passieren können – sie wußte nicht, wieviel Zeit vergangen war. Die Gischt wurde heftiger bei jeder Welle, die sich brach. Vielleicht spielte es keine Rolle, wenn sie im Meer ertrank; ein Teil von ihr ertrank sowieso, schon seit Wochen. Immer wenn sie den Mund öffnete, um ja zu sagen, hastete etwas hinein und packte ihren Atem – die Meeresluft, der Wind, sein Leib.
»Wir sollten los«, sagte Anthony. Er setzte sich auf, um seine Sachen zu suchen. »Die Flut kommt.« Sie streckte die Hand aus und berührte seinen Schwanz, der weich und zufrieden an seinem Bein ruhte. Sie mochte ihn auch so – weich, verletzlich. Sie sagte noch immer ja zu ihm, wenn auch auf andere Art.
Das Meer rückte näher – eine Wand aus Wasser draußen vor den Felsen, bereit, sie wegzuwischen. Oder waren es seine Augen, der Blick, den er ihr zuwarf, der ihr das Gefühl gab, über den Sand geschleift zu werden, dem Sog entgegen?
»Komm – bevor uns die Wellen kriegen«, sagte Anthony.
Er hob ihr Sweatshirt auf, schüttelte den Sand ab und zog es ihr über den Kopf, lenkte ihre Arme in die Ärmel. Er hob ihr Haar hoch und strich es ihr aus dem Gesicht. Vielleicht waren es diese Momente, nicht die gefährlichen, die sie zu seiner Gefangenen machten. Die Augenblicke, in denen er Vater und Liebster zugleich war und sie spürte, wie sie kleiner wurde, schutzbedürftig, verletzlicher als sie es je gewesen war, sogar als Kind.

Als sie den Strand entlanggingen, sagte Sara: »Ich habe immer wieder das Gefühl, daß du mich mit einem Zauber belegst. Manchmal fühlt es sich bedrohlich an.«
»Du bist frei«, sagte Anthony und starrte an ihr vorbei aufs Wasser. »Wenn es wirklich so bedrohlich ist, warum gehst du dann nicht? Hast du dich das schon mal gefragt?«
»Nur ein paar hundertmal am Tag.«
»Und?«
»Du bist suchterregend. Aber ich habe vielleicht eine Möglichkeit gefunden, wie ich mich dir entziehen kann. Man hat mir einen Film angeboten, und ich mache ihn vielleicht. Sie drehen in Florida, ich könnte mich also von dir entwöhnen. Vielleicht hab ich nicht mal Zeit, an dich zu denken – du weißt ja, Zwölfstundentage, Kostümprobleme bei den Schauspielern, die das Ganze auf vierzehn Stunden ausdehnen.«
Anthony sagte einen Moment nichts; er betrachtete den Sand. »Das ist schade«, sagte er schließlich. »Ich wollte dich eigentlich fragen, ob du in Paris zu mir stoßen willst.«
»In Paris?«
»Das ist der erste Drehort meines nächsten Films. Wir bleiben ein paar Wochen dort, am linken Seine-Ufer. Es wäre toll, mit dir in Paris zu sein, aber wenn du zu tun hast ...«
»Ich überleg's mir mal«, sagte Sara, obwohl die Entscheidung schon gefallen war.

*

»Ich glaube, ich werd's machen«, sagte sie am Abend zu Belinda am Telefon.
»Es ist vielleicht verrückt, mir den Job entgehen zu lassen, aber Paris ...«
»Manchmal muß man unvernünftig sein. Wie oft kriegt

man so eine Chance? Mach es. Ich würd's sofort tun.« Belinda, die Romantikerin.
Saras Agentin war weniger begeistert. »Du lehnst den ersten Spielfilm ab, den du nach einer Ewigkeit angeboten kriegst? Was, zum Teufel, ist in dich gefahren?« schrie sie.
Sara hielt den Hörer vom Ohr weg. »Miriam, ich hasse es, wenn du schreist. Dann bricht dein New Yorker Akzent durch, und du hörst dich an wie ein Taxifahrer. Ich fahre nach Paris. Jemand hat mich eingeladen.«
»Oh – eingeladen – das klingt nicht nach Arbeit. Wer ist es?«
»Anthony Cole.«
»Wie bitte? Und warum arbeitest du dann nicht? Er dreht einen Film dort. Warum nimmt er dich dann nicht für die Kostüme?«
»Na, das würde einen tollen Eindruck machen, oder?« sagte Sara.
»So läuft's ständig. Aber ich will dir mal was anderes sagen. Ich habe den Eindruck, du bist nicht recht bei Sinnen, wenn du dich mit jemandem wie ihm einläßt. Der Typ serviert Freundinnen ab wie Heinrich der Achte Ehefrauen. Ich hatte dich für schlauer gehalten.«
»Das ist wieder typischer New Yorker Zynismus.«
»Nein – kein Zynismus«, sagte Miriam. »Die schiere Vernunft, die dir offenbar abhanden gekommen ist. Männer wie er ändern sich nicht. Und man erkennt sie auf hundert Meter gegen den Wind. Die sind mit Warnschildern versehen – ›Gefährdet Ihre Gesundheit! Nur zur äußerlichen Anwendung!‹ Was ist passiert, daß du plötzlich auf so was stehst?«
»Miriam ... ich kann damit umgehen ... glaube ich.«
Am anderen Ende der Leitung war ein verzweifelter Seuf-

zer zu vernehmen. »Schau, ich weiß, ich bin nur deine Agentin, aber ich mag dich. Und Männer wie Anthony Cole leben von Frauen, die meinen, sie könnten damit umgehen. Und als besten Beweis dafür, daß du's nicht kannst, lehnst du ein Jobangebot ab.«

»Wir reden wieder drüber, wenn ich aus Paris zurück bin«, sagte Sara.

Sie wußte, daß sie in Gedanken ein Bild entwarf von Anthony und Paris und von den Dingen, die sie sich wünschte. Es war anders als ihre früheren Phantasien. Hier ging es nicht um eine gesichtslose, erträumte Schattengestalt; dieser Mann war aus Fleisch und Blut und faßte sie so fest an, daß er Male hinterließ.

Sie merkte, wie sie sanfter wurde. Die Parisreise gehörte dazu – ein romantischer Ausflug mit ihrem Liebsten. Doch ihr Liebster hatte Schwielen an den Händen, weil es seine Gewohnheit war, Schutzwälle einzureißen, und nun riß er an den ihren. Dieses Wissen war ihr rebellischer Teil, der sich weigerte, sanfter zu werden.

Als sie zu Mark ging, um sich zu verabschieden, sah er sie verblüfft an und sagte: »Warum hab ich das Gefühl, ich müßte dich fragen, ob du verliebt bist? Vielleicht weil du einen Job abgelehnt hast, um mit Anthony nach Paris abzuhauen? Das sieht dir nicht gerade ähnlich.«

»In manchen Momenten habe ich das Gefühl, verliebt zu sein«, antwortete Sara, »und manchmal glaube ich bloß, daß ich vorübergehend den Verstand verloren habe.«

Mark lachte und umarmte sie. »Weißt du, ich glaube, Liebe funktioniert nur, wenn man sich mit Haut und Haaren darauf einläßt.«

»Tja, das ist genau mein Dilemma. Ich sehe es so: Egal, wie nah ich Anthony bin oder wie vertraut ich mich ihm fühle – ich habe immer noch die Pistole in der Nachttischschublade. Sie ist nicht geladen, aber sie ist da. Ich kann mich offenbar nicht völlig unbewaffnet darauf einlassen.«

»Jetzt verstehe ich auch, wo Paris da reinpaßt«, sagte Mark. »Waffen darf man nicht in fremde Länder einführen, wie?«

»Mag sein«, gab Sara zu. »Wie üblich hast du's vor mir erfaßt.«

Belinda fuhr sie zum Flughafen und wartete, bis ihr Flug aufgerufen wurde.

»Ich wünsch dir die tollste, romantischste Zeit, die du je erlebt hast«, sagte sie zu Sara, während die anderen Passagiere an ihnen vorbeigingen. Dann trat sie einen Schritt zurück und faßte Sara an den Schultern. »Das willst du doch, oder? Wieso bin ich plötzlich verwirrt?«

»Weil es verwirrend ist. Ich bin nicht mehr recht bei mir, seit ich ihm begegnet bin.«

»In Paris möchte man Maler sein«, schrieb Sara zwei Tage nach ihrer Ankunft an Belinda. »Es liegt am Licht. Ich habe mir sagen lassen, daß es die Feuchtigkeit in der Luft oder etwas in der Atmosphäre ist, weshalb das Licht hier anders wirkt als in anderen Städten. Ich verstehe jetzt, warum es die Künstler immer nach Paris gezogen hat. Jeden Nachmittag kommen die Wolken, dann regnet es eine Weile, und danach verändert sich der Himmel wieder.« Sie schrieb nichts über Anthony.

Anthony und die Mehrheit der Schauspieler waren im Lutetia untergebracht, einem Hotel am linken Seine-Ufer. Viele Szenen des Films wurden in einem restaurierten Schloß außerhalb von Paris gedreht, zu dem man etwa eine halbe Stunde fuhr, und Anthony brach meist im Morgengrauen auf.

Der Film handelte von einer modernen Liebesgeschichte, die sich von historischen Liebesgeschichten nur insofern unterschied, als die Schauspieler Guess-Jeans und Armani-Sakkos trugen. Reicher junger Mann verliebt sich in armes junges Mädchen, das keine Ahnung hat, wie es sich kleiden muß, um zu überleben, und nicht weiß, welche Gabel man beim Essen benutzt oder weshalb so viele davon neben einem Gedeck liegen. Ihr Vater ist Kaufmann oder so etwas, und die Eltern des reichen jungen Mannes flippen aus und drohen, ihm den Geldhahn zuzudrehen und ihn zu enterben, wenn er mit dem Mädchen zusammenbleibt. Wird die Liebe überleben? Das kümmert keinen, da die Geschichte schon so oft erzählt wurde, daß jedes Ende paßt. Sara las das Drehbuch eines Abends in der Badewanne, wo die Wärme des Wassers und die Plattheit des vorhersehbaren Endes sie schläfrig machten, und sie dachte, daß nur ein überraschendes Ende die Geschichte retten könnte; daß die Kaufmannstochter alle bis auf den Vater ihres Liebsten erschoß und dann mit dem alten Knaben durchbrannte, um wohlversorgt zu leben, bei Berlitz Spanisch zu lernen, damit sie die Dienstmädchen herumscheuchen konnte, und Benimmführer zu lesen, um zu lernen, wie man das Silberbesteck plaziert. Anthony hatte beschlossen, den Film ruhig und eher konventionell anzugehen.

»Was hältst du davon?« hatte Anthony sie an diesem Abend gefragt. Kurz bevor sie ins Wasser rutschte, hatte er sie geweckt.

»Oh ... es ist, äh, sehr hübsch«, äußerte Sara. Sie war der Meinung, daß der Film sich wegen des Drehorts verkauft hatte, da jeder auf Dreharbeiten in Frankreich auf dem Land scharf war. Doch ihr war nicht danach, sich darüber bei Anthony auszulassen.

Da sie nicht jeden Tag am Set herumsitzen wollte, schlenderte sie durch Paris, hörte den Klängen einer Sprache zu, die sie kaum verstand. Sie versuchte sich an ihr Schulfranzösisch zu erinnern, fragte tapfer nach der Richtung, wenn sie sich verlaufen hatte, was mindestens einmal pro Tag passierte, und lachte mit Fremden über die sprachlichen Mißverständnisse, die ständig entstanden. Sie saß in Cafés und fütterte kleine Vögel mit Brotkrumen, und sie joggte im Jardin du Luxembourg, der sich in der Nähe ihres Hotels befand.

Sie mochte den Rhythmus, den sie sich angewöhnt hatte – die Tage für sich zu haben und die Nächte mit Anthony zu verbringen. Doch die Nächte waren ihr fremd. Anthony war ihr fremd. Sex wurde zur Gewohnheit – fast abgeklärt. Sara versuchte sich einzureden, daß es mit seiner Arbeitsbelastung zu tun hatte; doch sie fand sich selbst nicht überzeugend dabei. In gewisser Weise hatte es jedoch etwas Beruhigendes. Wenn er ihr nicht nahekam, rief er in ihr nicht das Beben und das gierige Verlangen hervor, doch er konnte ihr auch nichts zuleide tun. Es bestand ja ständig die Möglichkeit, daß er ihr etwas zuleide tat.

*

Es war Abend, und sie war gerade ins Hotel zurückgekommen. Sie saß auf dem Balkon und dachte darüber nach, daß sie an diesem Tag lieber nicht am Set gewesen wäre. Sie war jetzt eine Woche in Paris, und sie war zweimal zum Set gefahren und nach kurzer Zeit wieder gegangen. Doch heute war es anders gelaufen. Sie hatte den ganzen Nachmittag dort verbracht und Anthony zugesehen, wie er den Schauspielern Anweisungen gab, mit den Teammitgliedern sprach und sich dort bewegte wie in seinem persönlichen Reich, und währenddessen hatte sich etwas in ihrem Magen angespannt. Eine jener namenlosen Vorahnungen, die sich dem Zugriff entziehen, aber nicht weichen wollen.

Die Dämmerung brach herein. Von ihrem Balkon aus

konnte Sara den Eiffelturm sehen, der hellerleuchtet vor dem Nachthimmel aufragte. Und über den Häusern auf der anderen Straßenseite schwamm der gelbe Mond wie ein leuchtender Ballon in dunklem Gewässer. In ihrem Zimmer brannten Kerzen, und sie kam sich irgendwie dumm vor in dieser romantischen Atmosphäre. Wahrscheinlich war es wirklich dumm von ihr, in der milden Pariser Nachtluft zu stehen, jedesmal nach unten zu schauen, wenn ein Taxi vor dem Hotel hielt, und auf Anthony zu warten.
Sie dachte an einzelne Momente des Tages – jene Momente, als ihr Magen aufschrie, das Blut ihr in den Adern gefror. Jene Augenblicke, in denen sie sich einzureden versuchte, daß sie sich alles einbildete. Anthony flirtete nicht mit der Hauptdarstellerin – vor Saras Augen –, sondern er leitete sie an, war hilfreich und ermutigend, wie jeder gute Regisseur. Doch warum fühlte sich Sara dann, als ginge ihr die Luft aus? Als müßte sie ertrinken?
Die Schauspielerin war Anfang Zwanzig und hatte kinnlanges, blondes, schlicht geschnittenes Haar. Sie strahlte eine selbstbewußte Lässigkeit aus, die entnervend war. Ihr Körper war schlank und knabenhaft, sie trug keinen BH, für ihre Haare brauchte sie nichts als eine Bürste, und sogar bei den Dreharbeiten trug sie kaum Make-up. Sie schien zu wissen, daß ihre Schönheit keiner Hilfsmittel bedurfte. Sara begann sich überschminkt und künstlich zu fühlen; das bißchen Wimperntusche an ihren Augen wog plötzlich schwer und zog ihre Lider nach unten. Sie kaute ihren Lippenstift ab, versuchte die Lage zu analysieren, irgendwo ein Stück Selbstvertrauen zu finden – sie hatte einmal darüber verfügt – vor Anthony. Doch sie sank immer tiefer, und das Wasser schlug über ihr zusammen.
»Allison«, hatte Anthony nach einer Szene gerufen. »Ich möchte kurz mit dir reden.« Er war zu ihr gegangen, hatte

ihr den Arm um die Schultern gelegt und sie beiseite geführt. Wie er so dastand, ihr gegenüber, seine Hände auf ihren Oberarmen, zu ihr vorgeneigt ... Sara wollte weglaufen, doch sie schaffte es nicht, sich von dem Anblick loszureißen. Sie mußte hinstarren; und es hatte etwas Heimliches, sie fühlte sich wie ein Voyeur, der durchs Fenster in anderer Leute Schlafzimmer späht. Dann regten sich ihre Hände, bogen sich ihre Finger, als sei sie es, die Allisons Arme halte. Sie roch Allisons Haar, spürte ihren Atem auf der Haut.

Einen Moment lang war sie Anthony; sie steckte in seiner Haut, hatte seine Empfindungen.

*

Sara beugte sich über das Geländer. Der Mond driftete langsam vorüber, und die Taxis setzten ihre Fahrgäste ab; Anthony war nicht unter ihnen. Sara wußte, daß sie gerade etwas Wichtiges herausgefunden hatte. »Ich verwandle mich in ihn«, dachte sie. Sie dachte daran, wie sie am Tag zuvor – einem Sonntag – in Saint-Germain-des-Prés im Café Flore gesessen hatten; sie hatte einem Mädchen, das vorbeischlenderte, mit Anthonys Blick nachgesehen. Sie hatte auf die Schenkel des Mädchens gestarrt, hatte ihren Gang begutachtet, ihren Mund, doch sie hatte es nicht mit ihren eigenen Augen getan. Sie stellte sich das Mädchen nackt vor, mit weit gespreizten Beinen, doch es war nicht ihre Phantasie – es war Anthonys. Und dann hatte sie Anthony angesehen, der nicht das Mädchen beobachtete, sondern sie. Er wußte Bescheid. Er wußte, daß er sie in Besitz genommen, ihr seine Gedanken eingeflößt hatte.

Noch bevor das weiße Taxi umdrehte und in die Hotelzufahrt einbog, wußte sie, daß Anthony aus diesem Wagen steigen würde. Sie lehnte sich weiter vor und sah, wie die

Tür aufging, sah seine vertraute Gestalt am Bordstein. Nach ihm stieg Allison aus. Diesen Teil der Szene hatte Sara nicht vorhergesehen, obwohl er nicht ungewöhnlich war – sie wohnten beide im Lutetia. Es war fast halb zehn. Er hatte ihr gesagt, er müsse mit Allison noch einige Szenen durchgehen; seine Augen hatten auf eine Reaktion von ihr gewartet. Doch Sara hatte sich so weit in der Hand, daß sie sich keine Blöße gab. Das war vor zweieinhalb Stunden gewesen. Sie fragte sich, ob sie Allisons Geruch an ihm finden würde. Sie würde ihm keine Fragen stellen, unter keinen Umständen, weil sie wußte, daß er es wollte. Es war ein Spiel der kleinen Siege. Es war ein Spiel, bei dem es darum ging, schnell vom Abgrund zurückzutreten, bevor man in die Alligatorgrube fiel.
Der Mond war weitergerückt und starrte ihr nicht mehr ins Gesicht, als sie Anthonys Schlüssel im Schloß hörte. Dennoch blickte sie weiter zum Himmel hinauf.
»Ich habe an der Rezeption gesagt, sie sollen uns eine Flasche Wein bringen lassen«, sagte er, als er hereinkam und sein Sakko aufs Bett warf.
Sie hörte das Klirren der Gläser im Flur. »Zwei Gläser oder drei?« fragte sie und hätte sich am liebsten die Zunge abgebissen. Sie stand immer noch draußen auf dem Balkon, vor der geöffneten Flügeltür. Etwas hielt sie davon ab, ihm näherzukommen.
»Ich habe zwei Gläser bestellt«, sagte er ruhig. »Warum? Hattest du was anderes im Sinn?«
Sie haßte ihn in diesem Moment. Doch sie begehrte ihn auch – deshalb haßte sie ihn noch mehr.
»Du hast nicht gesagt, daß du so spät kommen würdest«, sagte sie, womit sie sich tiefer hineinritt. Scheiße, dachte sie, blöde Ziege.
»Sara, ich arbeite an einem Film. Ich verbringe hier nicht

meinen Urlaub. Ich habe dir nicht versprochen, daß ich jeden Abend Zeit für dich hätte, oder? Ich meine, hab ich dich irgendwie im unklaren gelassen?«
Sie hätte den Zimmerkellner dafür küssen können, daß er in diesem Moment hereinkam, denn sie hatte nie eine Chance gegen Anthonys gelassene, logische, souveräne Äußerungen.
Es schien eine Ewigkeit zu dauern, bis der Kellner den Wein entkorkt und Anthony einen Schluck eingegossen hatte, damit er seine Zustimmung gab; und bis er dann ihnen beiden eingeschenkt hatte. Sie stand noch immer da, ohne sich zu rühren, obwohl sie sich danach sehnte, sich zu setzen. Ihre Knie waren weich. Ist man standfest, wenn man steife oder wacklige Beine hat? Sie wußte es nicht mehr genau. So oder so, der Boden fühlte sich schwankend und trügerisch an.
»Bist du wütend auf mich?« fragte Anthony, als er zu ihr kam und ihr ein Glas reichte.
»Hätte ich Grund dazu?«
»Meiner Ansicht nach nicht. Aber wir sehen manche Dinge unterschiedlich, nicht wahr?«
Sie ging an ihm vorbei und setzte sich auf den Bettrand. »Vielleicht bist du ja wütend auf mich, Anthony. Du hast so vielfältige Methoden, in meinen Kopf vorzudringen.«
Er setzte sich neben sie. Sein Schenkel berührte ihren, er nahm ihr das Glas aus der Hand, stellte es auf den Boden wie auch sein eigenes, atmete an ihrem Hals. »Dringe ich nur dahin vor, Sara?«
Es war keine wirkliche Frage, nicht mehr. Sie war gestellt und beantwortet worden, als sie sich kennenlernten.
Sara hatte das vage Gefühl, als sei sie beiseite geschoben worden und jemand ergreife Besitz von ihrem Körper; sie war versucht, hinter sich zu blicken. Doch statt dessen

packte sie Anthony am Nacken und zog ihn so dicht an sich, daß kein Raum mehr zwischen ihnen blieb. Ihre Lippen verschmolzen, ihre Zunge stieß an seine, und sie sog seinen Atem ein. Sie drückte ihn nach hinten und begann ihm die Kleider vom Leib zu reißen, so grob, daß von seinem Hemd Knöpfe abplatzten. Sie erkannte ihre Hände nicht mehr; sie waren stark und bestimmt – nicht die Hände, mit denen sie an diesem Morgen erwacht war. Sie entledigte sich ihrer eigenen Kleider und stieg auf ihn.

»Ich ficke dich so hart, wie du es mit mir getan hast«, sagte Sara halblaut. Sie hob ihren Schoß und nahm ihn in sich und senkte sich mit Wucht auf ihn – sie wollte ihm weh tun. Wollte ihm angst machen. Sie schaute nach unten, zwischen ihre Beine, wo er in ihr verschwunden war. Ein Mann hatte ihr einmal erzählt, daß immer Angst dabei war, wenn man eine Frau fickte – Kastrationsangst. »Du siehst, wie du in ihr verschwindest«, hatte er gesagt, »und irgendeine uralte Stimme in dir wispert dir zu, daß du nicht heil wieder rauskommst.«

Sara wünschte sich einen Anflug von Furcht auf Anthonys Gesicht.

»Du haßt mich manchmal, nicht wahr?« sagte sie. »Du haßt es, daß du mich magst. Deshalb wirst du so wütend auf mich, daß du mich verletzen willst, nicht? Und deshalb versuchst du mich eifersüchtig und unsicher zu machen.«

Sie fickte ihn so hart, daß sie außer Atem geriet und anfing wund zu werden. Doch der Schmerz trieb sie nur dazu, ihn noch mehr zu begehren; sie spreizte die Beine weiter und nahm ihn noch härter.

»Willst du mir weh tun?« fragte Anthony. »Willst du gemein zu mir sein?«

»Ja. Wie du es manchmal zu mir bist. Glaubst du, du bist der

einzige, der das hinkriegt?« Sara wußte nicht, wem die Stimme gehörte, die aus ihr kam; wie ihre Hände war auch sie fremd. Er hatte von Ausliefern gesprochen, doch sie fühlte sich, als sei sie eingenommen worden.
Anthony lächelte zu ihr hoch, doch das Lächeln war zögerlich. Noch nicht ängstlich, aber kurz davor. Sara hatte die Nacht im Griff, doch er würde nicht so leicht aufgeben. Seine Hände hielten ihre Hüften, und er versuchte, ruhiger zu atmen.
»Ich war nicht gemein«, sagte er. Seine Stimme war heiser, in seinem Hals gefangen. »Wenn ich gemein zu dir sein wollte, würde ich vor deinen Augen eine andere Frau ficken. Und ich würde deine Hände ans Bett fesseln, damit du dich nicht berühren könntest. Du müßtest zuschauen, während ich mich über sie beuge – ich würde sie von hinten nehmen, wie du es so gern magst. Und du würdest geil werden beim Zuschauen, und es würde dich rasend machen, daß du geil wirst davon. Und du könntest nicht mal masturbieren, weil deine Hände gefesselt sind.«
Er schob Sara von sich herunter und rollte auf sie, blieb dabei in ihr. Er zog ihre Arme über ihren Kopf und hielt sie fest. »Wie sehr willst du es, Sara? Wie gemein soll ich zu dir sein?«
»Ich habe keine Angst vor deiner Wut. Du kannst mir nicht weh tun.« Doch er tat ihr weh. Sie war nicht sicher, ob sie so wund war, daß sie blutete. Es war ihr nicht wichtig, sie wollte mehr. Je härter er in sie stieß, desto fester umklammerte sie ihn. »Wenn ich gemein zu dir sein wollte«, sagte sie mit zusammengebissenen Zähnen, und der Schweiß rann ihr den Nacken hinunter, »würde ich dich nicht ficken, wenn du mich losgebunden hättest, sondern ich würde das Mädchen nehmen. Ich würde dich links liegen lassen, wie du es heute mit mir getan hast.«

Anthony lachte. »Du kennst mich noch nicht gut genug – ich würde dich sehr gern mit einer anderen Frau sehen.«
»Aber ich würde dich festbinden, damit du dich nicht anfassen kannst, und ich würde direkt vor dir in die Knie gehen und es ihr mit der Zunge machen, bis du wahnsinnig würdest.«
Er hielt in der Bewegung inne und sah auf sie hinunter. Sara spürte, daß sich die Machtbalance verschoben hatte, aber sie wußte noch nicht, wie. Sie empfand einen Anflug von Furcht – eine atemlose Zeitspanne, die vorbeiflog und doch endlos schien –, dann entzog sich Anthony ihrem Körper und rollte von ihr herunter. Die Nacht stürzte tobend zwischen ihre Beine. Er griff zum Telefonhörer und tippte eine vierstellige Nummer ein. Ein Anschluß im Haus. »Allison«, sagte er in den Hörer. »Komm doch mal runter in Zimmer 509.«
Sara wußte, womit ihre Niederlage besiegelt war – Verblüffung. Allison hatte wahrscheinlich neben dem Telefon gesessen und gewartet. Anthony ging an Sara vorbei, nahm sein Weinglas hoch, leerte es. Sie sahen sich nicht an. Sara wußte: Die Story war schon geschrieben; sie mußte nur noch inszeniert werden.
Nach ein paar Minuten war Allison da. Sie trug ein weißes T-Shirt und ausgebleichte Jeans. Keiner sprach, nur Anthony sagte: »Hi, wie geht's?« Sara rollte sich auf den Bauch, ihre Nässe sickerte auf das Laken. Sie zwang sich dazu, Allisons Blick zu begegnen, sie zu täuschen über die Angst, die sich hinter ihren eigenen Augen verbarg. Der Fluß wurde rasender, wogte über ihrem Kopf, und sie trieb auf die Wasserfälle zu, wo sie vermutlich auf den Felsen zerschellen würde. Es sei denn, Anthony stürzte zuerst. Die Nacht war noch nicht zu Ende.
Sara sah Allison zu, wie sie ihr T-Shirt hochzog und ihre

makellosen zweiundzwanzigjährigen Brüste zum Vorschein kamen. Ihr Gesicht wirkte verspielt und erwartungsvoll. Für sie war das nur ein weiteres Spiel, dachte Sara. Auf ihrer Unterlippe lag der Schatten eines Mals – eines Mals, wie Anthony es oft auf Saras Lippe hinterlassen hatte. Für Allison gab es also viele Spiele in dieser Nacht.

Anthony saß hinter Sara auf dem Bett, und sie konnte der Versuchung nicht widerstehen, sich umzudrehen und ihn anzusehen. Seine Augen gaben nichts preis; sie waren ausdruckslos. Ihr fiel ein Gespräch mit Belinda ein, in dem sie sich über einen Typen unterhalten hatten, der darauf stand, überall ein emotionales Blutbad zu hinterlassen. Sie wußte nicht einmal, wer von ihnen sich mit ihm abgegeben hatte – sie oder Belinda. Während sie ein wenig tiefer rutschte auf dem Bett, als Allison sich vor ihr entkleidete, kam sie zu dem Schluß, daß es Belinda gewesen sein mußte. Denn Belinda hatte über die Augen des Mannes gesprochen. »Hai-Augen«, sagte sie. »Weißt du, was ich meine? Dieser stumpfe Killerblick, ein paar Galaxien entfernt von jeder menschlichen Regung?« Jetzt spielte sich das Ganze in Paris ab, einige Jahre später; Anthony war der Hai, und Saras Blut trieb im Wasser.

Sie stand auf und ging zu Allison hinüber, und Anthonys Muskeln bewegten ihre Beine, sein Herz pumpte ihr Blut, seine Augen blickten durch die ihren. Sie hatten nicht die Rollen getauscht; sie waren verschmolzen, ineinandergewachsen, identisch. Ein Spiel. Bild gegen Zahl. Doch er war das Bild und der Maler, und sie war nur die Zahl. Wieviel galt eine Zahl gegen die Kraft eines Künstlers?

Ihre Hände glitten Allisons Rücken hinunter, drückten ihre Körper aneinander. Es fühlte sich fremd an, die weichen Brüste einer Frau an ihren eigenen, ihr glatter Bauch, der fehlende Schwanz, Allisons Hüften, die zu ihren paßten, sich in sie schmiegten. Sie öffnete Allisons Mund, drang mit der Zunge ein; sie fand das blasse Mal auf ihrer Unterlippe und saugte daran, wollte es dunkler machen, sie stärker zeichnen, als Anthony es getan hatte. Allison schob ihre Hand zwischen Saras Schenkel, ließ Sara erbeben. Es ist nur eine winzige Regung der Finger; Männer scheinen das nie zu lernen. Doch Sara wollte sich noch nicht einlassen – bald würde sie nicht mehr anders können, doch es war zu früh.

Sie schob Allison von sich weg und wandte sich zu Anthony. Er lag auf dem Bett, beobachtete sie. Sein Schwanz war steif, und seine Hand lag auf seiner Hüfte. Hier bin ich der Sieger, dachte Sara.

Sie ging ins Badezimmer und kam mit dem Gürtel von dem weißen Frotteebademantel ins Schlafzimmer zurück. Der Vorhang bauschte sich im Nachtwind, doch sonst war alles reglos. Allison rührte sich nicht; ihre Hände hingen schlaff herunter, das Mal an ihrer Lippe schwoll an. Sara wußte, daß auch die junge Schauspielerin das alles zum erstenmal tat. Wir stehen beide unter dem gleichen Bann, dachte sie.

Anthony wehrte sich nicht, als sie seine Handgelenke packte und ihn auf dem Bett herumzog. Sie wand den Frotteegürtel um jedes Handgelenk und band die Enden an das Kopfteil.

»Ich will nicht, daß du dich berührst«, sagte sie zu ihm. »Du wirst dich nicht erleichtern, bis ich es dir erlaube.«

Allison öffnete sich ein wenig, als Sara auf sie zuging. Sara drehte Allison so, daß sie selbst Anthony im Spiegel sehen – seinem Spiegelbild in die Augen blicken – konnte, dann ging sie auf die Knie und schob Allisons Beine weiter auseinander. Es war ihr nicht fremd, wie sie erwartet hatte. Vielleicht weil es nicht ihre Zunge war, die forschend ihre

Kreise zog, die dem Mädchen ein Stöhnen entlockte und es schwanken machte. Es war Anthonys Zunge; wieder fiel sein Schatten auf ihre Seele, machte sich ihren Willen zu eigen. Allison schmeckte so anders als Anthony – süßer, feiner –, nur das war überraschend für Sara. Sie hatte sich an seine Salzigkeit gewöhnt. Sie versank in Allison, hielt die Hüften des Mädchens; und die Hände, die Saras Kopf bargen, waren so viel jünger als ihre eigenen. Sara schloß die Augen; sie brauchte nur ihren Mund. Doch als Allisons Stöhnen lauter und ihr Atem heftiger wurde, zog Sara sich so weit zurück, daß sie Anthony im Spiegel sehen konnte. Er wand sich unruhig, und etwas stahl sich in seinen Blick. Sie wußte nicht, ob es Angst oder Zorn war.

Sie wurde schneller, wollte Allison los sein. Sie wußte, daß sie sich mehr Zeit lassen sollte, doch es war nicht wichtig, eine gute Liebhaberin zu sein; Anthony war ihr wichtig, der sich in seinen Fesseln wand, den Spiegel mit Unruhe erfüllte.

Sobald Sara aufstand und auf Anthony zuging, verschwand Allison für sie im Hintergrund. Sara stand am Bett und blickte auf Anthony hinunter. Die Kerzen brannten, ihr Licht zuckte an den Wänden.

»Habe ich dich genug leiden lassen?« fragte sie halblaut. »Soll ich aufhören?«

»Nein.«

Seine Antwort klang nicht trotzig; sie fragte sich, wer im Moment der Sieger war. Sie hatte das Gefühl, die Oberhand zu haben, doch sie wußte nicht genau, worüber. »Willst du noch härter bestraft werden?« fragte Sara.

»Ja.« Er sah sie nicht an. Sein Blick war zur Decke gerichtet.

»Weil du die Strafe verdient hast?« fragte sie. »Hast du es verdient, daß man dir weh tut, Anthony?«

Er nickte.

Sie trat zurück und schlug seinen Schwanz, nicht so fest, daß es wirklich schmerzte, doch so, daß er scharf die Luft einzog.
»Du hast mir weh getan, Anthony.« Wieder wußte sie nicht, wessen Stimme aus ihr sprach. »Du tust mir gern manchmal weh, nicht wahr?«
Er sagte ja – leise, widerwillig fast. Doch Sara hatte das vage Gefühl, daß er nicht mit ihr sprach. Er hatte sich in eine andere Welt geflüchtet. Er zog die Knie an – eine unwillkürliche Schutzbewegung –, doch sie drückte sie nach unten und schlug ein zweites Mal zu. Eine Sekunde trafen sich ihre Blicke. Nur einen winzigen Moment, doch sie fragte sich danach, wer er war.
Sie holte aus. Sie wollte ihn fester schlagen als vorher. »Ich will dir weh tun«, sagte sie, mehr zu sich selbst als zu ihm. Wollte sich zurückgewinnen, von ihm lösen.
Dann sank ihr Arm herab, und sie starrte Anthony an. Sein Gesicht sah weich und jung aus, doch um seine Augen flackerte etwas Gewalttätiges. Sie wollte ihn zum Weinen bringen, wollte, daß er er vor ihr zusammenbrach. Sie war so wütend auf ihn, sie wollte Genuß empfinden angesichts seiner Pein. Doch sie wollte sich auch zu ihm legen, seinen Kopf halten und ihn vor Schmerzen bewahren. Sie rührte sich nicht, zu viele Widersprüche tobten in ihr. Sie haßte ihn, doch sie verliebte sich immer wieder in ihn; ihr Zorn war weißglühend, doch sie wollte ihn lieben, kosen mit so viel Zärtlichkeit, daß die Welt in einem anderen Licht dastand.
Sie hatte vergessen, daß sie nicht allein waren, bis sie Allisons Schritte wahrnahm. Allison trat hinter sie, lehnte sich an sie und ließ ihre Hände über Saras Brüste gleiten.
Doch was in Anthonys Gesicht geschah, zersplitterte den Augenblick, und Sara löste sich aus Allisons Armen. Tränen

quollen aus Anthonys Augen; etwas in ihm brach, doch Sara wußte nicht, was es war.
»Du mußt jetzt gehen, Allison«, sagte sie, hob die Kleider des Mädchens auf und reichte sie ihm. »Tut mir leid«, fügte sie hinzu, obwohl sie es nicht wirklich meinte.
Allison war so verblüfft über die plötzliche Entlassung, daß sie widerspruchslos gehorchte. Sie zog sich rasch an und ging aus dem Zimmer – ein stummer Soldat, der das Schlachtfeld verläßt.
Sara löste Anthonys Fesseln und trocknete mit dem Frotteegürtel die Tränen unter seinen Augen. »Sprich mit mir«, sagte sie leise. Sie legte sich zu ihm, und er rollte sich ein, wandte sich ihr zu wie ein Kind.
»Es ist alles wiedergekommen«, sagte er.
»Was? Was ist wiedergekommen?«
»Meine Mutter, die an der Tür vorbeiging, sie hat gesehen, was passiert ist und ... hat nichts dagegen getan. Vielleicht hatte es was damit zu tun, wie Allison hinter dich trat ... ich weiß es nicht.« Er sprach in jenem dumpfen, leblosen Tonfall, den Menschen bekommen, die von quälenden Erinnerungen heimgesucht werden.
Sara legte sich auf die Seite und sah ihn an. Sie legte ihm die Hand auf die Wange, fing die Tränen auf. »Was war es, das sie gesehen hat, Anthony?«
»Mein Vater, der vor mir stand.« Anthonys Stimme klang flach; seine Augen waren halb geschlossen. »Mein Vater war Pfarrer, und ich mußte jeden Morgen vor ihm hinknien und beten. Er stand vor mir, nackt, und während ich betete, bekam er eine Erektion. Er hat mich nie angefaßt, auch sich selbst nicht. Ich habe die Augen zugemacht und versucht zu vergessen, daß er er da mit steifem Schwanz vor mir aufragte. Aber einmal habe ich sie aufgemacht, und da sah ich meine Mutter an der Tür vorbeigehen. Sie hat ins

Zimmer geschaut und alles gesehen. Doch sie ging einfach weiter. Es wurde nie darüber gesprochen. Bis heute nicht.«
»Wie alt warst du? Wie lange ging das so?« fragte Sara, obwohl sie die Antwort fürchtete.
»Als es anfing, war ich etwa sieben Jahre alt. Es ging, bis ich zwölf war.«
Er weinte still an ihr, und Sara wußte, daß Schweigen die einzig richtige Antwort auf das war, was er ihr erzählt hatte. Sie legte die Arme um ihn wie einen Mantel, als sei der Winter angebrochen und sie müsse ihn vor Kälte schützen. Sie merkte kaum, daß die Kerzen heruntergebrannt waren. Sie versuchte einmal kurz, sich sein Gesicht vorzustellen – er lag an ihren Brüsten –, und es mißlang ihr. Es war, als sei Anthony in diesen Sekunden aus ihrem Hirn gelöscht. Ein Computerfehler, Stromausfall, ein schwarzes Loch im Geist. Sie sah nur noch einen siebenjährigen Jungen, der kniete und betete und krampfhaft die Augen schloß.

*

Später in der Nacht wachte Sara auf und ging ins Badezimmer. Anthony lag immer noch auf der Seite, eingerollt wie ein Kind, doch er atmete regelmäßig. Der Schlaf hatte ihn in ruhigere Gefilde getragen. Sie schloß leise die Tür zum Badezimmer, bevor sie das Licht einschaltete, weil sie ihn nicht wecken wollte. Als sie in den Spiegel sah, bemerkte sie ein Mal auf ihrer Unterlippe – gleich dem von Allison, gleich dem, das sie selbst immer wieder bei sich entdeckt hatte, wenn Anthony ihren Mund mit Küssen verschlungen hatte. Doch als sie genauer hinsah, war es verschwunden. Aber einen Moment ... vielleicht habe ich es mir eingebildet, dachte sie. Oder vielleicht war es immer schon da, unter der Haut, und wenn das Licht in einem bestimmten

Winkel darauffiel oder sie besonders genau hinsah, kam es zum Vorschein und erinnerte sie daran, daß sie jetzt anders war. Anthony hatte ihr sein Zeichen aufgeprägt – es war eingesickert, wie Tinte in Holz, und es ließ sich nicht mehr entfernen.

8

SARA Das Morgengrauen war noch still, das Licht im Zimmer bleich und farblos. Zeit der Ungewißheit. Sara merkte, wie Anthony aufstand, hörte seine Schritte, langsam, schlaftrunken, dann das Quietschen der Toilettentür. Das Lutetia war ein altes Hotel, und Badezimmer und Toilette waren getrennt. Sara stand ebenfalls auf, noch nicht ganz wach, und ging in die Richtung, wo sie Wasser in die Schüssel strömen hörte.

Falls es Anthony überraschte, als sie hereinkam und sich hinter ihn stellte, ließ er es sich nicht anmerken. Oder vielleicht war sie zu müde, um auf seine Reaktion zu achten. Vielleicht waren sie beide zu müde – schlafwandelten durch den grauen Morgen. Sara drängte sich an seinen Rücken, umfaßte ihn und legte ihre Hände auf seine, als sei sie Teil seines Körpers, als sei es ganz natürlich für sie, vor der Kloschüssel zu stehen. Sie legte ihre Wange an seine Schulter.

»Warum habe ich ständig das Gefühl, mich in dich zu verwandeln?« flüsterte sie, als seine Hände unter ihren hervorrutschten und sie allein seinen Schwanz hielt. »Es ist sogar, als wüßte ich, wie es sich anfühlt, so zu pinkeln. Ich vergesse langsam, wer ich war, bevor ich dir begegnet bin.«

Anthony beugte sich etwas vor und drückte auf den Knopf an der Toilette; das Rauschen des Wassers schreckte sie einen Moment auf. Doch dann nahm Anthony sie bei der Hand und führte sie zum Bett zurück, und sie trieb wieder den Träumen entgegen.

Sie glaubte fast, es sei ein Traum, als sie blinzelte und Anthony sie zum Abschied küßte und zum Drehort aufbrach. Später versuchte sie sich zu erinnern, ob er etwas gesagt hatte, aber es war alles verschwommen. Um halb zehn, als sie mit Belinda telefonierte, die in einer anderen Zeitzone das Tageslicht schwinden sah, fragte sich Sara, ob sie alles geträumt hatte. Die letzten vierundzwanzig Stunden ... vielleicht hatte sie eine lange Halluzination gehabt.

Sie erzählte Belinda nichts von Allison, nur von Anthonys Versuchen, sie eifersüchtig zu machen, indem er mit anderen Frauen flirtete. Sie erzählte ihr nicht die Geschichte von Anthonys Vater und dem siebenjährigen Jungen, der sich von den Knien erhob und feststellte, daß ein Teil seiner Seele am Boden festgenagelt war. Sie erzählte ihr nicht, daß sie Anthonys Handgelenke am Kopfbrett festgebunden hatte, und nichts von dem Zorn, den Schlägen, dem Wunsch, ihm weh zu tun, sich selbst weh zu tun. Sie erzählte Belinda von Anthonys Augen, wie sie leblos wurden und wie sie daraufhin Angst bekam. Sie erzählte ihr, daß sie manchmal das Gefühl hatte, sich in ihn zu verwandeln.

»Es klingt eher, als würdest du dich in mich verwandeln«, sagte Belinda. »Es hört sich an, als sei er der Typ Mann, der noch mein Untergang sein wird – herrschsüchtig, wild danach, dein Herz zu verletzen, nur wegen des Reizes – nur um zu sehen, ob du dich zur Wehr setzt.«

»Ja, du stehst auf so was, oder? Schützemänner mit großem Schwanz und einer gewissen Gemeinheit.«

»Meine Achillesferse«, stimmte Belinda zu. »Aber ich arbeite dran. Jetzt weißt du, warum ich in so viele Seminare und Vorträge laufe. Ich halte nach einer Methode Ausschau, die mich von solchen Männern heilt.«

Sara spürte, wie ihr eigener Sarkasmus mit dem Bild von

Anthony zusammenprallte, der in ihren Armen weinte. Ihre Haut erinnerte sich an seine Tränen; vielleicht waren sie eingesickert und ihr Blut war salziger an diesem Morgen. Doch auch von diesem Teil der Geschichte erfuhr Belinda nichts. Die Geheimnisse begannen sich zwischen ihnen aufzutürmen.

Es klopfte an der Tür, und Sara bat Belinda dranzubleiben. Sie dachte, es sei das Zimmermädchen, das, Staubsauger im Anschlag, die Spuren der Nacht tilgen wollte. Doch es war der Portier, der ihr ein Telefonprotokoll in die Hand drückte.

»Dringender Anruf«, sagte er und eilte davon.

»Ihre Mutter«, stand auf dem Zettel. »Im Krankenhaus anrufen. Mark hatte einen Unfall.« Die Telefonnummer des Krankenhauses stand darunter.

Da war die schreckliche Verlangsamung der Zeit, als sie Belinda sagte, sie müsse auflegen und ihre Mutter anrufen – Mark sei etwas zugestoßen. Bis sich die lange Nummer über Meere und Kontinente durchgeschaltet hatte, verging eine Ewigkeit. Die Angst war wie glühendes Eisen, das sie versengte. Sie spürte, wie ihre Wangen rot wurden, wie ihre Temperatur stieg; die Sonnenstrahlen, die durch die Balkontür fielen, verbrannten ihre Augen. Als die Zentrale im Krankenhaus sich meldete und die Verbindung zum Zimmer durchstellte, vergingen Jahre.

»Ich hab ihm gesagt, dieses Auto macht mich unruhig«, sagte Clara Norton fast unmittelbar, nachdem sie Saras Stimme hörte. »Ich hatte einfach so ein Gefühl. Bloß weil er Anwalt ist, muß er doch nicht so einen schicken Wagen fahren. Alle wollen sie diese kleinen Sport ... dinger haben.«

»Porsche«, sagte Sara. »Mutter, was ist passiert?«

»Er ist auf dem Sunset zu schnell um eine Kurve gefahren.«

Sara hörte, daß die Nerven ihrer Mutter bis zum Zerreißen gespannt waren. »Er ist gegen einen Masten geprallt. Ein Bein ist gebrochen, und er hat Schnittwunden im Gesicht – eine ist sehr tief.«
»Aber kommt er in Ordnung?« fragte Sara. »Wird das Bein heilen?«
»Ja, er schläft jetzt.«
Eine Erinnerung tauchte auf, und Sara lächelte. Als sie noch klein waren, wurde es immer als Zeichen der Genesung betrachtet, wenn sie schliefen; was immer auch geschehen war.
»Er wird wahrscheinlich eine Narbe zurückbehalten«, fügte ihre Mutter hinzu. »Auf der Wange.«
Sie ist schon jenseits der Tränen, dachte Sara – sie hat so lange geweint, daß sie sich fragt, weshalb sie sich wie ein ausgetrockneter Brunnen fühlt. Saras Tränen flossen noch nicht. Sie stiegen in ihr auf und holten zum Angriff aus.
»Ich fliege heute noch zurück«, sagte sie. »Sag Mark, wenn er aufwacht, ich hab ihn lieb. Und sag ihm, er soll nicht tanzen gehen, solange ich nicht da bin.«
Die Fluggesellschaft zeigte sich verständig, aber der einzige freie Platz in der Zwei-Uhr-Maschine direkt nach L. A. war erster Klasse. Sie buchte und rief sich ins Gedächtnis, daß ihre Kreditkarte jetzt ausgeschöpft war. Sie warf ihre Kleider in den Koffer, ohne sie zusammenzulegen, und als sie ihn zuklappte und verschloß, fiel ihr ein, daß sie Anthony anrufen und benachrichtigen mußte. Der Gedanke an ihn war plötzlich weit entfernt – ein unklares Bild von jemandem, den sie früher einmal gekannt hatte. Das einzige Gesicht, das sie jetzt vor Augen hatte, war das von Mark. Sie dachte daran, wie er ihr den neuen Porsche vorgeführt hatte – schwarz mit grauen Sitzen. Er fuhr mit ihr über den Coast Highway nach Malibu und berichtete ihr von seinem

Traum: als Partner in die Anwaltspraxis einzusteigen, für die er seit zweieinhalb Jahren arbeitete.
»Das solltest du wohl auch«, neckte sie ihn. »Du mußt diesen Wagen abbezahlen.«
Direkt nach dem Malibu Pier hatten sie angehalten und den Surfern zugesehen, wie sie über die Wogen glitten – kleine Gestalten vor hohen blauen Wellenwänden.
»Ich wollte immer Surfen lernen«, sagte Sara.
»Ach ja? Da mußt du aber auf die Haie aufpassen.« Sie erinnerte sich an Marks Zwinkern, als er das sagte.
»Haie machen mir keine Angst«, sagte sie. »Nur Porschefahrer. Die so schnell die Spur wechseln.«
War es so passiert? Hatte er zu schnell die Spur gewechselt? Oder hatte er es nicht getan, obwohl es notwendig gewesen wäre? Im Geiste raste sie eine Straße entlang, fuhr die Kurven aus, versuchte, das Geschehene ungeschehen zu machen, das Geräusch des Aufpralls, das Splittern von Glas zu löschen.
Sie hatte fast zwanzig Minuten gedankenverloren neben ihrem gepackten Koffer auf dem Bett gesessen. Ich muß Anthony anrufen, ermahnte sie sich.
Es dauerte fast fünf Minuten, bis er zum Telefon kam, obwohl sie gesagt hatte, daß es dringend sei. Als sie ihm berichtet hatte, was passiert war und daß sie nachmittags nach Los Angeles zurückfliegen würde, klang er distanziert und fast kühl.
»Ruf mich an, wenn du da bist«, sagte Anthony. »Halt mich auf dem laufenden, wie es ihm geht.«
Ein kurzer Gedanke bohrte sich durch Saras Kummer und Angst und nagte an ihr, als sie auflegte. Sie fragte sich, ob in dieser Nacht wohl Allison in der anderen Betthälfte schlafen würde.

*

Endlos flog die Maschine durch Tageslicht, ließ die Nacht hinter sich, in einem anderen Land. Wenn Sara einnickte, sah sie Marks Gesicht vor sich; schwebend, am anderen Ende des Himmels, weit entfernt von ihr. Sie streckte den Arm aus, um ihn zu berühren, doch er löste sich auf, wie eine Fata Morgana, der man sich nähert. Sie würden am frühen Abend landen; sie überlegte, wie lange sie brauchen würde, um ihr Gepäck nach Hause zu bringen und zum Krankenhaus zu fahren.

Die Luft in Los Angeles war mild und kühl und wohltuend. Die Stadt weiß, wie man seine Heimkehrer empfängt, dachte Sara, als sie im Wagen saß und zum Krankenhaus fuhr. Sie hatte alle Fenster geöffnet und war froh, daß sie zu Hausc war, weit weg von Paris und von Anthony, und wie ein Mantra sagte sie sich wieder und wieder, daß Mark gesund werden würde. Trotz der Zeitverschiebung und der Höhendifferenz und dem seltsam schwebenden Gefühl, das daraus entsteht, fühlte sie sich klar und konzentriert.

Es war fast sieben Uhr, als sie sein Zimmer betrat. Mark saß im Bett, aß und sah fern. Es beruhigte sie, daß niemand bei ihm war; Claire und Roger Norton glaubten also, daß ihr Sohn auf dem Wege der Besserung war, und hatten sich nach Hause begeben.

»Hallo, du«, sagte Sara sanft und küßte ihn auf die unversehrte Wange. »Ich hab dir doch gesagt, Porschefahrer sind gefährlich.«

»Nee, es liegt nicht an uns. Die Straßen sind gefährlich.« Mark lächelte sie an, doch seine Augen waren scheu. »Du hättest nicht zurückkommen brauchen«, sagte er. »Aber ich bin froh, daß du da bist.«

Sara setzte sich aufs Bett. Sein linkes Bein war bis zur Hüfte eingegipst. »Geht's dir einigermaßen?« fragte sie.

»Ja, ich schätze schon. Aber ich träume noch davon –

jedesmal, wenn ich einschlafe, bin ich wieder in der Kurve. Weißt du, was seltsam ist? Ich kann mich an kein Geräusch erinnern. Es war, als sei die ganze Welt stumm. Ich wußte danach nicht, wie schwer verletzt ich war. Mein Gesicht war blutig, und ich stand, glaube ich, unter Schock, und ich dachte, das war's, jetzt sterbe ich womöglich.«
Sara wußte, daß er ihren Eltern diesen Teil der Geschichte nicht erzählt hatte. Wie kann man mit seinen Eltern übers Sterben reden, dachte sie, über die eiskalte Furcht, die einen packt, wenn man sich dem Tod nahe glaubt? Ab einem bestimmten Punkt sind solche Gespräche ihr Terrain, und man möchte es nicht unbefugt betreten. Roger Norton sah jetzt viel aus dem Fenster, starrte zum Himmel hoch. Er ging langsamer, und wenn er nicht über den alten Cadillac sprach, den er offensichtlich sehr vermißte, sprach er davon, wie die Zeit zerrann. Claire Norton sorgte sich um ihn, achtete darauf, daß er sein Frühstück aufaß, kochte alles, was er wollte, und machte sich Gedanken um ihrer beider Begräbnis. Sara und Mark hatten nicht darüber gesprochen, doch sie wußten, daß sie beide dasselbe empfanden. Beide behielten ihre Ängste für sich; keiner sprach darüber, daß das Schicksal jederzeit zuschlagen und den Tod ins Haus tragen kann.
»Wie ist es passiert?« fragte Sara ihren Bruder. Sie konzentrierte sich auf seine rechte Gesichtshälfte, versuchte den Verband zu übersehen, weil sie nicht daran denken wollte, was darunter war.
»Ich bin zu schnell gefahren – eine weitverbreitete Krankheit bei Porschefahrern. Ich bin aus der Kurve geflogen. Du siehst, du hast dich geirrt mit den schnellen Spurwechseln. Rasen ist das größere Problem. Ich hätte die Spur wechseln sollen. Dann läge ich jetzt vielleicht nicht im Krankenhaus und hätte noch ein Auto.«

Das war der Moment, in dem Sara die Tränen kamen. »Stimmt«, sagte sie. »Ich hätte wahrscheinlich auch die Spur wechseln sollen. Vor einem Monat etwa. Gott, Mark – so was hätte dir nicht passieren dürfen. Du bist mein großer Bruder, mein Beschützer. Dir darf einfach nichts zustoßen – nie.«
Sie ließ sich an ihn sinken, weinte an seiner Brust, in den antiseptischen Geruch seines Krankenhaushemds.
»Sara, ich werd schon wieder«, sagte Mark und streichelte ihr den Kopf.
»Ich weiß. Es ist nur ... alles.«
»Alles, wie? Anthony zum Beispiel?«
»Ja, auch. Na ja ... überwiegend. Aber daß dir dann so etwas zustößt ...« Sie wußte nicht mehr, wie man einen Satz zu Ende bringt. Die Tränen machten sie stumm.
»Hey –« Mark nahm ihr Gesicht in die Hände und starrte sie an. »Ich dachte, du kommst mit jedem Typen klar. Ich hab nicht erwartet, daß dir einer zusetzen kann.«
»Ja, und ich hab gedacht, du kannst mit jedem Wagen umgehen und jede Kurve fahren. Vielleicht ist es das, wie? Wir haben nie so viel Beherrschung, wie wir glauben?«
Mark erwiderte nichts. Er ließ sie wieder an seiner Brust ruhen. Sara hörte den Herzschlag ihres Bruders, und sie sprach ein stilles Dankgebet, daß es nicht in einer Explosion aus Glas und Metall verstummt war.
»Weißt du«, sagte Mark, »ich verdiene meinen Lebensunterhalt damit, Situationen zu beherrschen – die Fälle, mit denen die Leute zu mir kommen, die Gefechte im Gerichtssaal –, da geht es überall um Beherrschung. Darin bin ich gut. Und du warst gut darin, Beziehungen zu beherrschen – du hattest immer die Oberhand und das letzte Wort. Die Gefahr ist, daß wir uns zu sicher fühlen, und dann muß etwas passieren, damit alles wieder ins Lot

kommt. Wir rasen irgendwo drauf, oder wir rutschen aus und fallen in einen Kaninchenbau, wo alles zu groß oder zu klein ist und nichts Sinn ergibt. Ich sehe es so: Als ich auf den Masten gerast bin, bin ich in mich selbst gerast.«
»Und ich?« sagte Sara. »Bin ich in mich selbst gefallen?«
»Das weiß ich nicht. Du bist diejenige, die im Kaninchenbau steckt. Das mußt schon du mir sagen.«
»Tja, entweder verwandle ich mich in eine fremde Person, oder ich begegne Teilen von mir, die ich bislang nicht kannte.«
Mark strich ihr das Haar aus der Stirn. »Ich kann dir nicht raten, was du mit ihm tun sollst«, sagte er sanft.
»Ich weiß. Aber ich kann dir was raten – kauf dir ein größeres Auto und fahr langsamer.« Sie erhob sich. »Du solltest schlafen. Vielleicht träumst du heute nacht besser. Ich komm morgen wieder.«
»Du hast mir nichts vom Kaninchenbau erzählt.«
»Kommt noch – sobald ich weiß, wie ich da reingeraten bin.«

*

Sara ging den Korridor im Krankenhaus entlang. Sie fühlte sich wirr, und bleierne Müdigkeit machte sich in ihr breit. Das grelle Licht schmerzte in den Augen. Die Türen zu einigen Zimmern standen offen, und, wie ein Schaulustiger, der langsamer fährt, um eine Unfallstelle zu betrachten, blieb sie stehen und warf einen Blick in eines der Zimmer. Eine Schwester beugte sich über den Patienten und verabreichte ihm eine Spitze in den Arm. Die Gestalt im Bett murmelte etwas.
Ihr war bewußt, daß es sie nichts anging – wahrscheinlich war es ein ungeschriebenes Gesetz im Krankenhaus, nicht nach links und rechts zu schauen –, doch sie konnte nicht

anders. Der Blick auf das Leid anderer erleichterte ihr den Gedanken an ihre eigenen Schmerzen, an die von Mark, an die Furcht ihrer Eltern. Das ist wahrscheinlich die Motivation für so ein Verhalten, dachte sie – man sieht, daß es hätte noch schlimmer kommen können.

Als sie den Flur entlang zum Aufzug ging, fiel ihr noch eine weitere offenstehende Tür auf. Das Zimmer war dunkel; nur neben dem Bett war eine schwache Leuchte eingeschaltet. Der Raum war durch einen Vorhang geteilt; das Leiden dahinter blieb vor ihr verborgen. Doch der Anblick, der sich ihr im vorderen Teil des Zimmers bot, veranlaßte sie dazu zu zwinkern. War die Müdigkeit so schlimm, daß sie Halluzinationen hatte?

Ein Indianer saß am Bett eines Mannes, der um die Dreißig sein mußte. Durch den Verband um seinen Kopf sickerte Blut, und über ihm hingen Flaschen, aus denen Flüssigkeit in seine Adern rann. Der Indianer drehte sich um und blickte Sara an.

»Komm herein«, sagte er ruhig, als hätte er sie erwartet.

Sie sagte sich, daß es Neugierde war, die sie in den Raum trieb, oder vielleicht die Erschöpfung, die wie eine Droge wirkte. Doch sie hatte das unbestimmte Gefühl, daß der Mann sie hineinzog – mittels einer Energie, die sie nicht erklären konnte.

Er hatte langes Haar und trug ein dünnes Stirnband, an dem eine Adlerfeder hing, und an Hals und Handgelenken Schmuck aus Türkisen und Perlen. Sara schätzte ihn auf Ende Fünfzig, Anfang Sechzig; in seinem Haar zeigten sich graue Strähnen, und sein Gesicht war von tiefen Falten durchzogen.

»Nimm dir den Stuhl dort«, sagte er leise, kaum hörbar.

Sie holte sich den Stuhl und setzte sich neben ihn. Seine Augen waren sehr dunkel, fast schwarz. Und sie bargen

Geschichten, entdeckte sie. Doch das taten die ihren auch, und sie war ganz und gar nicht sicher, ob es ihr recht war, wenn man sie verstehen konnte.
»Du solltest nicht so achtlos sein mit deiner Seele. Zu viele Menschen hinterlassen dort ihre Fingerabdrücke«, sagte er und starrte ihr in die Augen. Er verstand die Geschichten, ob sie wollte oder nicht.
»Genau genommen ist es mein Körper, auf dem zu viele Fingerabdrücke sind, aber das ist eine andere Geschichte.«
Sie wich seinem Blick aus, weil er sie bedrängte, und schaute auf den Mann im Bett. Er atmete schwer und langsam. Sie glaubte fast, der Indianer würde verschwunden sein, wenn sie wieder hinschaute – eine Erscheinung, ein Geist aus einer anderen Welt, der nur gekommen war, um ihr eine Nachricht zu überbringen. Doch er saß noch immer da, sah sie an, als kenne er sie seit langem. Sie wußte, daß sie längst weitergegangen wäre, hätte sie einen normalen Mann in Durchschnittskleidung vor sich gehabt. Sie hörte sich schon am nächsten Tag Mark berichten: »Nein, es war wirklich ein Indianer, ich schwör's dir.«
»Wer ist das?« fragte Sara und wies mit dem Kopf auf das Bett.
»Mein Sohn. Er hatte einen Motorradunfall.«
»Wird er gesund werden?«
»Er wird nicht mehr derselbe sein«, sagte er leise. Seine Stimme erinnerte sie an den Wind.
»Wie heißen Sie?« fragte sie dann.
»Loqui.« Er fixierte sie wieder. »Hast du schon einmal von ›*walk-ins*‹ gehört?«
»Nur bei begehbaren Schränken.«
»Du machst Witze, wenn du nervös wirst, nicht wahr? Wie heißt du?«

»Sara. Ja, das tue ich. Manche Leute beißen Nägel, ich mache Witze.«
»Ein *›walk-in‹* ist ein Geist, der sich nicht fortbewegen kann, der noch immer an der Erde haftet, hier noch Dinge zu verrichten hat. Um das zu schaffen, muß er sich jemanden aneignen, der körperlich anwesend ist. Er muß in einen Körper hineingehen – in jemanden, der aus irgendwelchen Gründen nicht in der Lage ist, sich gegen diese Art von Besitzergreifung zur Wehr zu setzen.«
»Wenn Sie mir damit sagen wollen, daß ich von einem Geist besessen bin, würde ich sagen, es muß eine Mischung aus Sylvia Plath und H. G. Wells sein.«
Er sah sie wortlos an. Mit einem Blick, der besagte: Laß den Blödsinn.
»Okay«, sagte Sara. »Ich will versuchen, keine Witze mehr zu machen. Warum erzählen Sie mir das? Glauben Sie, ich bin von einem besessen?«
»Nein, aber ich glaube, daß du dich in der Nähe eines *›walk-ins‹* aufgehalten hast. Vielleicht jemand, der dich wegstößt und wieder herzieht, jemand, der sich auf geheimnisvolle Weise rasch verändert? Jemand, der dich verwirrt?«
»Wie kommen Sie darauf?«
»Du siehst verwirrt aus«, sagte Loqui.
Sara lachte leichthin. »Ah, ich verstehe – jetzt geht es um Logik, nicht um Mystik, oder?«
»Mystik hat bis zu einem gewissen Grad immer etwas mit Logik zu tun. In deinen Augen liegt derselbe Ausdruck, den ich lange Zeit bei meinem Sohn gesehen habe. Ich habe versucht, ihn vor einigen der Leute zu warnen, mit denen er sich abgab. Nicht nur, weil ich sein Vater bin, und nicht nur wegen des Motorradfahrens und Trinkens. Da war noch etwas anderes. Etwas Dunkles näherte sich ihm, und er sank – ich habe es gesehen. Und die Fingerabdrücke

auf seiner Seele, es waren zu viele, wie auch bei dir. Die Welt ist kein sicherer Ort. Man muß sich auch vor Dingen schützen, die man nicht sehen kann.«
Sara meinte, hinter Loquis Stimme andere Töne zu hören, schwach, in weiter Ferne – den Wind, wie er über flaches, einsames Land strich, den Ruf einer Eule, Trommelschläge. Die Geschichte war ihr auf den Fersen, machte sie zu Achilles. Er war der amerikanische Ureinwohner; sie war die Betrügerin, stammte von Dieben ab, die gemordet hatten, um sich den Namen anzueignen.
»Wie kann ich mich schützen?« fragte Sara.
»Du weißt die Antworten. Du mußt dich nur erinnern. Jetzt mußt du gehen – ich muß allein sein und beten. Mein Sohn wird die Nacht nicht überleben.«
»Haben die Ärzte das gesagt?« sagte Sara.
»Nein. Sie wissen es nicht. Aber ich weiß es.«
Er gab ihr die Hand zum Abschied. Es war eine Hand, die sie ungern wieder losließ. Als sie hinausging, wandte sie sich um, beinahe darauf gefaßt, daß die Schatten ihn umringten und verschlangen. Doch er saß noch da – auf dem unbequemen Besucherstuhl, die Augen zum Gebet geschlossen.
Sara wußte nicht einmal mehr, ob sie müde war. Sie wußte so gut wie nichts mehr genau. Sie befand sich in einem dieser »Toto, sind wir noch auf dem Planeten Erde?«-Zustände. Sie ging in Richtung ihres Autos, wollte aber nicht nach Hause fahren und mit dem Geräusch ihrer Schritte allein sein. Sie kam an einem öffentlichen Telefon vorbei, blieb stehen und beschloß zu warten, bis der Mann, der sich in die grell beleuchtete Zelle gezwängt hatte, seinen Anruf beendete. Belinda wohnte in der Nähe der Universität; vielleicht war sie schon zu Hause und konnte Sara davor bewahren, durch die leeren Zimmer zu wandern und sich selbst im Weg zu sein.

In Telefonzellen spielen sich Szenen des Lebens ab. Sie hatte viele benutzt und vieles gesehen – Männer, die ihre Frauen belogen, während draußen ihre Geliebten warteten, und versuchten, lässig zu wirken; Tränen, Zorn, die Verzweiflung, wenn es um Arbeit oder Wohnung ging. Der Mann in der Zelle war vornübergebeugt, so daß sie kaum etwas von ihm sah. Er hatte einen Arm auf dem Telefon liegen, den anderen um seinen Bauch geschlungen, als quäle ihn sein Blinddarm. Sara schätzte ihn auf Mitte Dreißig; Börsen- oder Häusermakler vielleicht, und entweder ist jemand, den er kennt, im Krankenhaus, oder man hat ihm gesagt, er soll langsam tun, bevor sein Herz aussetzt. Wahrscheinlich raucht er und kaut Kaugummi und trinkt gleichzeitig Kaffee. Er hängte abrupt den Hörer auf, rannte aus der Zelle und sagte »Entschuldigung«, als Sara an ihm vorbeiging. Sie wußte nicht, weshalb; vielleicht glaubte er, sie warte seit einer Stunde.

»Belinda, ich bin's.«

»Du bist hier?«

»Ich bin bei der Uniklinik. Ich war eben bei Mark, und es geht ihm soweit gut. Aber mir ist nicht danach, heimzufahren. Ich glaube, ich fühle mich irgendwie einsam. Kann ich vorbeikommen?«

»Komm her«, sagte Belinda. »Übernachte bei mir. Ich will nicht, daß du allein bist.«

Belinda wohnte in einem Gästehaus an einer von Bäumen gesäumten Straße östlich von Westwood Village. Zwischen dem Haupthaus und ihrem Häuschen lag ein großer Garten, und zu ihrer Haustür gelangte man über einen schmalen Kiesweg. Jeder, der Belinda besuchte, betrat eine magische Welt aus Kristallkugeln, alter Spitze und Maxfield-Parrish-Drucken. Über den Tischen lagen altmodische Schals, an den Fenstern hingen Kristalle, in denen sich in immer anderen Formen das Tageslicht brach und auf Wänden und Böden tanzte. Fast immer brannten Räucherstäbchen, und abends erhellten mehr Kerzen als Lampen die Räume. Von einigen gemeinsamen externen Dreharbeiten wußte Sara, daß Belinda sich auch in Hotelzimmern so verhielt – sie kaufte Blumen, drapierte Schals und Spitze über die Stühle, machte alles heimischer.

Belinda öffnete, bevor Sara klopfen konnte. Das Knirschen auf dem Kiesweg kündigte ihre Besucher an. Sie sah jung und verletzlich aus, wie sie in der Tür stand, von goldenem Licht umrahmt. Ihr Haar war noch immer weißblond gefärbt, aber es war nicht mit Gel und Schaum gestylt, sondern fiel ihr weich und jungenhaft über die Stirn. Sie trug einen altmodischen elfenbeinfarbenen Unterrock, und der Duft der Räucherstäbchen umgab sie und wehte zur Tür heraus.

»Geht's dir gut?« fragte sie, als Sara und sie sich umarmten.

»Ja – ich bin nur irgendwie ausgelaugt, weißt du. Vieles war so dramatisch in letzter Zeit.«

Sie sprachen nicht viel; sie schienen beide zu spüren, daß es vorerst am beruhigendsten war, durchs Haus zu wandern, Belindas neues Kleid zu begutachten, Toast und Tee zuzubereiten. Belindas Haus war klein, und die Couch im Schlafzimmer war zu kurz, um darauf zu übernachten. Es war klar, daß sie beide im Bett schlafen würden. Sie fingen erst an zu sprechen, als Belinda die nach Jasmin duftende Kerze, die einzige Lichtquelle im Raum, ausgepustet hatte und sie beide unter der Decke lagen.

»Ich sollte ihn verlassen, aber ich glaube, ich schaffe es nicht«, sagte Sara in die Dunkelheit hinein.

»Anthony?«

»Mhm. Mein Leben fängt an, aus den Fugen zu geraten.«

»Das Gefühl kenne ich«, sagte Belinda und stützte sich

auf. Sara roch die Kokos-Bodylotion, die Belinda immer benutzte. »Weißt du, ich finde es so ungerecht«, fuhr Belinda fort. »Warum sind die Männer, die verführerisch und sexy und faszinierend sind, immer die Herzpiraten? Und die echt Doofen, Unattraktiven sind die sensiblen, fürsorglichen Burschen, die dir nie was antun würden.«

»Die dich aber auch nicht ficken«, fügte Sara hinzu.

»Richtig. Oder wenn sie's tun, ist es in zwei Minuten vorbei und das Kerlchen ist so klein, daß du nicht weißt, ob er gekommen ist oder nicht.«

»Du mußt dir die Füße angucken, Belinda. Weißt du nicht – große Füße, großer Schwanz?«

»Neulich war ich mit meiner Assistentin aus dem letzten Film abends essen. Der Kellner brachte uns eine Flasche Wein und sagte, die sei von einem Bewunderer. Ich schaue mich also in dem Restaurant um, mache den mickrigsten Typen aus und sage ›Er?‹ Der Kellner sagt: ›Ja, woher wissen Sie das?‹ Ich meine, so läuft's doch immer, oder? Es konnte natürlich nicht der braungebrannte Bursche sein, der aussah wie aus der Aramis-Werbung.«

Sara rollte sich auf die Seite und schob sich das Kissen unter den Kopf. »Belinda, glaubst du, es gab eine Art kosmische Verschwörung in grauer Vorzeit? Gott sagte: Okay, so wird's gemacht. Die Typen mit kleinen Penissen, die für Sex unbegabt sind, die Typen, die beim Küssen sabbern und zu schnell kommen, kriegen zum Ausgleich Integrität, Empfindsamkeit und ein angenehmes Wesen. Und in die andere Spalte setze ich die Kerle mit den großen Schwänzen, die gut lecken können, die Frauen zu Lustschreien und jede Nacht zu multiplen Orgasmen bringen. Das sind natürlich die Schweinehunde, deren Weg von gebrochenen Herzen gepflastert ist. Aber man kann schließlich nicht alles haben.

Ich schätze, die eigentliche Frage ist: War Gott übel drauf, als er die Männer schuf?«

»Kann schon sein«, sagte Belinda. »Es ist im Grunde die einzig einleuchtende Erklärung.« Sie legte sich auf ihr Kissen zurück, atmete tief ein und langsam aus. »Wer hat überhaupt diese Theorie aufgebracht, daß die Größe des Penis unwichtig sei?«

»Ein Typ mit 'nem kleinen.«

»Von einer Frau hab ich das noch nie gehört. Ich meine, man merkt doch nicht mal, ob er in einem ist. Und dann fühlt man sich so schuldig, weil man ihn nicht verletzen will – er kann schließlich nichts dafür –, aber es ist echt so, daß man's nicht genau weiß. Ist er nun drin oder nicht? Man will ja auch nicht so grob sein und nachfragen.«

»Zu groß ist aber auch nicht gut«, sagte Sara. »Ich hatte mal so einen, als ich mit dem College fertig war. Als wir das erste Mal zusammen ins Bett gingen und ich gemerkt hab, wie groß er ist, hab ich gedacht ›Lieber Gott, ich weiß nicht, ob ich den aushalten kann‹. Ich schwör's dir, er war so groß, daß ich nicht wußte, was ich damit anfangen sollte. Ich hab ihn dann einfach umarmt.«

»Schau, das Problem mit den Kerlen mit idealen Pimmeln ist eben, daß die meist die gefährlichen sind. Sie ficken dich in Trance, und wenn du wieder rauskommst, schaust du an dir runter und sagst: ›Scheiße, wie sieht denn mein Herz aus? Wie verbrannte Erde.‹«

»Tja, und was ist nun die Lösung?« fragte Sara. »Einen Typen mit kleinen Füßen suchen und einen Vibrator kaufen?«

Belinda lachte, verstummte dann. Nach ein, zwei Minuten rollte sie sich auf die Seite und stützte sich wieder auf. »Weißt du, was? Es tut mir wirklich leid, daß Anthony dir so zusetzt, aber jetzt habe ich wenigstens das Gefühl, daß du weißt, was ich durchmache. Ich hab immer gedacht, daß du irgendwie drüberstehst, weißt du? Als ob dir so was nie passieren könnte.«

»Das habe ich auch geglaubt«, sagte Sara. »Ich schätze, jetzt bin ich etwas demütiger.« Sie spürte Belindas seidenes Nachthemd an ihrem Schenkel. Sie richtete sich auf und umarmte sie. »Ich mag dich sehr gern.«

»Ich dich auch«, sagte Belinda und legte sich zurück. »Schlaf gut.«

»Du auch.«

Sara starrte an die Decke, horchte auf Belindas Atem neben ihr. Warum war es so einfach gewesen, sich mit Allison auf Sex einzulassen – mit jemandem, den sie nicht kannte und vielleicht nie wiedersehen würde? Doch sie hatte nie daran gedacht, Belinda, die sie sehr gern hatte und für die sie wahrscheinlich ihr Leben riskiert hätte, körperlich zu lieben. Wie nannte Erica Jong es gleich? Den Spontanfick? Vielleicht war es die Fremdheit, die größtmögliche Freiheit ermöglichte. Vielleicht zieht man Grenzen zwischen sich und den Menschen, die man kennt und schätzt – jenen Menschen, denen man auch in einem Jahr noch nahe ist. Doch bei dem Unbekannten im Hotelzimmer in der fremden Stadt gibt man die Vorsicht auf – riskiert alles, als habe man den Wind im Rücken und Zutritt zu jedem Reich.

Sara tastete auf der Decke nach Belindas Hand. Ihre Finger fanden und hielten sich, aber Sara war nicht sicher, ob Belinda schlief; vielleicht reagierte ihre Hand unwillkürlich auf die Nähe der Freundin, auch im Schlaf. Sie lag auf dem Rücken, und Sara versuchte zu sehen, ob ihre Lider sich bewegten – suchte nach einem Zeichen, daß sie wach war –, doch es war zu dunkel im Zimmer. Saras andere Hand bewegte sich durch die Schatten und kam auf Belindas Dekolleté zur Ruhe. Sie ließ ihren Fingern freien Lauf – sie

wanderten über die Schulter zur Armkuhle, zu ihren Brüsten, wo die Haut sanfter wurde.
Dann legte Belinda sich auf die Seite, ihr Körper ergab sich, schmiegte sich an Sara. Nur ihr Atem war zu hören. Sara barg ihr Gesicht an Belindas Hals, spürte ihren Pulsschlag an den Lippen. Ihre Beine waren verwoben; nur Belindas seidiges Hemdchen trennte sie. Es glitt über Saras Haut, verhieß den warmen Leib darunter. Dann, als es wegrutschte und Belindas Hüften freigab und ihr Arm sie näher aneinander drückte und kein Stoff mehr zwischen ihnen war und Belinda feucht wurde an Saras Schenkel und sich an ihr erregte, wehrte sich etwas in Sara und verneinte. Sie zog ihr Bein ein wenig zurück, und Belinda zögerte, lief ins Leere.
»Ich kann nicht, nicht mit jemandem, den ich liebhabe«, flüsterte Sara und suchte Belindas Lippen, küßte sie, bevor sie sich zurückzog.
Vielleicht sollte der Kuß verhindern, daß Worte aus Belindas Mund stürzten. Vielleicht wollte sie damit »Entschuldigung« sagen oder »hab bitte Verständnis«. Oder vielleicht war es das einzige, was sie in diesem Moment tun konnte. Sara wußte es nicht genau. Doch aus Belindas Mund kamen keine Worte; sie wandte sich ab, ihrer Seite dieses Bettes zu, das plötzlich viel breiter schien. Und Sara verschloß die Augen vor der Dunkelheit, fand sie nicht dunkel genug.
Als sie endlich einschlief, hatte sie einen Traum, der so lebendig war, daß sie sich noch Wochen später an jede Einzelheit erinnern konnte. Sie saß vor einer kleinen Höhle. Drinnen brannte ein großes Feuer, das so heiß war, daß Sara zurückweichen mußte – die Hitze versengte sie. Doch in der Höhle saß Anthony, der entspannt und locker wirkte und die Hitze nicht zu spüren schien. Einige Meter neben Sara stand ein Baum, an dem Belinda lehnte, und sie schrie

Anthony an, nannte ihn einen Dreckskerl und Schweinehund und schrie, daß sie ihn hasse. Anthony wandte sich Sara zu und sah sie an, wischte sich einen glühenden Funken aus dem Haar, und da bemerkte Sara, daß Allison neben ihm saß, ebenso unbeeinträchtigt von den Flammen und der Hitze. Sara überlegte, weshalb ihr das nicht möglich war, weshalb sie die Hitze so unerträglich fand, daß sie zurückweichen mußte. Sie sah zu, wie Allison sich zu Anthony beugte und ihn küßte und er sie in die Arme nahm. Sara begann zu schreien, erhob die Stimme wie Belinda.

»Verschwinde von meinem Grundstück!« brüllte sie Anthony an. »Fick die Blondine anderswo!«

Allison und Anthony krochen aus der Höhle, wischten sich die Glut vom Leib und gingen in die Wälder. Es war still, bis auf die Töne aus der Höhle und den Wäldern – die Flammen, die an den Felsen leckten, und den Wind, der in den Bäumen seufzte, zwischen denen Allison und Anthony verschwunden waren.

9

SARA Sara und Belinda sprachen am nächsten Morgen nicht über das, was sich zwischen ihnen abgespielt hatte. Sara erzählte von ihrem Traum. Sie holten sich Orangen von dem Baum im Garten, preßten Saft, machten Toast und Tee und lasen sich aus der Morgenzeitung ihre Horoskope vor.

»Was machst du heute abend?« fragte Belinda, setzte sich zu Sara an den Küchentisch und zerdrückte Butter und braunen Zucker mit der Gabel zu einer Paste, die sie sich dann auf ihren Toast strich.

»Was machst du mit deinem Toast? Die Frage beschäftigt mich gerade mehr«, sagte Sara.

»Ich mag das gern. Als Kind hab ich es mit weißem Zucker gemacht, aber ich bin auf braunen umgestiegen, weil es gesünder ist.«

»Belinda, das ist doch, als würde einer damit prahlen, daß er früher Marlboro geraucht hat, aber jetzt auf Carlton umgestiegen ist, um seine Lungen zu schonen. Zucker ist Zucker, und Kippe ist Kippe. Jedenfalls hab ich nichts vor heute abend. Heute vormittag geh ich zu Mark, und danach fahre ich vielleicht zu meinen Eltern raus.«

Belinda schob ihren Stuhl zurück. »Ich würde mich freuen, wenn du mitkommst zu einem Vortrag«, sagte sie.

»Darf ich fragen, worum es geht? Um Leute, die als Babys nicht gestillt wurden?«

»Schau, so machst du das immer«, sagte Belinda und warf

ihren Toast auf den Teller. »Immer wenn du was nicht hören willst, wirst du sarkastisch und machst dich darüber lustig.«

»Das hab ich kürzlich schon mal gehört«, murrte Sara leise.

»Wie?«

»Nichts. Okay, ich verspreche, aufgeschlossen zu sein. Keine Sprüche mehr. Worum geht es bei dem Vortrag?«

»Er ist ein spiritueller Führer – er heißt Philippe«, sagte Belinda.

»Ach ja, von dem hab ich gehört. Wie heißt er weiter?«

»Er heißt nur Philippe. Seine Lehre handelt davon, wie man seine spirituellen Feinde besiegt, indem man seine Seele verteidigt. Er sagt, wenn man seine Seele nicht bewacht und verteidigt, wird sie gestohlen.«

»Und an welche Waffen denkt er da?« Sara hatte den Eindruck, daß Loquis Vorstellung von Selbstschutz weniger militaristisch ausgefallen wäre.

»Man tut es mit dem Willen«, sagte Belinda und beugte sich vor, als teile sie ihr ein Geheimnis mit. »Philippe sagt, dein Willen muß stahlhart werden. Er macht sogar körperliche Übungen zur Willensstärkung mit uns.« Ein leicht verzückter Ausdruck lag auf ihrem Gesicht, der Sara immer nervös machte. Bei Verzückung geriet Belindas Urteilskraft ins Wanken.

»Okay, ich komme mit. Aber wenn diese Übungen von der Auf-glühenden-Kohlen-laufen-Sorte sind, zieh ich Leine.«

»Nein, so was ist es nicht. Komm doch um sechs Uhr hierher.«

Sara begann sich in Erinnerung zu rufen, was sie über Philippe gehört hatte. Eine ständig größer werdende Schar von Anhängern schien auf seinem spirituellen Pfad zu wandeln, den er ausschließlich nach seiner eigenen Deutung des Kosmos, der Bibel und beliebigen anderen Quel-

len gestaltete. Es waren zahlreiche Geschichten über ihn im Umlauf. Angeblich hatte er Wunderheilungen vollbracht, doch er weigerte sich, seine Kräfte öffentlich zur Schau zu stellen, sagte, er sei kein Zirkusakrobat.
Doch all diese Geschichten über ihn stammten aus zweiter Hand; Philippe selbst verkehrte nicht mit den Medien. Er mied sie und überließ es seinen Anhängern, an seiner Legende zu spinnen. Der Mythos um ihn, dachte Sara, entstand entweder tatsächlich durch seine Persönlichkeit, oder er war der beste Public-Relations-Stratege, den sie seit langer Zeit erlebt hatte.

*

Kurz nach zehn Uhr traf Sara am Krankenhaus ein. Als sie aus dem Aufzug trat, glaubte sie das Parfüm ihrer Mutter zu riechen. Chanel No. 5. Claire Norton trug es, solange Sara denken konnte. Auf dem Weg zu Marks Zimmer kam sie an dem Raum vorbei, in dem sie am vorherigen Abend mit Loqui gesessen hatte. Vielleicht war er da, vielleicht war sein Sohn bei Bewußtsein und sie konnte ihm sagen, daß sie seinen Vater kennengelernt und sich eine Weile mit ihm unterhalten hatte. Sie klopfte sachte an die Tür, öffnete sie nach ein paar Sekunden. Das Bett war leer und glatt, frisch bezogen.
»Er wird die Nacht nicht überleben«, hatte Loqui gesagt.
»Suchen Sie jemanden?« hörte sie die Stimme einer Frau hinter sich. Sara drehte sich um. Eine Schwester war stehengeblieben. Sie trug ein Tablett, auf dem kleine Pappbecher voller Pillen standen.
»Der Mann, der in diesem Zimmer lag«, sagte Sara. »Was ist mit ihm passiert?«
»Es tut mir leid – sind Sie eine Freundin von ihm? Oder ein Familienmitglied?«
»Nein. Ich meine, ich habe seinen Vater gestern abend

kennengelernt. Ich wollte ihn besuchen, und – ist er – ist er gestorben?«
»Es tut mir leid – ja. Gestern nacht«, sagte die Schwester und ging weiter.
Krankenschwestern machen so ein sanftes, weißes Geräusch, wenn sie weggehen, dachte Sara – als wollten sie nicht in Erinnerung bleiben.
Sara wußte, daß sie Loqui nie wiedersehen würde. Sie lehnte sich an die Wand und schloß die Augen, versuchte sich vorzustellen, wo er sein mochte, versuchte, ihn in einer passenden Umgebung zu sehen. Doch sie sah ihn nicht in Los Angeles, auch in keiner anderen Großstadt. Sie sah nur Schnee, als könne er nur im Winter leben, mit kahlen, schwarzen Ästen über ihm, die in den Himmel aufragten. Nur in einer solchen Landschaft sah sie sein Gesicht. Sie hörte sogar das Knirschen des Schnees, das Echo seiner Schritte in der kristallklaren weißen Luft.
Früher einmal hatte Sara Mark nur in solch einer weißen Welt gesehen, mit Schnee auf seinem Mantel. In seinen Briefen aus der Columbia Law School beschrieb er den Atemhauch in der Luft und die Schneeberge vor den Häusern so anschaulich, daß sie sich nicht mehr vorstellen konnte, wie er in einer anderen Jahreszeit wirkte. Als er in diesem Sommer nach Hause kam und den Ziegelweg zum Haus ihrer Eltern entlangging, Sonnenlicht im Rücken, hätte sie ihn fast nicht erkannt.
»Geht es Ihnen nicht gut?«
Die Stimme war außerhalb ihres Tagtraums. Sara öffnete die Augen. Ein junger Mann in einem weißen Arztkittel stand vor ihr.
»Doch, doch. Ich habe nur kurz meine Augen ausgeruht ... Luft geschnappt. Ich bin hier, um meinen Bruder zu besuchen.«

Sie ging zu Marks Zimmer, für den Fall, daß das Herumstehen auf Korridoren verboten war. Vielleicht dachte der Mann, sie wollte Stethoskope stehlen oder Unterschriften für eine Petition sammeln. Sie wollte zeigen, daß sie nichts Ungesetzliches im Schilde führte. »... es macht gar keine Mühe, du kannst dein altes Zimmer haben«, sagte ihre Mutter zu Mark, als Sara ins Zimmer kam.

»Sein altes Zimmer? Du meinst das Zimmer, das noch genauso aussieht wie vor zwanzig Jahren, als er auszog, um aufs College zu gehen?« sagte Sara und küßte ihre Mutter auf die Wange. »Ich bin sicher, wir finden noch irgendwo deine Lone-Ranger-Bettwäsche.«

Sie küßte Mark, umarmte ihn länger, als sie es vorgehabt hatte. Er war der Mensch in ihrem Leben, der immer für sie da war, was auch sein mochte. Er würde sie immer mit offenen Armen empfangen.

»Wo ist Dad?«

»Er wollte nicht mitkommen.« Über Claire Nortons Gesicht fiel ein Schatten, wie es immer geschieht, wenn Traurigkeit sich Bahn bricht.

»Geht es ihm nicht gut?« fragte Sara. »Ist er krank?«

»Nein, Liebes, das ist es nicht. Der Besuch im Krankenhaus hat ihn nur sehr aufgeregt, und Mark so zu sehen ...«

»Er war am ersten Abend hier«, fügte Mark hinzu.

Doch Sara wußte den wirklichen Grund. Ihr Vater hatte einen Punkt in seinem Leben erreicht, an dem Krankenhäuser wie Prophezeiungen wirkten. An solchen Orten sollte ein Leben nicht zu Ende gehen, dachte er vermutlich. Er hatte sich wahrscheinlich so lange beherrscht, bis klar war, daß Mark gesund werden würde, dann hatten seine Ängste ihn eingeholt.

Sara sah ihre Mutter an, die Marks Stirn berührte, als sei er noch ein kleiner Junge, der zu Hause im Bett bleiben mußte, statt zur Schule zu gehen. Sie trug eine marineblaue Hose, eine weiße Bluse und flache, unscheinbare Schuhe, die an den Fersen abgenutzt waren, weil sie immer den Schuh halb auszog, sobald sie sich irgendwo setzte. Die Schuhe machten Sara traurig. Sie waren ein Zeichen des Alters, Ausdruck davon, daß ihre Mutter keinen Wert mehr darauf legte, richtige Schuhe anzuziehen, wenn sie aus dem Haus ging, daß sie solche Äußerlichkeiten den jüngeren Frauen überließ. Was soll man tun, wenn einem solche Veränderungen bei den Eltern auffallen? überlegte Sara. Schau heute abend in den Spiegel und frag dich, wo die Jahre geblieben sind, dachte sie; ein Anflug von schlechtem Gewissen, weil sie ihren Eltern nicht genug Fürsorge angedeihen ließ.

»So machen wir's«, sagte Claire Norton zu Mark. »Zu Hause kann ich mich um dich kümmern, da wirst du dich gut erholen.«

»Aber ich bleibe nicht lange, Mutter«, erwiderte Mark. »Nur bis es mir besser geht.«

»Also, so machen wir's.« Claire Norton stand auf und klemmte sich ihre Handtasche unter den Arm. »Komm doch später mal vorbei«, sagte sie zu Sara. »Schau nach deinem Vater.«

»Mach ich. Wiedersehen, Mutter.«

Sara setzte sich im Schneidersitz aufs Bett; so hatte sie in ihrer Jugend immer auf Marks Bett gesessen, wenn sie ihre tiefschürfenden Gespräche übers Leben führten.

»Du machst sie echt glücklich, weißt du«, sagte sie zu ihm. »Sie darf wieder Mutter sein.«

»Weiß ich. Ich konnte einfach nicht nein sagen. Und? Wie geht's dir? Auf deiner Stirn tummeln sich viele kleine Gewitterwolken.«

»Ist das so deutlich?« Der Verband auf Marks Wange war

jetzt kleiner und leichter zu ertragen. Sie atmete tief ein und langsam wieder aus. »Ich weiß nicht mehr, wer ich bin. Ich habe sogar das Gefühl, daß sich mein Gesicht verändert – von innen heraus. Weißt du, was ich meine?«

»Ich glaube, so was nennt man Identitätskrise.«

»Ja, das trifft's. Ich weiß nicht, was mit mir passiert, Mark. Ich tue Dinge, die überhaupt nicht meinem Charakter entsprechen. Zumindest kommt es mir so vor.«

»Zum Beispiel?« fragte er.

»Ich habe gestern bei Belinda übernachtet, und ich habe beinahe mit ihr geschlafen – ich meine, wir fingen damit an und haben dann aufgehört. Ich weiß nicht, was mich mehr irritiert – daß wir überhaupt damit anfingen oder daß wir aufgehört haben.«

Zu Marks wunderbaren Eigenschaften zählte auch, daß ihn nie etwas wirklich schockierte. Ihm konnte Sara alles erzählen, ohne sich je vor seiner Reaktion fürchten zu müssen.

»Ich weiß nicht recht, ob du deshalb so verwirrt sein mußt«, sagte er, nachdem er kurz nachgedacht hatte. »Ihr seid lange befreundet. Man sucht nach Möglichkeiten, seine Zuneigung auszudrücken. In dem Moment erschien euch Sex vielleicht als die adäquate Möglichkeit dafür. Vielleicht waren deine Gefühle für sie so heftig, du hast dich ihr sehr nah gefühlt und wolltest das verstärken. Es kann wirklich so simpel sein, weißt du.«

»Aber es waren meine Gefühle für sie, die mich davon abhielten ... glaube ich. Verdammt, ich bin so durcheinander. Ich hasse diesen Zustand – ich bin es einfach gewöhnt, klarzusehen.«

Mark kniff die Augen zusammen und beobachtete Sara eingehend. »Verheimlichst du mir irgend etwas? Enthältst du mir einen Teil der Geschichte vor?«

»Deshalb bist du wohl so ein guter Anwalt, wie?« fragte Sara.

»Tja. Instinkt. Also? Rückst du jetzt mit dem Bindeglied raus?«
Sara hatte den Impuls, den Blick abzuwenden, doch sie verbot es sich. »Ich hatte Sex mit dieser Frau – einem Mädchen, genauer gesagt –, ich meine, sie war jünger als ich, in Paris. Mit Anthony.«
Mark zwinkerte langsam ein paarmal. »Du meinst, zu dritt?«
»Nicht direkt. Anthony hat bloß zugesehen. Es blieb ihm nichts anderes übrig. Ich hatte ihn festgebunden.«
Mark lachte laut los; sein Gesicht lief rot an, und seine Augen tränten. »Hast du ihn losgebunden, bevor du nach L.A. aufgebrochen bist?« Er legte die Hand an seine verletzte Wange. »Autsch. Man sollte nicht lachen, wenn's weh tut.« Doch er konnte nicht aufhören.
»Was ist daran so komisch?« fragte Sara, aber auch sie mußte lachen, obwohl sie keine Ahnung hatte, weshalb.
»Ich weiß nicht. Es hört sich irgendwie nach kosmischer Vergeltung an.«
Sie lachten beide lauthals, und Sara fürchtete, daß demnächst die Schwester kommen und Mark eine Spritze verpassen würde, um ihn ruhigzustellen. »Schsch – sie werfen mich noch raus wegen Ruhestörung«, brachte sie zwischen Lachanfällen hervor.
»Okay, okay.« Mark atmete tief durch, bis er wieder ruhig war. »Ernste Frage. Hat es dir Spaß gemacht mit dem Mädchen?«
»Ich weiß nicht. Es kommt mir jetzt noch unwirklich vor. Es war wie ein Traum – ein wütender Traum. Anthony bewirkt das bei mir. Er beherrscht mich irgendwie.«
»Weißt du, was ich glaube?« sagte Mark.
»Sag's mir.«
»Es wird dir nicht gefallen.«

»Tja, das scheint dieser Tage angesagt zu sein für mich.« Mark lächelte. »Ich glaube, daß Anthony dir hervorragend bekommt.«
»Wie bitte?«
»Erinnerst du dich noch, wie wir in den Obstgarten gingen und du Lane geschlagen hast?« fragte Mark.
»Natürlich. Ich hab ihm die Nase gebrochen.«
»Tja, ich hab dich beobachtet an diesem Tag. Und danach. Ich hatte den Eindruck, daß ein Teil von dir es schrecklich fand, jemandem die Nase zu zertrümmern, aber ein anderer Teil hat es genossen, die Oberhand zu haben und zu siegen. Und über die Jahre habe ich beobachtet, wie du diese Technik verfeinert hast – du hast dir nicht mehr die Knöchel blutig geschlagen, aber du hast dafür gesorgt, daß es den Männern passiert, die versucht haben, die Festung zu bezwingen, die du um dich errichtet hast.«
Er verstummte, und das Schweigen im Raum fühlte sich brüchig und reglos an, als würden sie beide nicht mehr atmen.
»Sprich weiter«, sagte Sara leise.
»Du hast dir Männer ausgesucht, die gefährlich wirkten, und dann hast du es geschafft, sie in heulende kleine Jungs zu verwandeln.«
»Wie Lane.«
»Genau. Sie hatten keine blutigen Nasen mehr, aber im übertragenen Sinn ... warst du im Obstgarten, mit erhobenen Fäusten. Ich weiß nicht, ob du jemals aus diesem Garten rausgekommen bist. Es wirkt einleuchtend, daß du jetzt schließlich auf einen ebenbürtigen Partner gestoßen bist. Der einzige Typ, der es beinahe geschafft hat, dich weicher zu machen – der es fast geschafft hat, dir nahezukommen –, war dieser Bursche, mit dem du im letzten Jahr am College zusammengewesen bist. Der mit den grauen Augen.«

»Daniel. Der umgesiedelte New Yorker, der meinte, von Kalifornien aus ließe sich die Revolution besser vorbereiten.«

»Sowie du gemerkt hast, daß er durch deinen Panzer gedrungen war«, sagte Mark, »hast du ihn abgeschoben. Und, soweit ich das in Erinnerung habe, auf eine üble Art.«

»Also könnte es mir nicht schaden, gedemütigt zu werden, und diesen Part soll Anthony übernehmen – meint Ihr das, o großer Weiser?«

»Im Prinzip, ja. Er ist gefährlich genug, um dich bei der Stange zu halten, und du kannst ihn nicht beherrschen, was ihn noch interessanter macht. Also wird sich irgendwas tun. Der wird dir einiges beibringen, Schwesterchen. Über dich selbst. Mach dich auf was gefaßt.«

»Ich kann es nicht ausstehen, wenn du mir Standpauken hältst«, sagte Sara und streckte vorsichtig ihr Bein aus, das eingeschlafen war. »Übrigens, nur zu deiner Information: Ich war nicht ganz konsequent bei der Wahl meiner Männer. Daniel hat mich nicht fasziniert, weil er gefährlich wirkte, sondern weil er ein außergewöhnlicher Mensch war. Und außerdem war da diese Sache mit seinen Augen – egal, worüber er redete, sie sahen immer nach Sex aus. Es war unglaublich. Ohne den Sound dazu hättest du schwören mögen, daß er entweder gerade gevögelt hatte oder kurz davor war oder irgendeinen erotischen Tagtraum durchlebte.«

»Gut, ich berichtige mich in diesem kleinen, eher unwesentlichen Punkt. Komm her und umarm mich, damit ich weiß, daß du nicht stinksauer auf mich bist«, sagte Mark.

Sara rutschte nach oben, kuschelte sich an ihn und wünschte sich, wieder klein zu sein und glauben zu können, daß ihr Bruder sie vor allem beschützen würde, was die Welt ihr antun wollte.

*

Als sie aus dem Krankenhaus kam, empfing sie die schwere, süße Luft und der Smog der Stadt. Selbst die Bäume am Straßenrand wirkten ermattet von der Hitze. Das ist einer dieser Tage, an denen ganze Familien zu Massenmördern werden, dachte Sara.

Doch in Gedanken war sie auf dem Campus von Berkeley, an einem Oktobertag vor vielen Jahren, stand dort mit Daniel und blickte in dunkelgraue Augen, die sie an das Meer nach einem Sturm denken ließen. Er war ausgezogen, die Welt zu retten – vor der Verbreitung von Atomwaffen, Umweltzerstörung und dem männlich-chauvinistischen Raketenwahn. Sara wollte dort einfach ihren Magister machen. Die Nähe zu einem Kämpfer hatte sie wirklich weicher gemacht; Mark hatte recht. Es war Zeit für Jericho – die Mauern stürzten ein, und sie fürchtete sich schrecklich. Bei Daniel versagte ihre Verteidigung; sein Engagement flößte ihr Ehrfurcht ein, und wenn sie ihm zuhörte, schienen Spalten in ihr aufzuklaffen, durch die seltsame Gefühle Einzug hielten. Seine Augen ließen sie nicht mehr los, doch auch der Rest seines Gesichts kündete von Sturm – dunkle, kraftvolle Züge, schwarzes Haar, das er meist im Nacken zusammenband, das ihm jedoch manchmal ins Gesicht wehte, und dann sah er aus wie ein Indianerkrieger, der ausritt, um die Prärie gegen den weißen Mann zu verteidigen. Eigentlich war Daniel italienischer Abstammung, doch wenn er die Haare offen trug ... Saras Phantasie ging mit ihr durch, wenn sie zusammenwaren, und auch das jagte ihr Angst ein.

Und wenn sie sich liebten, floß sie in ihn, als seien sie unter Wasser, von Strömungen aneinandergedrängt, die stärker waren als ihre eigenen Kräfte. Sie fühlte sich desorientiert, des Vertrauten beraubt – und sie beherrschte nichts mehr. Sie wollte beim Sex immer oben sein, doch sie spürte längst

Monde und Fluten im Nacken, die sie näherschoben, obwohl sie vorgehabt hatte, nie im Leben jemandem so nahe zu kommen; auch nicht einem Mann, der blendend aussah, dachte wie Gandhi und sprach wie De Niro. Auch was ihre Kälte betraf, hatte Mark recht gehabt. Sie verließ einfach das Schiff und bot Daniel kein Rettungsboot an. Sie gönnte ihm nicht einmal den »Aber wir bleiben Freunde«-Ritus – den üblichen Trostpreis am Ende. Es geriet eher wie »Ich komme nicht klar. Ich zieh Leine. Ruf mich nicht an, ich hänge ein, und ich werd nicht zurückrufen!«. Er rief an, sie hängte ein, und wenn er Nachrichten hinterließ, rief sie nicht zurück. Sie hatte Schuldgefühle, doch sie waren nicht stark genug, um zu verhindern, daß sie sich wie ein verwöhntes, unreifes Gör aufführte.

Die Hitze lastete auf ihr, stieg vom Asphalt auf und machte ihre Füße schwer. Sie hätte gerne die Macht besessen, den Himmel zu verändern – schwarze Wolken sollten aufziehen und sich öffnen. Sie wünschte sich Regen; er sollte die Farbe und die Stimmung eines Tages verändern, den sie nicht mochte. In den Gullis sollte er gluckern, die Straßen unpassierbar machen, alle Menschen ins Haus scheuchen. Außer ihr, natürlich. Sie würde im Gewitter stehenbleiben, bis sie durchnäßt war. Bis der Regen sie reingewaschen hatte.

Bei Tageslicht wirkte ihr Haus eingestaubter als am Abend zuvor; die Koffer standen unberührt im Gang herum, und das Licht am Anrufbeantworter blinkte. Sie stand einen Moment an der Tür, überlegte sich, was sie zuerst tun sollte – die Nachrichten abhören, auspacken oder sich mit dem Staubsauger das Zimmer vornehmen. Sie entschied sich für den Anrufbeantworter.

»*Ma chérie*«, sagte Anthonys Stimme in schlechtem Französisch. »Ich wollte hören, wie es dir geht. Ich hoffe, deinem

Bruder geht es gut. Hier ist es fünf Uhr – bei dir acht Uhr morgens, und ich frage mich, wo du steckst. Ich bin im Hotel. Ich warte auf deinen Anruf.«

Sie fühlte sich unangenehm berührt – der arrogante Tonfall, das schreckliche Französisch.

»Das sollte er lieber den Schauspielern überlassen. Er ist schließlich Regisseur. Plötzlich will er Gérard Depardieu sein«, murmelte Sara. Sie löschte die Nachricht und fühlte sich mächtig, weil sie seine Stimme verschwinden lassen konnte. Doch in erster Linie war sie unangenehm berührt, weil seine Stimme in ihr das Bedürfnis weckte, sich auszuziehen, ins Bett zu steigen und es mit ihrem Kissen zu treiben.

Sie duschte und übte dabei einen unbeteiligten Tonfall (»Hi, Anthony, du hattest um Rückruf gebeten ...«), der ihr von den Kacheln entgegenschallte und wenig überzeugend klang. Sie ließ sich Zeit beim Anziehen und Haaretrocknen, als ob Anthony spüren würde, daß sie keine Eile hatte mit dem Rückruf. Als sie sich schließlich aufs Bett setzte und anrief, war es in Paris nach neun Uhr abends. Die Zentrale stellte sie zu seinem Zimmer durch, doch der Anschluß war belegt. Sara sagte, sie würde ein paar Minuten dranbleiben, aber nach fünf Minuten unterbrach sie die Verbindung. Als sie auflegte, war ihre gesamte Energie zerronnen; er schaffte es sogar, sie zu schwächen, ohne ans Telefon zu gehen. Das Besetztzeichen genügte bereits. Sie sah den Hörer neben dem Apparat liegen, sah Allison über ihm. Oder eine andere – irgendein französisches Mädchen mit Schmollmund und einem makellosen Körper.

Sara ärgerte sich, daß sie wütend wurde. Sie ärgerte sich, daß es ihr etwas ausmachte. Sie holte tief Luft und unternahm einen weiteren Versuch. Immer noch besetzt.

»Scheißkerl«, sagte sie, als sie den Hörer aufknallte.
Sie hockte auf dem Bett und horchte auf die Stille im Haus. Dann blickte sie auf ihre Hände. Sie schien sie zum ersten Mal wahrzunehmen. Waren das wirklich ihre Hände? Die Haut war rauh, die Adern traten hervor, die Haut an den Knöcheln war schlaff. O Gott, sie alterte. Sie hatte keine Kinder, und die Geschichte ihrer Beziehungen las sich wie ein Handbuch für Kriegsspiele. In der Ecke lagen Kleider, und am Fenster türmten sich Bücher, die sie nicht aufgeräumt hatte. Aber es war ja keiner da, der ihre Unordnung bemerkte – der seine hinzufügte oder sie aufforderte, aufzuräumen. Es gibt Frauen, die nicht einmal wissen, wie es ist, allein zu leben, ohne Mann. Sara kannte solche Frauen – Frauen, die nie in einem Haus gelebt hatten, das so still war wie das ihre, die nie Angst hatten, wenn sie nachts nach jemandem riefen, denn diese Frauen wußten, daß jemand kommen würde. Manchmal, in schlaflosen Nächten, hatte Sara darüber nachgedacht, ob jemand sie hören würde, wenn sie schrie, ob jemand sie finden würde, wenn ... Sie versuchte, die morbiden Auswüchse ihrer Phantasie auszublenden. Meist schaffte sie es nicht ganz.
Einsamkeit kann sich wie ein Verlies anfühlen, dachte sie. Du hörst die Ketten rasseln und weißt, daß es deine sind. Vermutlich hatte Alexander Graham Bell in einer solchen Stunde das Telefon erfunden – als er allein in seinem Zimmer saß, Pfeife rauchte und spürte, wie er auf die Fälle, den schwarzen Sturz in die Depression zutrieb. Wahrscheinlich dachte er sich: »Wenn ich doch bloß schneller jemanden erreichen könnte. Briefe dauern zu lange, und auf Brieftauben ist kein Verlaß.« Denn in solchen Augenblicken ist das Telefon nicht nur Luxus. Es wird zur Rettungsleine. Menschen, die sich mit Schlaftabletten vollgepumpt haben und spüren, wie sich Zweifel einstellen, greifen nach dem Tele-

fon, bevor sie sterben. Sie rufen an und wollen sich verabschieden oder um Hilfe rufen, doch das ist ein und dasselbe. Durchs Telefon kann man sagen: Bitte bewahre mich vor mir selbst, und bitte, beeil dich.

Sara wußte, daß sie jemanden anrufen mußte. Aber wen? Wenn es soweit ist, weiß man, daß es schlimm wird: Wenn das Telefon als solches und der Vorgang der Kontaktaufnahme wichtiger sind als die Person, die man anruft. Wenn man sich nicht einmal entscheiden kann, wen man anrufen soll. Wenn es keine Rolle mehr spielt. Es ist einerlei – Hauptsache, eine Stimme, ein lebendiges Wesen am anderen Ende. In dieser Situation bekommt der blöde Werbespruch »Ruf doch mal an« wirklich Sinn. Sie sagen nicht, wen man anrufen soll. Sie teilen einem nicht mit, daß man seine Mutter oder Schwester oder die beste Freundin anrufen soll. Nur anrufen soll man. Irgend jemanden.

Aus irgendeinem Grund erwog Sara, ihre Agentin anzurufen. Doch Miriam war vermutlich noch immer verärgert, weil Sara den Filmjob verschmäht hatte und nach Paris gefahren war. Außerdem war es Samstag; sie hätte sie zu Hause anrufen müssen, und Miriam hatte einen vierzehnjährigen Sohn und war alleinerziehend. Zu Hause war sie noch launischer als im Büro.

Es dauerte nur ein paar Sekunden, bis die Zentrale im Krankenhaus sie zu Mark durchgestellt hatte.

»Hallo?«

»Mark, ich habe Angst. Was ist, wenn ich so eine alte Tante werde, die bis Mittag im Bademantel rumsitzt und die Abende vor dem Fernseher zubringt und an einem von diesen ausziehbaren Tischchen Fertiggerichte ißt?«

»Sara, ist irgendwas passiert, seit du von hier weggegangen bist? Woher kommt diese Stimmung?«

»Aus meinem Kopf«, antwortete Sara. »Sie kommt aus meinem Kopf.«
»Das habe ich befürchtet.«
»Ich sah es nur plötzlich vor mir, wie ich in dreißig Jahren inmitten von Stapeln von *National Geographic* und *The Enquirer* sitze, und fünfundfünfzig Katzen rennen durchs Zimmer, und der Garten ist verwildert, weil der Gärtner mich für verrückt hält und nicht mehr kommt. Und ich komm nur noch dienstags raus, wenn sie mich mit diesem Altenbus abholen –«
»Sara –«
»Was?«
»Wovon redest du?«
Sara dachte einen Moment nach, betrachtete ihre Hände, die eine Maniküre brauchten, aber ansonsten gar nicht so übel aussahen. »Ich weiß nicht«, sagte sie. »Ich hatte plötzlich diese verheerende Vision von meinem weiteren Leben und bin durchgedreht.«
»*National Geographic* und der *Enquirer*?« fragte Mark.
»Wäre doch möglich. Breites Spektrum, weißt du?«
»Ich würde folgendes vorschlagen, Sara«, sagte Mark.
»Was? Thorazin in den Morgenkaffee?«
»Nein. Fahr zu Mutter und Vater, wie du es vorhattest, geh aus dem Haus und warte nicht mehr darauf, daß Anthony anruft.«
»Er hat ja angerufen, als ich im Krankenhaus war«, sagte Sara. »Ich habe zurückgerufen, aber bei ihm war besetzt.«
»Warte jetzt nicht mehr darauf, daß die Leitung frei wird. Ich habe dir gesagt, daß du einiges lernen wirst durch ihn. Ich habe nicht gesagt, daß du dich an ihn verlieren sollst.«
»Das ist das Problem, genau das ist schon passiert«, sagte Sara leise. »Aber du hast recht – ich werd dein altes Zimmer

besuchen und ihm erzählen, daß du bald heimkommst, und vielleicht finde ich ja sogar noch irgendwo die Lone-Ranger-Bettwäsche für dich.«

*

Die Gerüche in der Umgebung des Hauses, in dem Sara aufgewachsen war, riefen Erinnerungen an ihre Kindheit wach – zumindest für einen kurzen Augenblick. Meist war es der Duft von Orangenblüten. Es gab weniger Bäume, doch ihr Aroma lag noch immer in der Luft.

Roger Norton saß im Wohnzimmer am Fenster und starrte in eine Landschaft hinaus, die keine mehr war. Sie hatte sich in Asphalt und Häuser verwandelt; nur hier und da wuchsen ein paar Bäume. Doch als Sara sich einen Stuhl heranzog und sich neben ihn setzte, gewann sie den Eindruck, daß er vor seinem geistigen Auge etwas anderes sah – daß er die Umgebung anders wahrnahm, sie mit Erinnerungen verklärte.

»Hi, Dad«, sagte sie leise; sie wollte ihn nicht erschrecken.

Ein kleines Lächeln trat in seine Augen; sie waren grauer als früher, als habe das Blau aufgegeben und einer sanfteren Farbe Platz gemacht. »Erinnerst du dich noch an unseren alten Wagen?« fragte er. »Den Cadillac?«

»Ja. Der war unverwüstlich.«

»Der beste Wagen, den ich je hatte. Manchmal vermisse ich ihn.« Er schaute Sara an und blinzelte ein paarmal, um schärfer zu sehen.

»Ich war heute bei Mark, Dad. Es geht ihm viel besser. Er kommt aus dem Krankenhaus und bleibt dann ein paar Tage hier – Mutter hat es dir bestimmt erzählt. Nur bis er sich wieder kräftiger fühlt.«

»Ich weiß«, sagte ihr Vater. Er starrte sie eindringlich an. »Dieses Krankenhaus hat mir angst gemacht. In meinem

Alter sieht man das Ende seines Lebens näherrücken, und man weiß ganz genau, wie es nicht aussehen soll. Und man weiß, an welchen Orten man nicht sein möchte, wenn man zum letzten Mal die Augen schließt.«

»Dad, du bleibst noch lange bei uns«, sagte Sara zu ihm und nahm seine Hand. Doch es war nicht die Wahrheit, und das wußten sie beide. Die Zeit holte ihn ein, überwältigte ihn.

Er wandte sich wieder dem Fenster zu, und Sara blieb sitzen und schwieg. Sie saß fast eine Stunde bei ihm, hielt seine Hand, blieb stumm. Das Wichtigste war, daß sie bei ihm war – das hatten seine Augen ihr gesagt.

Den Rest des Nachmittags half sie ihrer Mutter dabei, Marks Zimmer herzurichten.

»Weißt du noch, wenn ich euch geweckt habe – nach dem Mittagsschlaf oder morgens?« fragte Claire Norton, während sie das Bettuch glattstrich. »Weißt du noch, was ich da immer gesagt habe?«

»Mhm. Du hast gesagt, du wolltest nachschauen, ob wir Sterne in den Augen haben. Weil du dann wüßtest, ob wir geschlafen hätten und im Traumland gewesen seien.«

Ein versonnener, weicher Ausdruck lag auf dem Gesicht ihrer Mutter. »Im Traumland hat man immer Sterne in den Augen«, sagte sie. »Komisch – Mark wollte immer mehr darüber hören als du.«

»Ich hatte Angst vor Träumen«, sagte Sara leise.

»Wie bitte, Liebes?«

»Nichts. Ich hab nur mit mir selbst geredet.«

*

Belinda lenkte den VW durch den Verkehr, wieder mit diesem verzückten Gesicht, und erzählte Sara viel zu oft, daß sie kein Wort von Philippes Vortrag verpassen wolle.

»Wo fahren wir hin?« fragte Sara. »Wo findet dieses bemerkenswerte Ereignis statt?«
»Im Ballsaal vom Holiday Inn.«
»Ich wußte nicht, daß es im Holiday Inn Ballsäle gibt. Finde ich irgendwie unpassend.«
»Hör doch auf, Sara. Alle Hotels haben Ballsäle«, sagte Belinda.
Aber nicht in allen Hotelballsälen riecht es nach Räucherstäbchen, dachte Sara, als sie dort eintrafen, und nicht in allen wiegen sich die Leute mit halbgeschlossenen Augen zu Helen Reddys »You and Me Against the World«.
»Belinda«, flüsterte Sara, als sie anstanden, um zwanzig Dollar zu bezahlen, damit ihnen Zutritt zu dem rauchgeschwängerten Raum gewährt wurde, »wenn das eine Greatest-Hits-CD ist und sie als nächstes ›I Am Woman‹ spielen, hau ich ab.«
Was nicht so abwegig schien, da wesentlich mehr Frauen als Männer anwesend waren. Und alle hatten denselben verzückten Gesichtsausdruck wie Belinda. Massenhypnose. Oder starkes Räucherwerk. Nachdem sie das Eintrittsgeld bezahlt hatten, wurden sie von der Frau am Eingang umarmt und mit den Worten »Willkommen. Ich freue mich, daß ihr gekommen seid«, begrüßt.
»Belinda«, flüsterte Sara hartnäckig.
»Was ist?«
»Ist das eines von diesen komischen Treffen, wo man ständig wildfremde Leute umarmen muß? Ich kann es nicht leiden, mich von Fremden anfassen zu lassen.«
»Sara, du mußt dich mehr öffnen. Das ist einer der Gründe, weshalb ich glaube, daß dir das hier guttun wird.«
Sie suchten sich Plätze, zwei weitere Leute umarmten Belinda. Sara saß völlig bewegungslos da und starrte vor sich hin. Sie hoffte, die Leute würden glauben, sie meditiere,

und sie in Ruhe lassen. Sie wußte nicht genau, wann das innerliche Zittern einsetzte. Es fing in ihrem Magen an und erfaßte dann die anderen Organe. Sie überlegte, ob es von zu viel Kaffee kam, doch sie hatte nur morgens welchen getrunken. Und dann, während sie darüber nachsann, wurde es völlig still. Sara drehte sich um und sah einen drahtigen, dunkelhaarigen Mann, der den mittleren Gang entlangkam; die Menge teilte sich vor ihm wie das Rote Meer. Als er sich der Reihe näherte, in der sie und Belinda saßen, wurde das Zittern schlimmer. Und als er an ihnen vorbeiging und mehr Distanz zwischen ihnen lag, ließ es nach. Doch es klang nicht spurlos ab, es hinterließ eine Art Grauen, etwas Frostiges, Eisiges, der Vernunft Unzugängliches.

»Wer ist das?« sagte Sara zu Belinda, obwohl sie nicht wußte, ob sie die Frage wirklich an Belinda richtete. Wahrscheinlich hätte sie den Himmel befragen sollen, wie in der griechischen Tragödie – bitte, Gott, wer ist dies? Denn hier geschieht etwas, dachte Sara, und es ist nichts Gutes.

»Das ist Philippe«, flüsterte Belinda zurück. »Das hab ich dir doch erzählt.«

»Ich weiß. Das hab ich nicht gemeint.«

Belinda warf ihr einen verständnislosen Blick zu und starrte wieder nach vorne auf Philippe, der am Mikrophon stand. Als Sara den Kopf hob und dorthin sah, wurde ihr bewußt, daß dieser kleine drahtige Mann mit seinen glatt zurückgekämmten Haaren und seinem teuren Anzug etwas ausstrahlte, das sich auf die Menge übertrug, und nicht einmal tausend Menschen wären imstande gewesen, diese Energie zu bezwingen.

10

BELINDA Wann schlängelt sich ein anderer in die Fugen deiner Seele? fragte sich Belinda. Geschieht es in einem ganz bestimmten Moment? Wie kann es jemandem gelingen, sich in deiner Seele niederzulassen, in jenen intimen Räumen, aus denen du jahrelang alle ausgesperrt hast? Geschieht es beim ersten Treffen? Oder nachdem du ausgemessen wurdest, die Zugänge vermerkt wurden? Oder nachdem du die Schlüssel ausgehändigt hast?

Diese Gedanken beschäftigten Belinda, als sie im Ballsaal des Holiday Inn saß; doch sie waren ihr nicht unbekannt. Philippe war in diese Räume vorgedrungen – soviel wußte sie. Überall in ihrem Kopf stieß sie auf ihn; bei jedem Gedanken sah sie ihn dort stehen, mit ausgebreiteten Armen, und er winkte ihr. Er strahlte Ruhe aus und zugleich etwas Verstörendes, Unruhiges. Ihr war, als spiele sie am Rande eines Hurrikans, und sie konnte nicht ermessen, ob Philippe das Auge war oder der Sturm.

Sie hatte Sara verschwiegen, daß sie sich schon privat mit ihm getroffen hatte. Es war geschehen, als sie zum fünften Mal in einem seiner Vorträge saß. Ein Assistent kam zu ihr und flüsterte: »Philippe möchte dich später sprechen.« Und sie wartete, eine willige Schülerin, während er all jenen die Hand schüttelte, die anstanden, um ein Fetzchen seiner Aufmerksamkeit zu erhaschen. Als der Ballsaal fast leer war, kam er zu Belindas Platz – er bewegte sich wie

Seide, rührte kaum die Luft an – und sagte: »Wir können uns in der Cocktail Lounge unterhalten.«
Sie war froh, daß in der Bar gedämpftes Licht herrschte. Sie spürte, wie ihr heiß wurde, ihre Wangen glühten. Sie sehnte sich nach einem starken Drink, nach etwas, das ihre Nerven beruhigte und betäubte. Einem Tequila etwa, mit einem Bier zum Nachspülen. Doch Philippe saß mit gelassen gefalteten Händen da, ließ sie nicht aus den Augen, wartete darauf, daß ihre Bestellung ihm etwas über sie verraten würde. Das glaubte sie zumindest. Schlimme Mädchen bestellen sich Tequila und ein Bier – Mädchen, die zuviel in Bars herumhängen und womöglich sogar eine Lieblingssorte Tequila haben.
»Perrier mit Limone«, sagte sie dem Kellner.
»Für mich auch«, sagte Philippe.
Er sah sie weiterhin durchdringend an – Nadeln unter ihrer Haut, auf der Suche nach einer Vene.
»Ich habe dich beobachtet während meines Vortrags«, sagte er schließlich. »Ich fand, es ist an der Zeit, daß wir uns unterhalten.«
»An der Zeit?«
»Wolltest du das nicht? Ich kenne dich, Belinda – etwas an dir ist mir durchaus vertraut. Es kommt immer wieder einmal vor, daß jemand wie du auftaucht, für den ich mir mehr Zeit nehmen möchte.« Er beugte sich vor und kam ihr näher, flirtete mit den Schatten. Doch Belinda schien es, als sei sie selbst es, die näherrückte, obwohl ihr Körper starr und reglos war. »Ich sehe dir an, wie schmerzhaft dein Leben ist; ich sehe es in deinen Augen, in deinem ganzen Verhalten«, fuhr er fort, und sein Blick schlang sich um sie, entzog ihr Energie.
Sie versuchte, bei sich zu bleiben, indem sie in Gedanken ihre Eindrücke von ihm auflistete. Seine Wangenknochen –

hoch und kantig; in Kombination mit den dunklen Augen ließen sie ihn exotisch wirken. Die Jahre hatten ihre Spuren hinterlassen in seinem Gesicht – unter seinen Augen bildeten sich Tränensäcke, unterschiedlich stark. Sein linkes Auge wirkte älter als das rechte. Sein Bartwuchs war sehr kräftig – er mußte sich wahrscheinlich zweimal täglich rasieren –, und auf seiner Stirn pulsierte eine kleine Ader. Sie konnte sich nicht entscheiden, ob er attraktiv war oder nicht. Hauptsache, ihr Gehirn blieb in Bewegung, hakte ab, was ihre Augen wahrnahmen. Mentale Gymnastik, mentales Fitneßtraining. Machen das nicht auch Gefangene, damit sie nicht verrückt werden?

»Bist du bereit, dein Leben zu verändern, Belinda?« fragte Philippe.

Belinda nickte. Er schien in ihr Innerstes blicken zu können, und das machte sie stumm. Wie oft hatte sie darum gebetet, daß ihr Leben anders wurde, und hatte geweint, weil sich nichts geändert hatte und sie die Monotonie nicht mehr ertragen konnte?

»Wir werden einige emotionale Eingriffe durchführen müssen«, sagte er, und ein Lächeln spielte um seine Mundwinkel. »Das wird manchmal schmerzhaft sein, doch ich glaube, du kannst damit umgehen. Ich glaube, du bist bereit dafür.«

Sie nickte wieder, und sie sah die Menschen vor sich, die psychische Eingriffe ausführten – sie öffneten die Leiber und holten händeweise schleimiges, blutiges Zeug heraus, das nicht in einen menschlichen Körper zu gehören schien.

Irgendwann während dieses Gesprächs berührte Philippe ihre Wange, und sie hatte das seltsame Gefühl, daß seine Körpertemperatur zu niedrig war. Seine Finger fühlten sich kalt und blutleer an, und – was noch irritierender war – seine Fingerspitzen schienen unnatürlich glatt, als habe er die Konturen weggefeilt. Er konnte überall eindringen und stehlen, ohne Fingerabdrücke zu hinterlassen.

Ihr nächstes Treffen fand in seinem Büro statt, irgendwann nachmittags. Der Raum kam ihr lichtlos vor, obwohl die Jalousien geöffnet waren und draußen die Sonne vom Himmel brannte. Als sie später an dieses Treffen dachte, schien ihr alles dunkel und düster. Allerdings hatte sie die meiste Zeit die Augen geschlossen gehabt.

»Wir müssen zu dem Augenblick in deinem Leben zurückkehren, in dem alles zusammenbrach«, sagte er, als er von seinem Tisch aufstand und auf sie zuging. Er bedeutete ihr, ihm zur Couch zu folgen, doch dann setzte er sich nicht neben sie, wie sie erwartet hatte. Er setzte sich in einen Sessel, und sie fühlte sich plötzlich verlassen, schutzlos.

»Es gab einen bestimmten Moment, nicht wahr«, fuhr er fort, »in dem dein Vertrauen zerstört wurde und du wußtest, daß nichts mehr wie früher sein würde?«

»Ja«, antwortete Belinda, und plötzlich war sie wieder dort, in der Klinik, und ihr Baby wurde ihr weggenommen und zur Tür hinausgetragen. Für immer.

»Du mußt mir vertrauen, Belinda, und mich mit dorthin zurücknehmen. Sonst kann ich dir nicht helfen.« Seine Stimme verhieß Erleichterung. Frieden.

Sie tat es. Sie führte ihn zu der grausamen Leere – dem Gefühl, daß ihr Körper eine leere Höhle war, ein Ort, an dem nur gräßliches Schweigen wohnte. Sie sprach von der Stille, die im Raum hing, als sich die Tür schloß und das Baby verschwunden war und sein Gesicht zur blutenden Erinnerung in ihr wurde. Und sie erinnerte sich daran, wie die Luft zwischen ihre noch immer gespreizten Beine kroch. Sie hatte dem Kind so viel Platz gemacht, um auf die Welt zu kommen, und dann war es fort, und sie lag noch immer da, und ihre Schenkel wollten sich nicht schließen, wollten nicht zugeben, daß das Kind verschwunden war.

»Bleib dort«, sagte Philippe. Er war jetzt dicht bei ihr, sprach an ihrem Ohr. »Du mußt alles an diesem Erlebnis abtasten. Du darfst nicht davor weglaufen.«

»Ich habe Angst«, sagte Belinda. Ihre Stimme schnitt in ihren Hals wie Rasierklingen.

»Ich weiß. Deshalb bin ich bei dir.«

Da waren Stimmen gewesen in ihrem Zimmer, die sie damals nicht hören konnte, doch an diesem Tag, Jahre danach, in Philippes Büro, hörte sie sie. Der Arzt hatte gesagt: »Sie wird darüber hinwegkommen. In ein paar Monaten hat sie's vergessen.« Als ob man automatisch vergessen würde, nur weil man jung war.

Die Reise in die Erinnerung war schmerzhaft für Belinda. Ihr war, als sei sie unter Wasser, kämpfe sich verzweifelt zur Oberfläche, um Luft zu bekommen. Sie wollte nicht mehr in der Klinik sein, doch Philippe drückte sie immer wieder hinunter, sagte ihr, sie dürfe nicht weglaufen. Etwas sagte ihr, daß sie erst an die Oberfläche kommen würde, wenn er es ihr gestattete.

Als er es schließlich zuließ, als sie aus der Erinnerung wiederkehrte und die Augen öffnete, schien ihr Philippes Büro noch immer seltsam düster, doch sie ahnte, daß sich etwas für immer verändert hatte. Philippe gehörte jetzt zu ihrer Vergangenheit; sie hatte ihn mitgenommen, ihn dorthin geführt. Wenn sie ab jetzt an diesen Raum denken mußte, an das Blut auf den Laken und das Kind, dessen Schreien so schnell verschwunden war, würde auch Philippe dort sein. Sie waren unauslöschlich verbunden, Führer und willige Schülerin, in einem von Schatten durchzogenen Teil der Geschichte, die vormals nur Belinda gehört hatte. Sie fragte sich an diesem Tag, ob Zwillinge sich so fühlten. Hebt und senkt sich ihre Brust im selben Rhythmus? Treiben ihre Träume im selben dunklen Gewässer und bersten zur selben Zeit dem Licht entgegen?

*

Belinda warf Sara einen Blick zu, versuchte herauszufinden, was sie von Philippe hielt. Sie hörte dem Vortrag aufmerksam zu, doch sie zeigte keinerlei Reaktion. Belinda wollte, daß Sara ihre Verehrung für Philippe guthieß; sie sollte sie absegnen. Belinda war nicht imstande, das selbst zu tun.

»Wenn du mir folgst, zeige ich dir den Weg zum Himmel«, sagte Philippe. »Hör nicht darauf, was die Welt dir sagt.«

Belinda wußte, daß sie ihm ihr ganzes Leben lang ergeben folgen würde.

*

Sie erinnerte sich an ein anderes Treffen mit Philippe – sie hatte gehofft, sie würden unter sich sein, doch es kam anders. Ein Assistent aus Philippes Büro rief morgens bei Belinda an und fragte sie, ob sie um fünf Uhr ins Büro kommen könnte.

»Ja«, sagte sie hastig. Sie fürchtete, daß er die Einladung rückgängig machen würde, wenn sie auch nur eine Sekunde zögerte.

Sie hatte um vier Uhr ein Vorstellungsgespräch für einen Low-Budget-Film – kein sonderlich lukratives Angebot, doch sie konnte es sich nicht leisten, wählerisch zu sein. Sie erwog, den Termin abzusagen, aber sie wußte, daß sie nicht so verantwortungslos sein durfte. Doch in ihrem Inneren hatte Philippe Vorrang; er war ihr wichtiger als alles andere, auch als ein Jobangebot.

Sie traf ein paar Minuten nach fünf in seinem Büro ein. Die Sonne glitt an den Gebäuden von Century City herab, spiegelte sich in Hunderten von Fenstern. Philippes Büro befand sich im vierzehnten Stock, und im Aufzug bürstete sich Belinda die Haare, zog ihren Lippenstift nach, den sie während des Vorstellungsgesprächs abgekaut hatte. Das war eine schlechte Angewohnheit von ihr – eine, die sich immer bemerkbar machte, wenn sie abgeschätzt wurde, wenn ein Teil ihrer Zukunft hin und her geworfen wurde wie ein Pingpongball.

Das Vorzimmer war leer und die Tür zu den geheiligten Räumen angelehnt. Sie glaubte, daß er dort auf sie wartete und auf die goldene Uhr auf seinem Tisch blickte. Doch als sie sich der Tür näherte, nahm sie etwas Unerwartetes wahr – mehrere Stimmen. Belinda schämte sich der Enttäuschung, die sie empfand. Sie war davon ausgegangen, daß sie zu zweit sein würden.

Philippe saß an seinem Tisch, und außer ihm befanden sich vier Leute im Büro. Es wirkte wie an der Uni – einige hervorragende Studenten, die zur Besprechung mit dem Professor bestellt waren.

»Komm rein, Belinda. Wir haben schon auf dich gewartet«, sagte Philippe.

Er stand nicht auf, sondern bedeutete ihr, daß sie eintreten und sich zu den anderen setzen sollte. Sie kamen ihr von den Vorträgen her bekannt vor.

»Ich weiß nicht, ob ihr euch kennt«, sagte er. »Von links nach rechts – Astrid, Michelle, Kenneth, Dionne. Dionnes Mann wollte auch teilnehmen, hat sich aber leider dagegen entschieden.« Er warf Dionne – einer zarten, verschüchtert wirkenden Frau – einen ernsten Blick zu. »Darüber müssen wir uns wohl unterhalten, nicht wahr?«

»Ja«, sagte Dionne geknickt – ein gezüchtigtes Kind.

»Ja«, wiederholte Philippe. »Wir müssen darauf achten, welchen Menschen wir uns anschließen.«
Er machte Belinda unruhig. Sie hatte das Gefühl, daß er ihr etwas entzogen hatte – seine Bestätigung, seine Zuwendung. Doch je unruhiger sie wurde, desto mehr bedurfte sie seiner Bestätigung.
»Ich habe euch alle aus einem wichtigen Grund hierherrufen lassen«, fuhr Philippe fort. »Und ich habe euch mit Bedacht ausgewählt. Ich muß wissen, wo ich unterstützt werde. Ich muß wissen, ob ich auf euch zählen kann – als Jünger, wenn ihr so wollt –, denn, ich sage euch, wir gehen düsteren Zeiten entgegen. Astrid und Michelle begleiten mich bereits eine Weile, und sie haben mich schon darüber sprechen hören – wie es dunkel wird, bevor das Licht kommt. Wir treten jetzt in diese Zeit ein. Und wer von euch nicht daran glaubt, daß ich auf dieser Welt bin, um ihr das Licht zu bringen, der möge jetzt gehen.« Er brach ab, ließ seinen Blick über die Anwesenden schweifen. Niemand rührte sich. »Gut«, sagte er und schloß für einen Moment die Augen, als horche er auf eine innere Stimme. »Wir stehen am Beginn einer schlimmen Zeit – im Grunde ist sie schon angebrochen. Einige werden umkommen, einige werden überleben. Die Auserwählten werden überleben. Doch die Auserwählten sind gezeichnet, denn dunkle Mächte sind ausgezogen, sie zu erobern.«
»Sind wir wirklich in Gefahr?« fragte Michelle.
»Unterbrich mich nicht«, sagte Philippe schneidend. »Wir haben schon einmal über deine Feigheit gesprochen, Michelle. Wenn du nicht bereit bist, ihrer Herr zu werden – du weißt, wo die Tür ist.«
Keiner sah Michelle an, und Belinda wußte, daß alle dasselbe empfanden. Wenn es darauf ankam, würde man sie und jeden anderen im Stich lassen, um ein Lächeln von Phil-

ippe oder ein Zeichen seiner Anerkennung zu erhalten. Michelle war wie der alte Eskimo, den man, ohne sich umzudrehen, zum Sterben im Schnee zurückließ.

»Es tut mir leid«, sagte sie.

»Schon besser«, sagte Philippe zu ihr. Seine Stimme hatte sich gewandelt. Sie war nun warm, beruhigend, nahm sie wieder in die kleine Schar auf.

»In der Bibel«, fuhr er fort, »in der Offenbarung des Johannes wird von der Leidensfähigkeit und Treue der Heiligen gesprochen. Ich möchte, daß ihr euch darüber im klaren seid, daß wir auf dem Weg, den wir gewählt haben, vieles erleiden müssen. Man wird uns für unseren Glauben und unsere Überzeugung verfolgen. Einige aus unserer Mitte werden sich vielleicht gegen uns wenden. Einige werden den Weg des Judas wählen. Doch ich möchte euch diese Worte aus der Offenbarung des Johannes in Erinnerung rufen.« Er griff zu der Bibel, die auf dem Tisch lag, und schlug sie an einer bestimmten Stelle auf. »›Der feigen Verleugner aber und Ungläubigen und Frevler und Totschläger und Unzüchtigen und Zauberer und Götzendiener und aller Lügner, deren Teil wird sein in dem Pfuhl, der mit Feuer und Schwefel brennt; das ist der zweite Tod.‹«

Er klappte die Bibel zu, legte sie zur Seite und schwieg, gerade lange genug, um allen Anwesenden ein unbehagliches Gefühl einzuflößen. Dann sagte er: »Ich vermag euch ein neues Leben zu schenken, wenn ihr mir als Führer vertraut. Ihr müßt bereit sein, Entbehrungen für mich zu ertragen, falls nötig, durchs Feuer zu gehen. Sonst kann ich meine Mission auf dieser Erde nicht erfüllen.« Seine Stimme klang rauh, und Belinda dachte, er würde zu weinen beginnen. »Ich wurde in diese Welt gesetzt, um zu führen. Doch ich benötige eure Hilfe. Ihr müßt mich mit eurer Treue stützen und stärken. Die Bibel kündet uns vom

Jüngsten Gericht – ich sage euch, es ist angebrochen. Nicht alle werden überleben. Doch einigen wenigen wird es gelingen, und meine Bestimmung in dieser Welt ist es, diese Auserwählten durch die Flammen zu geleiten.«

Als Belinda an diesem Abend Philippes Büro verließ, war es draußen dunkel. Die anderen gingen zur gleichen Zeit, doch keiner sprach.

Ich bin auserwählt; der Gedanke kreiste wie ein Refrain in ihrem Kopf. Ich gehöre zum inneren Kreis, zu den wenigen Vertrauten, zur Gefolgschaft. Das, so dachte sie, bereitet ganz bestimmt der Traurigkeit in meinem Leben ein Ende. Seelenfrieden wird die Belohnung sein für diesen Treueeid. Ihre Vergangenheit würde von ihr ablassen, ihre Sünden zu Staub zerfallen, und sie würde wiedergeboren werden, als glücklicher Mensch, wie sie es sich immer erträumt hatte.

*

Es wurde dunkler im Ballsaal. Das geschah immer zum Ende des Vortrags. Belinda wollte Sara anschauen, ihre Reaktion sehen, doch sie konnte den Blick nicht von Philippe lösen. Sie wartete auf eine Ansprache, wartete, daß seine Augen den ihren begegneten – das Zeichen, daß er sie bemerkt hatte im Publikum. Es war schon vorgekommen, und dann hatte Belinda sich gefühlt, als tanze sie Walzer auf einer Tanzfläche voller Menschen, und Lichter und Gesichter flögen wie im Rausch an ihr vorüber. Es war schwindelerregend und glückselig, dieses Gefühl, daß der Rest der Welt verschwunden war. Das war alles, was sie sich wünschte – nur ein Tanz.

Doch statt dessen neigte Philippe den Kopf, um die Meditation einzuleiten.

»Vor vielen Jahren folgten die Pilger ihrem Führer über den Atlantik ins Unbekannte«, sagte er, und seine Stimme war so voller Wärme und Inbrunst, daß sie eine Eiswüste hätte schmelzen können. »Sie mußten furchtlos sein. Und darum bitte ich auch euch. Folgt mir, wohin ich euch führe, auch wenn es euch dort dunkel und gefährlich erscheint und ihr umkehren möchtet. Es hat einen Sinn, daß ihr mir geschickt wurdet. Und ich verspreche, daß eure Träume am Ende Wirklichkeit werden. Nun wollen wir uns der Stille hingeben und über diese Worte meditieren, bis ich euch ein Zeichen gebe, die Augen zu öffnen.«

Man hörte das Atmen, unterdrücktes Schluchzen und das Surren der Klimaanlage. Doch die Stille übertönte alles. Und nach ungefähr fünf Minuten sagte er sanft: »Gut, ihr mögt nun die Augen öffnen.«

Philippe kam den Mittelgang entlang, und Belinda schien es, als erwache der Raum aus tiefem Schlaf. Alle streckten und reckten sich und neigten sich ihm zu; als seien sie grüne Sprößlinge und er sei die Sonne. Belinda wartete auf Saras Reaktion, wappnete sich gegen eine bissige Bemerkung, doch auf Saras Gesicht lag ein unbestimmter Ausdruck. Sie verließen den Raum schweigend, traten in die herbstlich anmutende Nacht hinaus.

»Also, was meinst du?« sagte Belinda schließlich, als sie den Wagen aufschlossen.

»Ich weiß es nicht genau. Er scheint interessant zu sein. Auf das Umarmen und das Gewedel mit den Räucherstäbchen könnte ich verzichten. Das kommt mir vor wie irgendein biblischer Ritus, nur ohne Palmwedel.«

»Findest du nicht, daß er diese Art von Verehrung verdient hat?« Belinda suchte verzweifelt nach jemandem, der ihr diese Frage beantworten konnte, doch vielleicht war Sara nicht die richtige Person dafür.

»Ich weiß nicht«, sagte Sara und starrte geradeaus auf die Straße. »Es steht mir vermutlich nicht zu, das zu beurteilen.«

11

SARA Als Sara an diesem Abend den Ballsaal verließ, war ihr, als legten sich Hände um ihren Hals, Hände, die es ihr schwermachten, ihre Stimme zu finden und zu bestimmen, zu wem sie gehörten und ob sie sie würgen oder kosen wollten. Etwas war mit ihr geschehen in diesem Raum, etwas Beunruhigendes, das von Philippe ausging. Sein Vortrag war verwirrend, einnehmend und bedrohlich zugleich gewesen. Sara konnte erkennen, wie er die Kraft der Bibel und ihrer düsteren Prophezeiungen einsetzte, um seine Anhänger um sich zu scharen, ihnen den Glauben zu geben, daß er sie zum Licht führen würde. In Philippes Vision schienen Gott und er gemeinsam einen heiligen Krieg zu führen, der die Menschheit in zwei verfeindete Lager spaltete. Der militaristische Ansatz störte sie, doch sie konnte seinen Reiz nachvollziehen. Wenn man mittels eines detaillierten Schlachtplans zur Erleuchtung gelangen konnte, wurde dieser Weg dann nicht für jeden gangbar?

Sie hatte es ehrlich gemeint, als sie zu Belinda sagte, daß es ihr nicht zustand, Philippe zu beurteilen. Sie war viel zu verwirrt, um ihrer Urteilskraft zu trauen. Mochte er auch sonst nichts bei ihr bewirkt haben – er hatte es zumindest geschafft, in ihre Gedanken vorzudringen und sie so durcheinanderzubringen, daß in ihrem Kopf nur noch Chaos herrschte.

Als sie vor Belindas Haus hielten und ausstiegen, blieb Sara unschlüssig neben dem Wagen stehen. Sie wäre gerne mit hineingegangen, doch sie fürchtete sich davor.

»Okay, also – war nett, daß du mich dahin mitgenommen hast.« Sie zog mit der Fußspitze einen Riß im Gehsteig nach. »Ich bin ziemlich müde. Ich werd wohl besser heimfahren.«

»Okay«, sagte Belinda.

Sie standen herum wie zwei Teenager beim ersten Rendezvous; ertappt in dem schrecklichen Moment, in dem man keine Ahnung hat, wie man Gute Nacht sagen soll. Wir sind doch Freundinnen, sagte sich Sara – wir können uns noch immer berühren wie Freundinnen, auch wenn wir uns letzte Nacht berührt haben wie Liebende.

Sie umarmte Belinda zögerlich, und dann brachen die Bilder über sie herein. Sie sah sich neben ihrer Freundin liegen, näherrücken, sah ihr Bein, das sich zwischen Belindas Schenkel drängte. Doch sie ertrug es nicht, das ganze Bild anzuschauen – nur einzelne Teile, wie in einem Puzzlespiel. Sie sah ihre Lippen, hungrig und furchtsam, doch dann erschraken ihre Gedanken und hasteten davon.

Belinda ließ Saras Umarmung zu, die Wärme, die sich zwischen ihren Körpern bildete, und vielleicht entstand so ein anderes Bild vor Saras Augen. Sie sah sich mit verbundenen Augen, wie sie Belindas Bluse aufknöpfte, ihre eigene auszog; halbnackt standen sie auf der Straße, die Laterne über ihnen surrte, Autos fuhren vorüber. Ihre Blindheit erlaubte es ihr, die Szene zu erleben, obwohl sie vermutlich nie stattfinden würde, nahm ihr jede Verantwortung ab. Geblendet war sie voller Unschuld. Ihre Gefühle bedrohten sie nicht; sie waren anderswo, eine Straße weiter, warteten, bis sie wieder beachtet wurden.

Belinda schob Sara behutsam von sich; ihre Umarmung

dauerte zu lange. Sara spürte Belindas Nervosität. »Laß uns morgen reden«, sagte Belinda. »Schlaf dich aus, und sag mir, ob Anthony angerufen hat.«
Sara stieg in ihr Auto und ließ den Motor an. Anthony ... fast hätte sie gefragt: »Wer?« Sie rief sich sein Gesicht vor Augen, um sich wieder daran zu gewöhnen. Doch sie sträubte sich dagegen. Anthony verkörperte etwas Rauhes in ihrem Leben, und sie wollte zu etwas Weicherem entkommen – einem weicheren Menschen. Das war es, was sie in der Nacht zuvor bei Belinda gesucht hatte, doch die Nähe zu ihr, ihre Gefühle, hatten sie davon abgehalten. Sie hatte keine Ahnung, wie sie sich diese Anwandlung erklären sollte; sie wußte nur, daß sie existiert hatte. Sie dachte an Paris, an Allisons Lippen – sie wollte mit einer Frau zusammensein. Frag nicht nach dem Grund, sagte sich Sara – er könnte dich erschrecken. Sie fuhr nach Hollywood und hielt vor einer Lesbenbar, von der ihr eine Schauspielerin erzählt hatte, mit der sie befreundet war.
Als sie eintrat, umfing sie weiches, rotes Licht. Sie schien in eine andere Welt zu kommen – einen warmen Schoß, einen Ort, an dem alles erlaubt war. Eine weibliche Welt, in der Männer nichts zu sagen hatten. Es lief Tanzmusik – Paula Abdul, dachte Sara, doch sie war nicht sicher –, und eine große Schwarze, die ein Bustier und Leggings trug, tanzte am Eingang mit sich allein. Die Bar war voll, und ständig betraten neue Frauen den Raum.
Es dauerte nur ein paar Minuten, dann fand Sara es ganz normal, Frauenpaare an der Bar zu sehen; schmale, gepflegte Hände, die über bleiche Schultern strichen, rotgeschminkte Münder, die sich in langen Haaren verfingen und Zärtlichkeiten flüsterten.
An der Bar bedienten zwei Frauen. Sara sprach eine von beiden an; sie hatte eine blonde Löwenmähne und trug

ein tiefdekolletiertes Paillettentop. »Wodka on the rocks«, sagte sie. Ein Drink, den sie jahrelang nicht getrunken hatte, doch heute abend lag ihr offenbar nichts an Tradition.

Eine Frau mit kurzem dunklem Haar, die sich mit zwei anderen unterhielt, sah immer wieder zu Sara herüber; Sara spürte die Blicke der Frau auf der Haut, sobald sie sich in ihre Richtung wandte. Sie wußte, auch ohne hinzuschauen, daß sie auf sie zukam.

»Hi. Ich bin Pamela.«

»Sara. Hi.«

»Du bist allein hier.«

Sie sagte das so klar und direkt, daß Sara sich nicht verkrampfte, den Blick nicht abwandte. Das sah ihr nicht ähnlich, und plötzlich spürte sie den Unterschied: Wenn ein Mann sie anmachte, versteifte sich ihr Rückgrat, ihre Wut bezog Stellung und machte sich zum Angriff bereit. Doch bei dieser Frau empfand sie anders. Sie blieb völlig entspannt.

»Ich warte auf jemanden«, sagte Sara. Das war zwar nicht ganz zutreffend, aber auch nicht gelogen. Sie wartete ja wirklich auf jemanden; sie wußte nur nicht, auf wen.

Am Eingang tanzten jetzt mehrere Frauen allein oder mit anderen; beides schien üblich zu sein. Pamela schlenderte hinüber. Sara kam plötzlich der Gedanke, daß einige von den Frauen im Raum Lehrerinnen sein mochten, die tagsüber streng und zugeknöpft den Kindern Chaucer und die Amerikanische Revolution einpaukten, doch insgeheim die Nacht herbeisehnten, in der sie mit ihren Freundinnen in dieser schummrigen Welt abtauchen und sie selbst sein konnten.

Die Frau mußte gekommen sein, während Sara mit Pamela sprach, denn als sie sich wieder umschaute, fiel ihr

Blick sofort auf sie. Sie hatte langes glattes, dunkelrot gefärbtes Haar, das mit Gel gestylt war. Sie trug eine schwarze Motorradlederjacke, ein weißes Trägertop und Jeans. Sara starrte sie ungehemmt an; starrte auf ihren Mund, der Belindas Mund ähnelte, in ihre Augen, in denen derselbe aufreizende Blick lag wie in Belindas Augen. Belinda beklagte sich immer über ihre Augen. »Ich erwecke einen falschen Eindruck«, hatte sie einmal zu Sara gesagt. »Ich schau einen Typ an, und der denkt gleich, ich wollte ihn verführen.«

»Willst du's denn nicht?« fragte Sara.

»Manchmal schon. Aber meine Augen sehen immer so aus, auch wenn ich den Typen scheußlich finde.«

»Überproduktion von Fick-mich-Hormonen«, diagnostizierte Sara. »Sie steigen auf und quellen dir aus den Augen.«

Jetzt sah Sara diese Fremde an und fragte sich, ob deren Augen auch immer so wirkten oder ob sie ihr etwas sagen wollten. Sie wußte, was sie sich wünschte, warum sie hier war. Die Frau wußte es auch, denn sie ging hinter den Barhockern entlang auf Sara zu. Aus irgendeinem Grund schien es lange zu dauern, bis sie bei ihr war. Dann stand sie neben ihr, lehnte sich an die Bar, zwischen Sara und das Mädchen auf dem Barhocker neben ihr, und ein leichter Duft von Ralph-Lauren-Parfum stieg von ihr auf.

Sie streckte Sara die Hand hin; die Nägel waren lang und rot lackiert, doch an der Hand, die sie auf die Bar legte, waren sie so kurz geschnitten, daß der rote Lack Blutstropfen glich. Eine Vampirhand und eine fürs Opfer, dachte Sara.

»Ich bin Lacey«, sagte die Frau.

»Sara. Freut mich, dich kennenzulernen.« Sie sah kurz weg, nahm einen Schluck von ihrem Drink. »Du siehst meiner

Freundin Belinda sehr ähnlich. Ihr könntet Schwestern sein.«
»Ah ja? Wo ist sie? Hattet ihr Streit?«
»Oh – wir sind nicht zusammen«, erklärte Sara nervös. »Nur befreundet.«
Lacey lächelte. »Aber du hättest es gern anders, oder?«
»Ich weiß nicht.«
Lacey betrachtete Sara mit den Augen einer Fremden, lächelte mit Belindas Mund. »Aber ich. Du warst noch nie in so einer Bar, nicht?«
Sara trank hastig. »Nein. Fällt es sehr auf?«
»Was meinst du?«
»Warum habe ich das Gefühl, mich profilieren zu müssen?«
Lacey lachte. Ihre Lachen klang anders als Belindas Lachen – freier, farbenfroher. »Kein Problem. Natürlich kannst du hier sein. Wir verlangen keine Ausweise am Eingang. Also, worum geht's, Sara? Da ist diese Freundin und wer noch? Ein Mann?«
»Ja, ein Mann.« Sara winkte der Barfrau und bestellte sich noch einen Drink. »Ein Mann, der mir manchmal angst macht. Mit ihm wird alles so heftig.«
»Dann laß ihn sausen und fang was mit deiner Freundin an«, sagte Lacey.
»Das macht mir noch mehr angst. Ich habe sie sehr gern, aber ich glaube nicht, daß ich ihre Liebhaberin sein kann. Es kommt mir vor, als würde ich mich dann in einen Ballon verwandeln, der aufsteigt und davongeweht wird.«
Sie hatte in ihr Glas gestarrt. Als sie zu Lacey aufschaute, war sie darauf gefaßt, ein irritiertes Stirnrunzeln zu sehen. Doch Lacey wirkte nicht irritiert. Vielleicht war sie es gewöhnt, sich an der Bar Geständnisse von Fremden anzuhören.
»Warum bist du hier, Sara?« fragte sie.

»Ich wollte wissen, wie es ist.«
»Eine Lesbenbar?«
»Alles.«
»Bist du sicher?« sagte Lacey.
Sara zögerte. War sie sicher? Wenn sie nur neugierig war, warum hatte ihr Allison dann nicht genügt? Oder Belinda? Obwohl sie und Belinda nicht weitergemacht, sich nicht wirklich körperlich geliebt hatten, spürte sie ihre Wärme noch auf der Haut. Aber das hier ist etwas anderes, sagte sie sich. Anthony hat keine Macht über mich, und es hat nichts mit liebevollen Gefühlen zu tun. Anthony ist in einem anderen Land und die liebevollen Gefühle in einem anderen Stadtteil.
»Ja, bin ich«, sagte sie.
Lacey lächelte. Die Vampirhand berührte sie, lange Nägel, die über Saras Handfläche ritzten. Sie standen auf, gingen an den anderen Frauen vorbei zur Tür.
Es war eine warme Nacht. Neonlichter und der Halbmond erhellten das Dunkel. Als sie um die Ecke gingen und in eine Gasse zwischen unbeleuchteten Gebäude einbogen, ließ Lacey Saras Hand los und legte ihr den Arm um die Taille. Die Gasse roch nach Abfällen und Bier. Sara starrte auf den schwarzen Asphalt, während sie zwischen den Mülltonnen hindurch gingen; die Geräusche der Straße entfernten sich. Etwas klapperte; eine Katze war auf eine der Tonnen gesprungen und starrte die beiden Frauen aus gelben Augen an. Dann huschte sie davon. Auf halber Höhe der Gasse blieb Lacey stehen und drückte Sara an die Wand des Ziegelgebäudes.
»Du brauchst nicht zu wissen, was du willst«, flüsterte sie. »Ich weiß es.«
Sara spürte, wie ihr Körper nachgab, als Lacey sich an sie drückte, sie küßte, Saras Zunge lockte. Bei Allison hatte

Sara bestimmt, hatte das Mädchen in Position gestellt, sie stumm geführt in einem Tanz, der ihnen beiden noch unbekannt war. Sara hatte die Entscheidungen getroffen, ihre Schritte geplant. Jetzt war es umgekehrt. Sie war gehorsam und gefügig, erwiderte Laceys Berührungen, doch sie tat nichts aus eigenem Willen. Lange Nägel gruben sich in ihren Nacken, eine andere Hand zog den Reißverschluß von Saras Jeans auf, glitt in die Öffnung, kannte ihren Weg.

»Trägst du nie Wäsche?« fragte Lacey. Ihre Stimme war brüchig geworden, sank in Saras Ohr.

»Doch. Fast immer. Nur heute nacht ... wollte ich nicht.«

»Ah.« Laceys Zunge brachte Sara zum Schweigen, und ihre Finger drangen in sie. Ihr Daumen bewegte sich kundiger, als es den meisten Männern je gelingen würde, und aus Saras Kehle drang ein Stöhnen; sie biß die Zähne zusammen und sog scharf die Luft ein, um nicht zu schreien und Passanten aufmerksam zu machen, die vielleicht am Eingang der Gasse vorbeigingen. Sie wollte einen Namen schreien, doch sie wußte nicht, welcher Name es sein würde, und fürchtete sich. Laceys Augen ließen sie nicht los; Belindas Mund glitt über ihren Hals, zu ihren Brüsten. Ihre Zähne berührten Saras Brustwarzen gerade fest genug, um sie auf den Weg zwischen Schmerz und Ekstase zu schicken. Lacey sank auf die Knie, zerrte Sara die Jeans von den Hüften und vergrub ihr Gesicht, ließ die Lippen geschlossen – als atme sie ihren Duft, präge sich ihr wildes Aroma ein.

Sara erinnerte sich, wie sie vor Allison auf den Knien lag und mit Bestimmtheit wußte, daß in dieser Position alle Macht ihr gehörte. Doch jetzt wollte sie keine Macht, sie war zufrieden damit, zu stehen, Gefangene zu sein. Sie verkrallte sich in Laceys Kopf; sie wollte mehr, sie wollte, daß man sie einnahm, verschlang, die Kraft aus ihr heraussog, die sie noch auf den Beinen hielt. Sie wollte so geschwächt werden, daß sie zusammenbrach. Sie fürchtete nichts – die dunkle, übelriechende Gasse verschloß ihr die Augen, und diese Fremde, deren vollständigen Namen sie nicht kannte und vermutlich nie erfahren würde. Sie tauchte unter in der Anonymität. Sie war nicht einmal mehr Sara. Sie war bloß eine von diesen Nachtgestalten, die es in Gassen treiben und morgens frische Sachen anziehen.

Lacey sah zu ihr auf. »Laß es zu, Sara. Laß es kommen.«

Sara schloß die Augen, locker erst, dann fester, als Laceys Zunge sie bearbeitete, ihr sagte, daß sie wußte, was nötig war. Laceys Hände umschlossen Saras Knie, als spüre sie, wie Sara die Kräfte schwanden. Sie wurde langsamer, nur so lange, bis Sara glaubte, rasend zu werden; dann bewegte sich ihr Mund rascher, ließ die Gefangene spüren, wer ihr Meister war, und trank schließlich jeden Tropfen, den Sara ihr entgegenströmte. Sara lehnte zitternd an der Ziegelwand, und sie biß sich so fest auf die Unterlippe, daß sie Blut zu schmecken glaubte.

Ein paar Minuten blieb Lacey auf den Knien, zwischen Saras Knien, wollte ihre Gefangene noch nicht entlassen. Dann richtete sie sich auf, zog Saras Jeans hoch und den Reißverschluß zu, verbarg die Beweise. Der Abdruck ihres Mundes würde unauslöschlich sein, auch ohne Lippenstift.

»Willst du zurück in die Bar?« fragte sie, dicht bei Sara.

»Nein. Ich glaube, ich fahre nach Hause.« Ihr Hals fühlte sich kratzig an, als seien Asphaltpartikel in ihren Mund geraten.

»Ich hatte nicht erwartet, daß du bleiben würdest«, sagte Lacey.

Sara war sich nicht sicher, was ihre Worte bedeuteten. Lag

Enttäuschung darin, oder war es eine reine Feststellung? So ist das mit Fremden, wurde ihr klar – zwischen ihren Worten wimmelt es von Bedeutungen. Man denkt einen Moment darüber nach, dann steigt man ins Auto, fährt davon und sagt sich, daß es einen vermutlich sowieso nicht betraf.

12

SARA Sara betrat mit einer Tüte Lebensmittel im Arm das Haus, ließ die Schlüssel im Schloß stecken und marschierte sofort zum Anrufbeantworter. Sie verabscheute es, daß sie abhängig davon geworden war, aber sie hatte im Hotel eine Nachricht für Anthony hinterlassen und wartete auf seinen Rückruf – dabei hatte sie einmal geschworen, sich bei keinem Mann jemals auf so etwas einzulassen. Sie hatte ihn spät abends angerufen – Abend bei ihr, Morgen bei ihm –, er war wohl am Set gewesen. Die Spuren von Laceys Lippenstift hafteten noch an ihren Schenkeln, als sie ihn anrief. Im Grunde war sie erleichtert, daß sie ihn nicht erreicht hatte; sie hatte nicht mit ihm gesprochen, seit sie nach Hause geflogen war, und schon jetzt traute sie sich nichts mehr zu im Gespräch mit ihm. Nur ein paar Tage waren vergangen, doch es kam ihr viel länger vor.

Der Anrufbeantworter hatte drei Nachrichten aufgezeichnet. Sie stellte die Tüte mit den Lebensmitteln ab, hoffte inständig, daß eine der Nachrichten von Anthony war, und drückte die Wiedergabetaste.

»Ich hab mich über deine Nachricht gefreut, Sara«, sagte seine Stimme mit leicht tadelndem Unterton. »Es ist jetzt neun Uhr abends hier. Falls du anrufen möchtest – ich bin im Hotel. Es wäre schön, dich zu hören. Ich denke oft an dich.«

Sara schaltete das Gerät aus; die anderen Nachrichten konnte sie später abhören.

»Er hört sich an wie eine Grußkarte in der Krise«, sagte sie laut.
Sie verstaute die Lebensmittel und probte dabei innerlich mehrere Reaktionen.
Er meldete sich mit »Ja?«, was sie auf die Frage brachte, wen er wohl erwartete.
»Ich bin's, Sara.«
»Wie geht es dir?« fragte er, ohne irgendein Gefühl preiszugeben. Seine Fähigkeit, gelassen und distanziert zu bleiben, war entnervend.
»Okay«, sagte Sara. »Mark geht's besser. Ein Bein ist gebrochen, deshalb bleibt er noch eine Weile bei unseren Eltern – und läßt sich verwöhnen.«
»Ah ja. Zum Glück war es nichts Schlimmeres. Und wie steht's mit dir? Was hast du so getrieben?«
»Eigentlich habe ich versucht, von dir loszukommen«, sagte Sara.
Sie wußte, was sie tat, sie versuchte, ihm irgendeine Reaktion zu entlocken – irgend etwas. Es machte sie rasend, wenn die Nadel auf »gelassen« zeigte. Es war ihr egal, in welche Richtung sie sich bewegte; Hauptsache, sie bewegte sich.
»Ach ja?« sagte er. Die Nadel rührte sich nicht. »Und wie hast du das angefangen?«
»Indem ich in eine Lesbenbar gegangen bin und eine Frau aufgerissen habe.«
»Großer Gott, habe ich das wirklich gesagt?« fragte sie sich. Sicher, sie wollte eine Reaktion von ihm, aber der Schuß konnte nach hinten losgehen.
»Hattest du Sex mit ihr?« fragte Anthony.
Sara merkte, daß sie ihn lediglich neugierig gemacht hatte. Frankenstein beobachtete, wie seine Kreatur sich bewährte.
»Ja«, sagte sie. Sie hatte sich zu tief hineingeritten, es gab kein Zurück.

»Hmm. Ich freue mich drauf, Näheres zu hören, wenn wir uns sehen. Ich werde nicht mehr allzulange in Paris sein – eine Woche vielleicht noch.«

»Anthony, stört es dich nicht, daß ich mit jemand anderem zusammen war?«

Es entstand eine lange Pause – zu lange. »Ich mag es nicht, wenn du versuchst, mich eifersüchtig zu machen, Sara«, sagte er. Seine Stimme klang glatt und unberührt. »Das ist ein Spiel, das unter deiner Würde ist, findest du nicht?«

Nachdem sie aufgelegt hatte, fragte sie sich, wie ihm das immer wieder gelang – dem Gespräch eine andere Wendung zu geben, so daß sie am Ende an sich zweifelte, sich entkräftet und machtlos fühlte.

Die anderen Nachrichten waren von Belinda und einer alten Freundin, Charlene, die geheiratet hatte und seither so gut wie verschollen war. Es verhieß nichts Gutes, daß sie nun bei Sara anrief und sie dringend sprechen wollte. Belinda klang weniger dringlich, aber Sara rief sie dennoch zuerst zurück.

»Ich habe beschlossen, am Samstag abend ein Essen für Philippe zu geben«, sagte Belinda. Sie klang beunruhigend aufgekratzt. »Ich denke, sechs Leute, mehr kann ich an meinem Tisch nicht unterbringen –«

»Belinda, hältst du das wirklich für eine gute Idee?« fragte Sara.

»Ja – absolut! Wie meinst du das? Philippe hat Zeit. Er hat am Spätnachmittag eine Gruppe mit Fortgeschrittenen, und danach kommt er.«

»Was meinst du mit Gruppe? Was für eine Gruppe?«

»Weißt du nicht mehr? Ich hab dir doch erzählt, daß er diese Übungen macht, mit denen man seine Kraft entdecken kann?« sagte Belinda. »Vorgestern hat er sie nicht gemacht, aber –«

»Ach ja, ich weiß. Also nur die übliche Auf-glühenden-Kohlen-Aerobic-Gruppe.«
»Sara, kannst du dir das vorstellen?« sagte Belinda schwärmerisch. Sie war eindeutig in Hochstimmung, meilenweit von der Realität entfernt. »Dieser große Meister wird sich in meinem Haus aufhalten – an meinem Eßtisch sitzen. Und du wirst seine Tischnachbarin.«
»O Gott«, stöhnte Sara. »Eine Tischordnung. Schau, ich möchte hier wirklich nicht die Stimme der Vernunft spielen, aber findest du nicht, daß ›großer Meister‹ etwas übertrieben ist? Du tust ja so, als käme Mozart zum Essen. Der Typ hält Vorträge, und Leute gehen hin, wedeln mit Räucherstäbchen und beten die eingängigsten von seinen Äußerungen nach. Wir sollten ihn nicht zu etwas stilisieren, was er nicht ist.«
»Du weißt, daß ich es nicht mag, wenn du zynisch wirst. Kannst du mir einen Gefallen tun und deinen Zynismus am Samstag abend zu Hause lassen?«
»Ah, ich bin froh, daß du daran gedacht hast. Das ist praktisch. Zynismus und Hunde müssen leider draußenbleiben.«
Belinda seufzte. Es war das tiefe resignierte Seufzen eines Menschen, der wieder auf dem Boden der Tatsachen landet. »Ich muß jetzt Schluß machen. Muß das Essen planen.«
»Okay, Chefköchin – bis Samstag.«
Vielleicht würde zwischen ihnen alles in Ordnung kommen, dachte Sara, während sie die Lebensmittel wegräumte. Vielleicht würde sie vergessen, daß sie Belinda in Laceys Gesicht gesehen hatte, Belindas Zunge in Laceys Mund gefühlt hatte. Vielleicht war es nur eine flüchtige Vision gewesen – ein Trugbild, herbeigezaubert von eisgekühltem Wodka und einer dunklen Gasse. Und vielleicht hatten

Belinda und sie unter dem Einfluß seltsamer Kräfte gestanden, als sie es fast darauf ankommen ließen; fremder Kräfte, die aufeinanderstießen und die normale Strömung umlenkten. Das war immerhin eine Theorie; manchmal sind Theorien sehr nützlich – mentale Arznei, um die Symptome zu lindern, während die Mediziner nach dem Gegenmittel suchen.

Sie erledigte den anderen Anruf, den von ihrer alten Freundin Charlene, und verabredete sich mit ihr auf eine Tasse Kaffee in Beverly Hills. Sie war froh über die Ablenkung von ihren Problemen mit Anthony, und sie machte sich auch Sorgen um Charlene, die äußerst aufgewühlt klang.

Sie trafen sich in einem Straßencafé. Sara war zuerst da und beobachtete, wie Charlene zwischen den Tischen durch auf sie zukam. Sie sah so stilvoll aus wie immer; die klassische Ann-Taylor-Frau – dezent, elegant, mit exzellent gewählten Accessoires.

»Ich lasse mich scheiden«, sagte sie mit ihrer texanischen Öl-Schickeriastimme – dem Cowgirlakzent aus gutem Hause.

Sie redete davon, was die Scheidung sie kosten würde, doch Sara wurde das Gefühl nicht los, daß sie dem wirklichen Thema auswich.

»Warum bist du denn so aufgewühlt?« fragte Sara. »Wegen des Geldes?«

Charlene schüttelte den Kopf und strich sich das dunkle Haar zurück, obwohl es perfekt saß. Sie zündete sich eine Zigarette an und blies eine Rauchwolke an Sara vorbei. »Ich konnte mich nicht mehr darauf einlassen«, sagte sie. »Ich meine, ich habe das fast ein Jahr mitgemacht. Aber irgendwann kommt man an einen Punkt ... Du weißt nicht, wovon ich rede, oder, Süße?«

»Ich hab keine Ahnung, Charlene. Du drückst dich unklar aus.«
»Ich rede von Spielen. Ich mußte hochhackige schwarze Stiefel für ihn tragen, Süße, und ihn auspeitschen.«
Sara erstickte fast an einem Schluck Cappuccino. »Gott, Charlene, das sieht dir nicht besonders ähnlich. Was hattest du sonst noch an?«
»Nichts. Na, manchmal einen Leder-BH.«
»Keine Perlen und keine Cartier-Uhr?«
»Sara –«
»He, ich versuche nur, mir ein Bild zu machen.«
Charlene drückte die Zigarette aus und zündete sich eine neue an. »Und jetzt versucht der Hundesohn an mein Geld zu kommen, nach allem, was ich für ihn getan habe. Am Anfang fand ich es, glaube ich, auch ganz witzig. Aber weißt du, was? Es kann einem ganz schön angst machen. Ich wußte nicht mehr, wohin es führen würde. Und ich hatte das Gefühl, daß wir nie wieder einfach so miteinander schlafen würden – weißt du, ganz normal, ohne Spiele und Zubehör. Was ist denn, wenn man bloß kuscheln und romantisch sein möchte? Ich hab gedacht, das ist für immer vorbei. Das Komische ist nur, daß ich die Sachen noch alle in einer Schachtel in meinem Schrank habe – ich kann mich offenbar nicht entschließen, sie wegzuwerfen.«
Sara trank ihren Cappuccino aus. »Was für Zubehör meinst du?« fragte sie, obwohl sie nicht sicher war, ob sie es wissen wollte.
»Ach, das übliche – Dildos, Schwanzringe, Peitschen und so.«
»Dildos?« sagte Sara. »Von Dildos hast du nichts erzählt.«
»Süße, für so ein Gespräch brauch ich was Stärkeres als Kaffee.«
»Charlene, meinst du, es entgleitet einem immer – ich

meine, solche Spiele? Muß es irgendwann bedrohlich werden?«
»Ich kann dir darauf keine objektive Antwort geben. Ich weiß nur, daß ich es so erlebt habe.« Charlene betrachtete Sara aus zusammengekniffenen Augen. »Fragst du aus einem bestimmten Grund? Für dich selbst?«
Sara zuckte die Achseln. »Ich weiß es nicht.«
Doch sie wußte es genau, und auch Charlene wußte es, die bis an die Grenze gegangen und zurückgekehrt war und die Sara nicht nach Dingen ausfragte, über die sie nicht sprechen wollte. Sara flirtete noch mit der Gefahr; sie war nicht bereit, sich warnen zu lassen.

*

Sara war der zweite Gast, der am Samstag abend bei Belinda eintraf. Auf der Couch saß ein Mann, den Belinda ihr als Kenneth vorstellte.
»Ich muß in die Küche zurück«, sagte sie. »Ihr seid eine Weile euch selbst überlassen.«
Belinda trug unter ihrer Küchenschürze einen weiten, violetten Samtrock und ein lose sitzendes, schwarzes Samttop. Sie sah aus wie eine Zigeunerin aus einem Roman von D. H. Lawrence. Wenn man von der blonden Gelfrisur absah, von der damals niemand etwas ahnen konnte. Auf dem Kaffeetisch standen Gläser und eine Flasche Chardonnay. Sara goß sich Wein ein und bemerkte, daß Kenneth Coke trank.
»Sie sind also einer von Philippes Anhängern, Kenneth?« Sie war nicht sicher, wie der korrekte Ausdruck lautete: Anhänger? Schüler? Jünger? Haltloser Mensch auf der Suche nach einem Guru?
»O ja. Ich lerne seit zwei Jahren bei ihm. Er hat mein Leben verändert. Ab und zu arbeite ich auch in seinem Büro.«

»Aha.«
Kenneth sah aus wie jemand, den sie gerne als Nachbar gehabt hätte. Der Typ Mann, der alles anschließen konnte – die Stereoanlage, den Videorecorder, eine dieser Alarmanlagen, die bellen, die elektrischen Kerzen am Weihnachtsbaum. Vermutlich hatte er immer eine Drahtschere in der Jackentasche; zumindest aber in seinem Wagen im Handschuhfach.
»Und was machen Sie sonst, Kenneth? Ich meine, wenn Sie nicht bei Philippe im Büro arbeiten?«
»Ich bin in der Elektronikbranche.«
Natürlich. Als sie ihn gerade fragen wollte, wie sie den Timer an ihrem Videorecorder einstellen mußte, ging die Tür auf und Philippe trat ein, zwei Frauen im Gefolge. Kenneth sprang auf und verschüttete dabei fast sein Coke. Die zwei Frauen schienen Kenneth zu kennen; man lächelte sich zu und sagte Hallo. Doch Philippe dominierte die Szene. Er umarmte Kenneth und sagte: »Wie war deine Woche? Gab es Probleme?«
»Ein paar. Aber es ging ganz gut. Ich habe die Mantras eingesetzt, die Sie mir gesagt haben.«
Philippe ließ ihn los, wandte sich zu Sara und erklärte: »Die Sterne standen diese Woche nicht gut für Kenneth.«
»Ach ja?« sagte Sara. »Sie haben ihm gesagt, die Woche würde nicht gut für ihn?«
»Wir müssen vorbereitet sein«, sagte Philippe.
Sara dachte an das Zittern, das sie gespürt hatte, als Philippe bei dem Vortrag an ihr vorbeikam. Sie horchte in sich hinein – kein Zittern, aber ein seltsam leeres Gefühl klaffte in ihr auf. Wie eines dieser schwarzen Löcher im Weltraum, in dem Sterne und Raumschiffe verschwinden.
»Wie viele Autounfälle hatten Sie diese Woche, Kenneth?« fragte sie und riß sich von Philippes Blick los.

In diesem Moment kam Belinda aus der Küche. »Philippe, hallo – ich hab Sie gar nicht reinkommen hören.« Was natürlich ausgeschlossen war, denn ihr Haus war winzig, und Philippes Stimme hörte man meilenweit.
Philippe umarmte Belinda und sagte: »Astrid und Michelle kennst du ja.«
Die zwei Frauen, die sich nicht von der Stelle gerührt hatten, seit sie hereingekommen waren, nickten schüchtern und sagten hallo.
Belindas Wangen waren gerötet, ihr Lächeln eisern. »Nun, setzt euch doch. Das Essen ist in ein paar Minuten fertig.«
Philippe ließ sich auf der Couch nieder, was recht geräuschvoll vor sich ging, da er einen dieser Nylonsportanzüge trug, die bei jeder Bewegung rascheln und knistern. Astrid und Michelle trugen beide Jogginganzüge aus Nicki-Stoff – jene Art von Sportkleidung, die von Leuten bevorzugt wird, die niemals Sport treiben. Das tragen die Leute also, wenn sie über glühende Kohlen gehen, dachte Sara. Sie setzte sich Philippe gegenüber, starrte auf das blau-gelbe Nylongewand und fragte sich, was um Himmels willen jemanden dazu bewogen hatte, aus diesem Material Kleidung zu kreieren. War einem Betrunkenen eines Abends die seiner Ansicht nach phantastische Idee gekommen: Ich weiß – ich entwerfe Kleider aus Drachenstoff! Sie sind bunt, und der Wind fährt bei jeder Gelegenheit hinein und beult sie an unvorteilhaften Stellen aus. Und die Leute kauften diese Sachen tatsächlich und bescherten der Drachenindustrie einen Boom. Bei Sara in der Nähe wohnte ein Mann, der zum Joggen einen dieser Anzüge trug; er machte solchen Lärm damit, daß er Sara schon mehrfach aus dem Schlaf gerissen hatte.
Belinda kam herein, stellte eine Flasche Pellegrino auf den Tisch und verschwand wieder. Sara bemerkte, wie ihr Blick

zu Philippe flackerte – nur ein kurzes Aufblinken auf dem Bildschirm, kaum merklich, doch Sara saß als Air Traffic Controller im Tower, ihr durfte nichts entgehen.

»Nun, Sara«, begann Philippe, beugte sich dabei vor, nagelte sie mit seinen dunklen Augen fest und warf eine Handgranate auf ihre Nerven. Es fiel ihr schwer, ihn anzusehen, doch ihr Blick bewegte sich zu ihm hin.

»Woher wissen Sie meinen Namen?« fragte sie leicht aggressiv.

»Belinda hat über Sie gesprochen. Sie sagte, Sie beide seien eng befreundet. Und sie sagte mir, daß Sie heute abend auch hier sein würden. Wie hat Ihnen der Vortrag gefallen? Ich habe Sie im Publikum gesehen.«

»Er war interessant.« Sie hoffte, daß er sie nicht nach Einzelheiten fragen würde, und durchforstete ihr Gehirn nach Stichwörtern – für alle Fälle.

»Ich fand, es war einer Ihrer inspiriertesten Vorträge«, sagte Astrid.

Astrid und Michelle sahen ausgehungert und künstlich aus, der typische Beverly-Hills-Look, der Sara immer ein unbehagliches Gefühl einflößte. Sie gehörten zu der Art von Frauen, die sich eine Stunde zurechtmachen müssen, um im Supermarkt einzukaufen, und die in die teuren Restaurants gehen, um gesehen zu werden, nicht um zu essen. Ihre Körper wirkten ausgedörrt – das Leben und all seine kleinen Dosen Traurigkeit hatten sie ausgelaugt, und nun waren sie dürr und trocken wie alte Zweige. Die einbalsamierte Elite.

Als Belinda zum Essen rief, standen die beiden Frauen erst auf, nachdem Philippe sich erhoben hatte, und sie gingen erst dann Richtung Eßzimmer, als er sich dorthin begab.

Beim Essen kam Sara zu dem Schluß, daß die beiden Frauen sie faszinierten. Bis auf die Haarfarbe – Michelle

war blond, Astrid brünett – konnte man sie kaum voneinander unterscheiden. Diese unterernährten, in Form operierten Körper, die perfekt manikürten Hände, sorgfältig geschminkten Lippen, die sich nie zu einem Lächeln verzogen, und die Augen, in denen sich die Urteile häuften ... und die Schicht Traurigkeit direkt unter der Haut, die so viel hartnäckiger war als Fettgewebe.
Das Eßzimmer wirkte verändert; Belinda hatte Kerzen aufgestellt und Kristallgläser und Porzellan gedeckt, das Sara noch nie bei ihr gesehen hatte. Vermutlich Erbstücke, die jahrelang in Kisten gelegen haben, dachte sie.
»Belinda hat mir erzählt, daß Sie einen Freund haben, der zur Zeit im Ausland ist«, sagte Philippe, während er sich Pasta nahm. Dann reichte er die Schüssel Sara.
»Ja, er ist in Frankreich«, sagte Sara. »Das stimmt. Aber ob er mein Freund ist, weiß ich noch nicht.«
»Ich will Sie teilhaben lassen an dem, was ich allen Frauen sage, denen mein Rat wichtig ist. Das Gefährlichste, was eine Frau tun kann, ist, den Samen des Mannes aufzunehmen. Sie nimmt auf diesem Wege seine gesamte Energie und einen Teil seiner Geschichte in sich auf.« Philippe schien nichts dabei zu finden, beim Essen über Samen zu sprechen.
Die Pasta wurde Michelle gereicht, die ergänzte: »Das haben Sie mir erzählt, als –«
»Ruhe«, wies Philippe sie zurecht.
Sara merkte, daß er sich immer noch auf sie konzentrierte und den Blick nicht abwandte; er war offenbar nicht bereit, Unterbrechungen zu dulden.
»Okay«, sagte Michelle gehorsam, ganz das artige Schoßhündchen, das parierte.
Sara ignorierte Philippe und starrte Michelle an, die den Blick gesenkt hatte und nach der Salatschüssel griff. Als ihr

Ärmel hochrutschte, sah man die Narben einer Hauttransplantation, die auf eine alte Brandwunde schließen ließen. Philippe folgte ihrem Blick. »Die Menschen kommen zu mir, wenn sie es nicht mehr ertragen können, ihr gewohntes, haltloses Leben zu führen«, sagte er ruhig. Seine Stimme kam ihr zu nahe. Sie nagte an dem schwarzen Loch in ihr, höhlte es weiter aus.

»Wow, ist Ihnen das gerade eben eingefallen?« sagte Sara in dem Versuch, sich tapfer gegen diese dunkle Kraft zur Wehr zu setzen. »Oder stand das irgendwo bei Hermann Hesse?«

Er antwortete nicht, und Belinda nutzte die Chance. »Philippe hatte als Kind einen Unfall, und Gott hat zu ihm gesprochen.«

Danach holte er zu einer langwierigen Schilderung der Kopfverletzung aus, die er als Kind erlitten hatte und die offenbar Gott dazu veranlaßt hatte, mit einem Megaphon aufzumarschieren und Philippe den Rest seines Lebens darzulegen. Philippes Stimme schwamm im Kerzenlicht, und beides wirkte gleichermaßen hypnotisch. Sara spürte, daß die anderen die Geschichte bereits kannten, jedoch keiner es wagte, sich das anmerken zu lassen.

Irgendwann erklärte Kenneth, daß die mathematische Wahrscheinlichkeit eines solchen Vorfalls so gering war, daß Philippe sich wirklich als Rarität begreifen durfte.

»Sie haben doch bestimmt ein Bild von Stephen Hawking über dem Bett hängen«, sagte Sara zu Kenneth, was keiner außer ihr kapierte.

»Nein, eines von Buddy Holly«, erwiderte er, was keiner außer ihm kapierte. Es war jedoch immerhin eine Erklärung für das dicke schwarze Brillengestell.

*

Als Philippe und seine Schäfchen sich verabschiedeten, schloß Sara sich ihnen an. Sie wußte, daß Belinda sie gerne noch dabehalten hätte, doch sie fürchtete, daß sie sich über Philippes Göttlichkeit streiten würden. War sie real, Spinnerei oder eine der besten Schwindelgeschichten, die in den letzten Jahren in L. A. aufgetaucht waren?

Es entging Sara nicht, daß er in einen schwarzen BMW stieg. Schlechtes Zeichen. BMW-Fahrern sollte man nicht trauen. Auf die ist nie Verlaß.

Sara fuhr in ihrem vertrauenswürdigen Volvo nach Hause und stellte sich vor, wie es wäre, Anthony im Haus zu wissen. Von häuslicher Geborgenheit empfangen zu werden: »Hallo, wie war das Essen?« Denn ihre Beziehung wäre so stabil, so ausgeglichen, so ... reif ... daß es nichts ausmachte, daß er an diesem Abend arbeiten mußte und nicht mitkommen konnte. Aber er wollte alles erfahren, und obwohl er gearbeitet hatte, hatte er sie vermißt, an sie gedacht, das Bett aufgedeckt und den Wecker auf acht statt auf sieben Uhr gestellt.

Wie wäre das, dachte sie, als sie die dunklen Straßen entlangfuhr, zurück zu einem Haus, bei dem es nicht darauf ankam, ob es erleuchtet war oder nicht; denn man sieht es einem Haus immer an, ob jemand darin wohnt oder ob nur ein einsamer Mensch das Licht angelassen hat, damit er beim Nachhausekommen davon empfangen wird.

Die Phantasie nahm Gestalt an – Anthony saß am Schreibtisch, las ein Drehbuch und versah es mit Randbemerkungen, hörte ihren Wagen, den Schlüssel in der Haustür, erwartete sie. Und wie würde sie sich fühlen, fragte sie sich, wenn sie das mollig warme Haus betrat, von Anthonys Körper, seinem Duft, seiner Stimme empfangen wurde, die sich schützend um sie legte?

Doch sie suchte sich immer Männer, die das Gegenstück waren zum Ich-mach-ein-Feuer-an-und-den-Wein-auf-und-erwarte-dich-Typus.
Sie suchte sich Männer, die Leuchttürmen glichen – einsam und unerschütterlich am tobenden Ozean ausharrten. Sie würden sie immer durch dichten Nebel oder tosenden Sturm zum Ufer geleiten. Doch wenn sie mehr verlangte als die Zusage fürs nackte Überleben, mehr als die Versicherung »Ich bin da, wenn's schwierig wird«, dann bekam sie zu hören: »He, ich bin ein Leuchtturm. Ich bin hier allein, und ich helfe, wenn jemand in Not gerät. Du willst mehr? Dann wende dich an die Küstenwache.«
Diese Phantasien sind gefährlich, sagte sich Sara, als sie die Haustür aufschloß und in die kalte Stille des Hauses trat, das sie erwartete. Sie können so trügerisch echt wirken. Man hört die Worte, sieht die Szene vor sich, und dann kommt die Enttäuschung und reißt dich mit ihrem Gewicht zu Boden. Wie auf Drogen – man sieht die Bilder, ist in Stimmung, grinst eine Stunde oder so wie ein Idiot vor sich hin und dann kommt der Absturz. In die Wirklichkeit, die einem klarmacht, daß man zu Hause von niemandem erwartet wird oder daß man nach einem flammenden Orgasmus die Augen aufschlägt und nur eine Fremde sieht, die sich von den Knien erhebt und sich den Staub von den Jeans klopft. Hinterher hatte Lacey sie nicht einmal mehr an Belinda erinnert.
Man sollte eine Auszeit für die Wirklichkeit erfinden, dachte Sara. Sie schaltete die Heizung an und stellte sich daneben. Sie war zu ausgekühlt, um etwas anderes zu tun. Ein Monat im Jahr – Wirklichkeit ausgeschlossen. Nur Phantasien.
Und wenn ich nun diesen Monat bekäme und alles, was ich wollte, dachte sie, was würde ich mir dann wünschen?

Vielleicht sollte ich das als Hausaufgabe betrachten und es durchdenken, skizzieren und in Abschnitte gliedern. Sie ging zu ihrem Schreibtisch, wühlte herum, bis sie auf einen gelben Block und einen Stift stieß, und setzte sich an den Eßtisch, um ihre Hausaufgaben zu machen.

Als Sara dreizehn gewesen war, hatte sie ihre Mutter einmal vorgefunden, wie sie am Eßtisch saß, eine kalte Tasse Kaffee neben sich, und wild entschlossen hellblaues Briefpapier vollschrieb.

»An wen schreibst du?« hatte Sara sie gefragt.

»Gott«, antwortete ihre Mutter, ohne aufzublicken.

»Was?«

»Wenn ich etwas klären muß und mit deinem Vater nicht darüber sprechen kann, schreibe ich einen Brief an Gott.«

»Und was machst du dann mit dem Brief?« fragte Sara, die wider Willen fasziniert war. »Schickst du ihn an ›Gott, postlagernd Himmel‹?«

»Meistens verbrenne ich ihn«, erklärte Claire Norton ohne das geringste Anzeichen von Befangenheit. Langsam wurde es warm im Haus. Sara zog ihre Jacke aus, starrte auf das leere gelbe Blatt vor ihr und schrieb:

> Lieber Gott,
> mein großer Wunsch ist es, jemanden lieben zu können, ohne Angst zu haben. Und zulassen zu können, daß ich geliebt werde, ohne allen den Zugang zu versperren, indem ich Ziegel, Mörtel und Sandsäcke raushole, um mich zu verschanzen. Und mich in einen mutigen Mann zu verlieben, der auch weiß, daß er keine Angst haben muß. Nur einmal in meinem Leben möchte ich entfesselte, weißglühende Liebe erfahren, Liebe, die es einem möglich macht, zum Mond zu fliegen und von der Klippe zu

springen und furchtlos zwischen den Sternen herumzutanzen, weil man Flügel hat und unbesiegbar ist. Und überhaupt: Was hat Angst mit Liebe zu tun? Es muß solche Liebe geben, denn wo hätten die Verfasser der Märchen sonst ihre Ideen hergenommen? Sie haben sich die Geschichten über schlafende Prinzessinnen, die durch Küsse erlöst werden, und Prinzen, die Schloßmauern erklimmen, Ungeheuer erledigen und sich durch feindliche Königreiche kämpfen, alles der Liebe wegen, wohl nicht aus den Fingern gesogen. Irgendwo, irgendwann in der turbulenten Geschichte der Menschheit muß es diese Liebe gegeben haben, sonst wäre sie wohl nicht in den turbulenten Hirnen der Menschheit gespeichert.

Bitte, Gott – nur einmal, bevor ich sterbe oder zu alt bin, um es zu genießen, bevor meine Brüste hängen und ich Altfrauensprüche wie »ich denke nicht mehr so viel an Sex« von mir gebe – nur einmal möchte ich all den kleinen Angstdämonen in mir den Rücken kehren, ihnen den Finger zeigen und mit einem mutigen Mann auf dem Rücken seines weißen Pferdes davongaloppieren. Bildlich gesprochen natürlich, denn für die Freeways von L. A. wäre ein Range Rover oder ein Mercedes besser geeignet.

Sara las den Brief noch einmal durch, wußte, daß sie ihn in einer der unteren Schubladen ihres Kopfes ablegen würde – bei Gott lag er hoffentlich in der obersten –, dann warf sie ihn in den Kamin. Als sie ein Streichholz anzündete, dachte sie: Das ist nicht das erste Mal, daß ich diesen Wunsch in Brand setze und ihm beim Verglühen zusehe. Doch er ist immer noch am Leben. Ich werde ihn meinen Phönix-

Wunsch nennen – aus der Asche, aus den Flammen auferstanden –, versengt, doch nicht vergessen.
Wie zur Antwort erfaßte ein Luftzug das brennende, knisternde Blatt, trug es hoch und erhob es auf unsichtbaren Schwingen über die Asche. Und dann zerfiel es.

13

SARA Es war Mittagszeit. Sara war aufgefallen, daß in den letzten Jahren immer zu den Mahlzeiten rege Geschäftigkeit im Haus ihrer Eltern ausbrach. Den Rest des Tages strahlten die Räume überdrüssige Müdigkeit aus. Als sie den Gang zur Küche entlangging, hörte sie, wie ihre Mutter mit Töpfen klapperte und Schubladen aufzog. Die Hintertür quietschte seit einiger Zeit, und die Kartoffelranke daneben trieb keine Blüten mehr.

In manchen Momenten, wenn das Licht eine bestimmte Stimmung erzeugte, tauchten die Erinnerungen auf. Da schien die Stimme von Mark zu sein, der seine Dion-Singles hörte und lauthals mitsang, und ihre Mutter, die sich mit einer Freundin am Telefon unterhielt und ihr Trost zusprach. Und da war sie selbst, zwölfjährig, in löchrigen, abgeschnittenen Jeans und einem alten T-Shirt von Mark, und sie erzählte ihrem Vater alles, was sie über V-8-Maschinen wußte.

Claire Norton trug ihre graue Strickjacke, die an den Ellbogen abgenutzt und dünn war. Sara dachte an die Zeit zurück, als diese Jacke noch neu gewesen war – an eine Zeit, die eine Ewigkeit zurücklag, als ihre Mutter niemals mit rosafarbenen Lockenwicklern im Haar und schlabbrigen blauen Frotteepantoffeln an den Füßen in der Küche herumgestanden hätte wie jetzt.

»Hallo, Ma – wie geht's?« sagte Sara und küßte sie von hinten auf den Hals. Ein Lockenwickel piekte sie in die Nase. »Hast du ein Rendezvous heute abend?«

»Ach du lieber Gott, nein«, sagte ihre Mutter und kicherte fast wie ein junges Mädchen. »Ich hab mir heute morgen die Haare gewaschen. Ich mache deinem Vater ein Spiegelei zum Mittagessen. Möchtest du auch eines?«
In der gußeisernen Pfanne zischte das Öl, und Sara fiel auf, daß die Hände ihrer Mutter zitterten, als sie ein Ei aus dem Eierkarton nahm.
»Nein, danke. Klingt nicht besonders verlockend. Spiegeleier zum Mittagessen?«
»Das will er zur Zeit. Letzte Woche wollte er Sandwiches mit Erdnußbutter und Mayonnaise.«
Sara sah ihren Vater vor zwanzig Jahren, wie er in der Küche Pizza aß und ein kaltes Bier dazu trank, und ihr war zum Weinen zumute. Sie wischte die Traurigkeit beiseite und steuerte auf die Schwingtür zum Eßzimmer zu. »Wo ist Mark – oben?«
»Ja. Ich hab ihm gerade das Mittagessen gebracht.«
Mark hatte die Decken weggeschoben und saß aufrecht im Bett. Über seine Mitte hatte er ein Handtuch gelegt, da sein T-Shirt wenig verhüllte, und neben ihm stand ein offener Aktenkoffer mit Dokumenten.
»Soll ich auf deinem Gips unterschreiben?« sagte Sara.
»Hallo, Schwesterchen. Es läge mir mehr daran, daß du dieses Sandwich mit Erdnußbutter und Marmelade aufißt, damit Mutter sich nicht aufregt.«
»Du kannst froh sein, daß du Marmelade statt Mayonnaise gekriegt hast.«
Sara schob den Aktenkoffer beiseite und setzte sich aufs Bett. Mark trug keinen Verband mehr im Gesicht, und sie sah zum ersten Mal die Narbe. Sie war dunkelrot, aber nicht so groß, wie sie befürchtet hatte. »Weißt du, irgendwie gefällt sie mir«, sagte sie und deutete auf seine Wange. »Du siehst damit aus wie einer, dem man nicht dumm kommen

sollte. Gibt deinem Gesicht einen gewissen Charles-Bronson-Touch.«
»Hat Charles Bronson ’ne Narbe im Gesicht?«
»Nein, aber er wirkt, als hätte er eine. Wir müssen natürlich noch ein bißchen an den Requisiten arbeiten hier. Ich meine, du liegst hier in deinem Kinderbett unter der Snoopy-Lampe, und im Regal stehen die Archie-und-Veronica-Comics und das Akkordeon, auf dem du genau einen Monat gespielt hast. Hat Mutter dir die Milch auch in deinem alten Popeye-Becher gebracht? Derlei ist natürlich für das Charles-Bronson-Narbengesicht-Image nicht förderlich. Vielleicht kannst du's ausgleichen, indem du das Hinken beibehältst, was du wahrscheinlich erst mal haben wirst, wenn sie dir den Gips abgenommen haben. Mit Narbe und Hinken gewinnst du alle Fälle. Die Leute werden es nicht mehr wagen, dir zu widersprechen. Sie werden denken, wenn du ihnen schon nicht selber die Knie brichst, hast du bestimmt jemanden, der das für dich erledigt –« Sie hielt inne, weil Mark sie merkwürdig ansah. »Was ist los? Es macht mich nervös, wenn du mich so anstarrst.«
»Ach ja? Und du machst mich sauer, wenn du dich in Redeorgien reinsteigerst, statt rauszulassen, worüber du wirklich sprechen willst. Wenn du mit deinen Stand-up-Auftritten anfängst, weiß ich sofort, daß irgendwas faul ist und daß du damit rüberkommst, wenn ich mich in Geduld fasse.«
Sie starrte Mark an, und sein Gesicht wurde undeutlich, da ihr Tränen in die Augen traten. »Irgendwie muß ich zur Zeit ständig heulen«, sagte sie leise. »Und wenn ich nicht gerade am Heulen bin, versuche ich es zu unterdrücken.«
Mark beugte sich vor und packte sie zärtlich am Nacken. »Weißt du, was? Warum heulst du dann nicht einfach? Hör

doch auf, dagegen anzukämpfen. Du kämpfst schon dein ganzes Leben lang gegen irgend etwas an. Hast du nicht allmählich genug davon?«

»Ich war gestern abend in einer Lesbenbar, Mark. Ich hab mir die einzige Frau in dem Laden ausgeguckt, die Belinda ähnlich sah, bin mit ihr in einer Gasse verschwunden und hab's mir von ihr machen lassen.«

»Ah ja?«

»Verdammt noch mal, wieso tust du so lässig? Ich laß mich in einer dunklen Gasse mit einer Frau ein und habe nicht mal eine Ahnung, warum!«

»Wirklich nicht? Bist du sicher?« Er drückte ihren Arm.

»Was soll das werden, Rätselraten oder so?« sagte Sara und schob Marks Hand weg. »Ich vertraue mich dir an, und du machst auf Quizmaster.«

»Ich glaube, die Schneekönigin beginnt zu schmelzen«, sagte Mark sanft.

»Wie war das?«

»Sara, du residierst nun schon sehr lange über dein kleines Königreich aus Eis. Es ist zu deiner Welt geworden. Jetzt fängt es zu schmelzen an, und du weißt nicht mehr, wie du dich verhalten sollst. Wohin du dich wenden sollst. Wen du einlassen sollst. Also machst du Experimente, und das ist völlig in Ordnung. Verstehst du? Während wir anderen gelernt haben, wen wir in unser Herz lassen wollen und wen nicht, warst du mit der Errichtung von perfekten Eiswänden befaßt. Du mußt nur einiges aufholen, das ist alles. Und du bist bereits dabei. Das heißt nicht, daß du irgendwas falsch machst – das habe ich dir schon mal gesagt. Betrachte es doch als Abenteuer. Du bist auf der Suche – wie in den griechischen Mythen –, und die Suche besteht darin, zu lernen, wie es ist, berührt zu werden und jemand anderem den Zutritt zu deinem Königreich zu gestatten. Du läßt die Leute zum Test antreten – das Geschlecht spielt dabei keine Rolle.«

»Aber was ist, wenn ich so verwirrt bleibe?«

»Warum nennst du es denn Verwirrung? Betrachte es doch als Offenheit, Flexibilität. Gib dem Zustand einen Namen, der dich nicht nervös macht.«

Sara blickte sich im Zimmer um. An den Wänden hingen Bänder und Trophäen vom Schulsport und ein Foto von Mark im Footballdreß. Sein Blick auf dem Foto schien dasselbe zu sagen wie er in diesem Moment: *Laß locker. Bestimmt gibt es eine ganz simple Erklärung.*

»Hör mal, du mußt was für mich tun«, sagte Mark.

»Was?«

»Nimm das Sandwich und wirf es ins Klo, damit Mutter nicht gekränkt ist. Und versuch mal, Obst oder so was aufzutreiben – ohne daß sie's merkt.«

Sara kehrte nach zehn Minuten mit einer Schüssel Trauben und einer Packung Schokoladeneis zurück.

»Schauen wir mal, ob was richtig Blödes im Fernsehen läuft«, sagte sie. »Weißt du noch, Samstag nachmittags? Wie wir uns diese doofen alten Gruselfilme reingezogen haben – die mit den Monstern, die einem leid taten, und den naiven Mädchen, die so nervten, daß wir gehofft haben, sie würden bald sterben?«

»Und Mutter rief, wir sollten rausgehen, solange die Sonne noch schien.«

Sara lachte. »Weißt du noch, als du den kleinen Fernseher mit einem Verlängerungskabel in der Garage eingesteckt und in die Auffahrt gestellt hast?«

»Da war sie echt sauer.«

»Aber wir waren in der Sonne – und konnten fernsehen.«

Sie fanden eine Seifenoper, die eine Viertelstunde für Unterhaltung sorgte, dann switchten sie durch die Kanäle und stießen auf eine alte Folge von »The Honeymooners«. Claire Norton ging am Zimmer vorbei, blieb stehen und lächelte ihre Kinder an, die an diesem Nachmittag wirklich wieder zu ihren Kindern geworden waren. Sie würde in dieser Nacht besser schlafen, nun, da sie spürte, daß Visionen ab und zu Wirklichkeit wurden.

*

Als Sara später das Haus ihrer Eltern wieder verließ, blieb sie einen Moment auf der Treppe stehen und horchte in die Stille.

Die Geräusche von früher – kreischende Teenager, dröhnende Stereoanlagen, das Telefon, das (wie ihr Vater ständig bemängelte) zu oft klingelte – gab es auf dem Gelände nicht mehr. Sie wußte, daß Mark und sie immer Erinnerungen wachriefen, wenn sie ihre Eltern besuchten, um sich besser zu fühlen. Die Nachmittagssonne fiel schräg durchs Fenster, zeichnete einen Streifen auf den Teppich, und es war so still, daß Sara kaum zu atmen wagte. Ihre Mutter machte ein Nickerchen, ihr Vater döste vor dem Fernseher. So ist es, wenn sich die Jahre anhäufen – Grabesstille kehrt in ein Haus ein. Und die Blessuren werden sichtbar. Im ersten Stock klemmten einige Fenster, der Wäschetrockner gab seltsame Töne von sich, Roger Norton schlief alle paar Stunden ein, und Claire Norton klagte über Arthritis in den Händen. Sogar Mark hatte Blessuren. Nicht nur sichtbare wie das gebrochene Bein und die Narbe im Gesicht, sondern auch tieferliegende, von denen Sara zwar wußte, die sie aber nicht erwähnen sollte. Seine letzte Freundin hatte ihn betrogen und dann verlassen; das war vor acht Monaten gewesen, und er war immer noch allein und hütete die Verletzungen hinter seinen Augen.

Irgendwann würden sie alle diesem Haus gleichen – Repa-

raturen waren nötig, und sie waren zu abgekämpft, um die Fassade aufrechtzuerhalten. Zu viele Blessuren, die sich nicht mehr verbergen ließen.
Sie trat aus dem Haus, ging durch den Vorgarten zu ihrem Wagen und versuchte zu übersehen, daß der Rasen gemäht werden mußte und daß am Zaun, der früher strahlend weiß gewesen war, die Farbe abblätterte. Es war, als nähere sich von hinten ein kalter Wind, der ihr riet, sich nicht umzudrehen – denn was sie sehen würde, war nicht schön. Geh weiter und schau dich nicht um, flüsterte er warnend, so wie du es schon dein ganzes Leben lang tust.

*

Sara schlief so fest, daß es ihr wie ein Feueralarm vorkam, als das Telefon klingelte. Sie schrak hoch und keuchte. Okay ... Telefon ... ich muß abnehmen. Aber zuerst muß ich zu Atem kommen. Währenddessen klingelte es noch zweimal, und es gibt kaum etwas Nervenderes als Telefonklingeln mitten in der Nacht.
»Hallo?« brachte sie schließlich hervor, nachdem sie abgenommen hatte.
»Hi – ich bin's.«
»Anthony?« Sie erwartete das für Ferngespräche übliche Rauschen in der Leitung, doch es war nicht da. »Wo bist du?«
»Zu Hause. Ich bin heute abend zurückgekommen. Liegst du im Bett?«
»Ja, klar – es ist fast ein Uhr.«
»Ich weiß, wieviel Uhr es ist, Sara. Ich habe dich was anderes gefragt.« Er tat es wieder – hypnotisierte sie mit seiner Stimme, die sich zwischen ihre Beine grub und ein wehes Ziehen auslöste, und ihre Ohren horchten nicht mehr auf die Worte. »Ich möchte, daß du folgendes tust«,

fuhr er fort. »Steh auf, schließ die Haustür auf, geh wieder ins Bett, zieh alles aus, was du anhast, und warte auf mich. Ich bin gleich da.«

Sara öffnete den Mund, um etwas zu sagen, zu widersprechen vielleicht, doch es kam kein Ton heraus. Sie hörte Anthonys Atem am anderen Ende, ruhig und stetig.

»Sara?« fragte er.

»Ja – ich bin da. Okay, ich mach es.«

»Bis gleich.«

Sie stand auf, ging langsam durchs Wohnzimmer und dachte, wie sehr ihr die Formulierung »bis gleich« zuwider war, wenn sie von Männern benutzt wurde. Bei einer Frau haben die Wörter meist eine klare Bedeutung; bis gleich heißt bis gleich, bis später heißt bis gleich mit etwas Verspätung. Bei Männern konnte das einen Zeitraum von einer Stunde, mehreren Stunden oder einer Woche umfassen. Aber sie schloß die Tür auf und ging wieder ins Schlafzimmer zurück. Sie erschauerte ein wenig, als die Nachtluft über ihre Haut strich. Sie hatte nichts an – warum wußte er das nicht? Sie schlief immer nackt – hatte er das schon vergessen? Oder er hatte diese Anweisungen in all den Jahren so vielen Frauen gegeben, daß er sie nicht mehr veränderte.

Sie lag im Bett, die Decke bis zum Kinn hochgezogen, und versuchte, nicht an das Risiko zu denken, das die nicht abgeschlossene Tür bedeutete. Sie beschloß, daß sie wieder abschließen würde, wenn Anthony nicht innerhalb der nächsten halben Stunde auftauchte. Doch bis dahin – wie sollte er sie vorfinden? Sollte sie so tun, als ob sie schlief? Um herauszufinden, wie er sie wecken würde? Wollte sie zugedeckt sein oder nicht? Sie schob die Decke nach unten, so daß sie nur vom Laken bedeckt war ... nein, das sah zu gewollt aus. Gut, also auch das Laken weg, als ob sie es im Schlaf weggestoßen hätte. Sie breitete ihre Haare auf dem Kissen aus, zog die Beine an, damit ihr Körper runder wirkte, was er eindeutig nicht war. Nach ein paar Minuten gab sie es auf. Es war zu albern; sie mußte ja aussehen, als bewerbe sie sich für eine Doppelseite in *Penthouse*. Sie rollte sich auf den Bauch – nein, langweilig und wenig verführerisch. Der nächste Versuch bestand darin, sich auf die Seite zu legen, Laken bis zur Taille hochgezogen, Haar nach hinten, ein Arm bedeckte die Brüste. Vielleicht. Es kam vor, daß Leute so schliefen. Und dabei mußte es auch bleiben, denn mitten in ihren Überlegungen hörte sie, wie die Haustür aufging, leise wieder zuklappte, wie sich der Schlüssel im Schloß drehte. Schritte kamen näher. Sie hoffte, daß es wirklich Anthony war. Sie fühlte erneut die Bedrohung. Wenn nun irgendein Verbrecher die Gegend unsicher machte und das große Los gezogen hatte – die nicht verriegelte Tür? Und reinspazierte und eine nackte Frau vorfand, die à la Marilyn Monroe auf ihrem Bett posierte? Doch es war Anthonys Hand, die ihr Rückgrat emporglitt.

»Du hast mir gefehlt«, flüsterte er, so zart, daß sie zitterte. Seine Stimme war wie ein Dunststreifen am Nachthimmel; ihre Hände lösten sich, um danach zu greifen.

Sara drehte sich um und umschlang seine Brust, suchte seinen Herzschlag, preßte ihr Gesicht an seine Muskeln. Monate schienen vergangen, seit sie zum letzten Mal einen Mann berührt hatte.

»Du hast mir auch gefehlt«, sagte sie. In diesem Moment schien es ihr so, auch wenn die Wahrheit weniger geradlinig war. Ein Wagen fuhr draußen vorüber und warf einen Lichtschein auf Anthony, der aufgestanden war und sein Hemd aufknöpfte. Sara setzte sich auf und öffnete seine Jeans; sie zog sie herunter, umklammerte seine Schenkel und nahm ihn in den Mund.

»Warte«, sagte er. »Noch nicht. Zündest du eine Kerze an?« Sie suchte auf dem Nachttisch nach Streichhölzern und hörte, daß er hinausging. Das Kerzenlicht durchbrach einen Teil der Dunkelheit, und Sara rutschte aufs Bett zurück, entzog sich dem Licht; in der Dunkelheit war sie sicherer. Er kam zurück, nackt, mit dem Frotteegürtel von ihrem Bademantel in der Hand. Wie gehabt. Sie machte in Gedanken eine Notiz, daß sie für solche Gelegenheiten einen seidenen Morgenmantel kaufen mußte. Dessous zum Fesseln.

»Leg dich auf den Rücken«, sagte er und kniete sich neben das Bett. Manchmal wirkte sein Körper so vollkommen, daß ihr der Atem stockte. Er nahm seine Brille ab und legte sie auf den Nachttisch.

Er schob Sara ein wenig zur Seite, so daß der orangefarbene Lichtschein der Kerze auf eine Hälfte ihres Körpers fiel, die andere im Dunkeln blieb. Sie wartete nicht auf seine Anweisungen; sie hob die Arme und hielt sich an den Streben des Messingteils am Kopfende fest. Anthony wand ein Ende des Gürtels um ihr Handgelenk, zog das Band durch die Streben, verknotete es und tat dasselbe mit dem anderen Handgelenk.

»Ich brauche noch was anderes – für deine Beine«, sagte er. »In der oberen rechten Schublade der Kommode – da sind Schals.« Sie spürte, wie ihr Herz schneller schlug; Furcht rumorte in ihrem Magen.

Etwas an dem, was geschah, reizte sie zum Lachen, doch ebenso rasch schmerzten ihre Augen vom Druck der Tränen. Mit einem schwarzen Chiffontuch fesselte er das eine Bein ans Bettende. Dann umfaßte er ihren anderen Knöchel und spreizte ihre Beine so weit, daß nichts mehr vor seinen Augen verborgen war. Dunkelblaue Seide nahm diesen Knöchel gefangen.

»Schwarz und blau«, flüsterte Sara, als spräche sie mit sich selbst. »Wie Male.«
»Ich werde dich nicht verletzen«, sagte Anthony, beugte sich herunter und küßte sie zärtlich.
»Das hast du schon getan.«
Als sie die Worte aussprach, merkte sie, daß sie nicht wußte, was sie damit sagen wollte. Sprach sie von den Malen, die er so oft auf ihrer Lippe hinterließ? Oder meinte sie etwas anderes – eine verborgenere Stelle? Doch sie konnte nicht mehr darüber nachsinnen, denn Anthony war über ihr, sein Schwanz streifte sie zwischen den Beinen – reizte sie, spürte ihre Bedürftigkeit und widersetzte sich. Ein Ton stieg aus ihrer Kehle auf – tief und fremd. Sie bog den Kopf zurück, versuchte, dem Ton zu folgen, und dachte an Wölfe und Hunde, die einem stärkeren Tier aus dem Rudel ihre Bereitschaft zur Unterwerfung zeigen. Sie legen sich auf den Rücken, bieten ungeschützt den Bauch und den Hals, geben die Kehle frei. Unbegrenztes Vertrauen oder unbegrenzte Unterwerfung oder vielleicht der Rausch der Gefahr. Die Zähne können sich in weiches Fleisch graben. Sie schaute zu Anthony, wie er auf ihr saß. Er hatte freie Hand mit ihr, dachte sie, und ihr Magen zog sich furchtsam zusammen. Doch statt vor dem Gefühl zurückzuweichen, kroch sie hinein, wurde plötzlich aufmerksam auf etwas, was sie zuvor nicht hatte sehen wollen. Wenn man sich unterwirft, sich entschließt, so hilflos und verletzlich zu sein, fließt einem Macht zu. Man sagt: »Ich weiß mehr über dich als du selbst. Ich weiß, daß du mich nicht verletzen wirst, auch wenn du mit dem Gedanken spielst. Du wirst es nicht tun. Ich kenne deine Grenzen. Darin liegt meine Macht über dich. Ich brauche dir gar nicht zu vertrauen; ich muß dich nur kennen. Und wirklich, ich kenne dich.«
Sie sah zu Anthony hoch, sah das Kerzenlicht in seinen

Augen glänzen, und plötzlich spürte sie, wie eine große Ruhe über sie kam. Sie konnte sich nicht bewegen, doch sie hatte die Fäden in der Hand.

Er rutschte höher, seine Knie schoben sich unter ihre Arme, seine Hände ergriffen ihre Brüste, drückten sie zusammen, sein Schwanz glitt zwischen sie.

»Willst du es mir so machen, Sara?« sagte er, übte mehr Druck aus auf ihre Brüste, erzeugte einen leichten Schmerz, den richtigen, den süßen Schmerz.

Sie antwortete nicht. Nicht mit Worten. Doch ihre Augen sagten: »Ich werde dir nicht sagen, was du tun sollst. Meine Rolle ist es, hier zu liegen und so zu tun, als hättest du alles im Griff.«

Er verließ ihre Brüste, und ein Tropfen blieb auf ihrer Haut, ein winziger Fleck – warm zuerst, dann kühl, als er trocknete. Ihre Augen schlossen sich, als er ihn in ihren Mund schob, so tief, daß er in ihre Kehle stieß. Ihre Hände waren nicht frei, sie konnte ihn nicht davon abhalten, sie zu ersticken, und plötzlich glaubte sie, er würde es tun. Wenn sie ihn nun falsch eingeschätzt hatte? Wenn sie seine Grenzen doch nicht kannte? Aber da gab er ihren Mund frei, und sein Schwanz zog die Linien ihrer Lippen nach.

Jetzt erlaubte sie es ihren Augen, wieder zu sehen. Und als sie ihn wahrnahmen, zog er sich weiter zurück, als hätte sie ihn bei etwas erwischt, ihn gesehen, obwohl er es nicht wollte. Sein Schwanz verharrte nahe ihrem Mund, doch außer Reichweite. Sie warf einen kurzen Blick auf sein Gesicht, doch dann ließ sie ihre Augen über seinen Körper wandern. Er war ihr am vertrautesten. Sie kannte seinen Geschmack, seine Bewegungen, seine Eigenheiten. Auf dem Rücken hatte er eine kleine Windpockennarbe – winzig, doch sie hatte sie gefunden. Ihre Hände ertasteten sie sogar im Dunkeln. Sie kannte seinen Schwanz, wußte, wie er die Farbe änderte, wenn das Blut in ihn strömte und ihn steifmachte; ihre Zunge hatte ihn komplett erforscht, war sogar in die kleine Öffnung getaucht, tief genug, um Anthony erschauern zu lassen.

»Woran denkst du?« fragte er.

»An deinen Schwanz – wie gut er mir gefällt.«

Er lachte leise, ließ ihn wieder über ihre Lippen wandern. Sie wollte ihm nicht ins Gesicht sehen. Sein Körper war ihr Geliebter – sie kannte seine Grenzen, auch in den Gefahrenzonen. Doch Anthonys Augen erinnerten sie daran, daß er noch immer ein Fremder sein konnte.

Er war wieder in ihrem Mund, drang tiefer vor; sie spürte instinktiv, daß er sie erschrecken wollte. Sie drehte ruckartig den Kopf zur Seite, ritzte ihn mit den Zähnen. Er keuchte und zog ihn zurück, doch sein Gesicht verbarg in Sekundenschnelle den Schmerz, den sie vielleicht verursacht hatte. Er glitt an ihr herunter, und sie hätte ihm fast gestanden, wie sehr sie nach ihm verlangte, ihn in sich haben wollte – betteln und flehen wollte sie –, doch sie wußte, daß er ihren Wunsch nur erfüllen würde, wenn sie schwieg.

Er bewegte sich weiter nach unten, stand schließlich am Fußende auf und begann, ihre Fesseln zu lösen.

»Was tust du?« fragte Sara überrascht. Sie hatte sich daran gewöhnt, seine Geisel zu sein; es war beängstigend, jetzt freigelassen zu werden.

Er sagte nichts. Er band sie los, doch ihre Beine regten sich nicht; die Erinnerung an ihre Fesseln wollte sie nicht loslassen. Anthony schob ihre Beine zusammen, dann löste er auch die Bänder an ihren Handgelenken.

»Was tust du?« fragte sie wieder.

»Ich lasse dich frei.« Das kleine Lächeln auf seinem Gesicht beunruhigte sie.

Er war noch steif; sie konnte ihn in die Hand nehmen, sie konnte ihn in sich ziehen. Alles war möglich – ihr Körper war befreit, doch sie konnte sich nicht bewegen. Er drehte sie auf den Rücken, und sie gehorchte seinen Händen wie eine unbelebte Puppe; dann kniete er sich neben sie.
»Du hast mir weh getan, Sara. Du hast mich mit den Zähnen geritzt. Das war nicht nett von dir. Ich werde dich dafür bestrafen müssen.«
Er packte sie um die Taille und zog sie hoch. Ihre Beine knickten ein und glitten über das Laken – sie kniete für ihn. Er schob ihre Knie ein wenig auseinander, und der erste Schlag seiner Hand vermittelte sich ihren Nerven nur einen Sekundenbruchteil als Schmerz und verwandelte sich dann in etwas anderes. Sie wurde feucht, streckte sich ihm entgegen – bat um mehr, schweigend. Der zweite und der dritte Schlag durchlief ihre Nervenbahnen schneller, landete in ihrem Schoß – wie Funken, wie eine brennende Zündschnur.
Doch da war noch etwas – beruhigende Sicherheit, weil sie etwas Unrechtes getan hatte und dafür bestraft wurde. Es war ganz einfach und klar, logisch. So hatte die Welt für sie ausgesehen, als sie noch klein war! Eine Missetat zieht Strafe nach sich. Erst als sie älter wurde, merkte sie, daß Gerechtigkeit nicht für alle gilt und oft willkürlich ist. Doch hier, auf den Knien vor Anthony, unter seinen Schlägen, war sie an den sicheren Ort zurückgekehrt, an dem alles seinen Platz hatte und das Leben überschaubar war.
Sie keuchte, als er innehielt. Wo seine Hand sie getroffen hatte, brannte und kribbelte ihre Haut, doch die Verlassenheit, als er aufhörte, schmerzte heftiger. Sie wandte den Kopf und blickte hinter sich. Er beugte sich vor, seine Schenkel berührten sie.
Dann drang er in sie. Doch so sachte, daß sie fast geweint

hätte. Er stieß in sie, verhalten, und tief innen gaben die Wände nach, brachen und schmolzen. Wie Eis. Mein kaltes Königreich, dachte sie; ihr Kopf hing nach unten, und eine Träne tropfte aufs Laken. Das Königreich aus Eis, über das Mark gesprochen hat; es ist in mir, und Anthony bricht durch die Wände, spaltet die Gletscher, hinterläßt seine Spuren im Schnee und erhitzt es, je weiter er in mich dringt. Was geschieht, wenn es taut? Wenn er unter dem Eis auf Leere stößt? Oder auf karges Ödland, das bleich und braun ist und in dem nichts gedeihen will, wie nach einem langen Winter?

Anthonys Hände legten sich auf ihre Brüste; seine Handfläche barg ihren Herzschlag. Er zog sie hoch, so daß ihr Rücken seine Brust berührte, und ihre Herzschläge mischten sich.

Zwischen Atemzügen glaubte sie ihn »ich liebe dich« sagen zu hören. Die Worte taumelten in seinem Atem, als er schneller wurde und kam und ihrem Rhythmus folgte und sie mit sich nahm. Vielleicht hatte sie sich getäuscht, und er hatte etwas anderes gesagt – oder gar nichts. Der Moment zerrann ihr zwischen den Fingern – keine Antwort.

Anthony ließ locker, und sie sanken auf die Laken. Seine Hände waren noch unter ihr, sein Herzschlag pochte an ihrem Rücken. Es war still; kein Auto fuhr vorbei, kein Wind bewegte die Äste. Irgendwo zwitscherte ein Vogel, ein Frühaufsteher, der sie wissen ließ, daß die Morgendämmerung nahte. Sie schliefen ein paar Minuten, dann spürte sie Anthonys Mund an ihrem Ohr.

»Ich muß los«, sagte er. »Wir fangen in zwei Wochen hier zu drehen an, und es gibt noch viel zu tun.«

»Mhm.« Sara bewegte sich ein wenig, damit er sich von ihr löste. »Willst du duschen?«

»Nein – ich geh lieber gleich los.«

Sie rollte sich auf den Rücken und sah ihm beim Anziehen zu. Die Kerze war erloschen, aber blasses graues Licht stahl sich am Rand des Vorhangs vorbei. Er bewegte sich langsam, schattengleich. Als er angezogen war, setzte er sich zu ihr ans Bett und strich ihr das Haar aus der Stirn.

»Ich ruf dich später an. Bist du zu Hause?«

»Ja. Ich beneide dich darum, daß du arbeitest. Ich werde wohl mal meine Agentin anrufen und beunruhigt tun, damit sie nicht glaubt, ich geh vorzeitig in Rente.«

»Kommst du finanziell klar?« fragte Anthony.

»Bis jetzt schon, aber ich muß demnächst wieder was arbeiten.«

Er nahm seine Brille vom Nachttisch und setzte sie auf. Sara erinnerte sich, wie sie bei ihrer ersten Begegnung gedacht hatte, daß er mit dieser Brille aussah wie ein junger Harvard-Absolvent. Er küßte sie zum Abschied; seine Abschiedsküsse waren immer zahm und unverfänglich – Küsse, die sagten: Danke, es war schön.

Als er weg war, stand Sara auf, holte ihren Bademantel und benutzte den Gürtel wieder zu seinem eigentlichen Zweck. Sie zog den Bademantel eng um sich und setzte sich neben das Heizgerät auf den Boden. Ihr Haus schien ihr plötzlich kein anheimelnder Ort zu sein – es wirkte fremd und beunruhigend still.

Sie fühlte sich wieder wie das kleine Mädchen, das aus Vaters Cadillac auf endlose dunkle Wüste geblickt und erfahren hatte, was Einsamkeit bedeutet. Den Cadillac gab es nicht mehr, und das Kind war erwachsen, doch die Einsamkeit wußte noch immer genau, wo sie Sara finden konnte.

Sie blieb sitzen, bis die Wärme sich in ihrem Körper ausbreitete, dann stand sie auf und nahm eine Dusche. Als sie sich im Spiegel ansah, fand sie ihren Körper verändert –

weicher, weiblicher, weniger kantig. Sie ging unter die Dusche, schloß die Augen und ließ das warme Wasser über ihre Haut strömen. Als sie die Augen wieder öffnete, sah sie, daß sich ein rotes Rinnsal mit dem Wasser vermischte und im Ausfluß verschwand. Sie mußte ihre Periode bekommen haben, während sie mit Anthony zusammen war. Sie zog die Muskeln tief innen zusammen und beobachtete, wie noch mehr Blut herausfloß. Um Verhütung hatte sie sich nicht gekümmert. Belinda war die Fruchtbare, nicht sie. Sara war nie schwanger geworden und fragte sich manchmal, ob sie es je werden würde. Sie dachte sonst kaum an dieses Thema, doch diesmal machte das Blut sie traurig – ein wäßriger roter Strom, der in den Abfluß kreiselte. Vielleicht war es so kalt in ihr, daß dort kein Kind gedeihen konnte. Inmitten von Eis.
Es war kurz vor sechs. Sara zog einen Pulli, Jeans und Cowboystiefel an, nahm ihre Schlüssel und verließ das Haus. Ein Nachbar joggte vorbei und grüßte; die ältliche Frau von gegenüber führte ihren ältlichen Dobermann aus. Der Himmel lag irgendwo hinter einer grauen Wolkenschicht, die die Sonne verschleierte und den Morgen in ein weiches, orangefarbenes Licht tauchte. Früher hatte Sara diese Stimmung »Gotteslicht« genannt; wenn Gott eine Farbe war, hatte sie gedacht, dann müßte sie irgendwie unirdisch und strahlend sein. Sie ging in diesem »Gotteslicht« spazieren und versuchte sich einzureden, daß sie hierher paßte ... doch sie fühlte sich eher wie ein Schatten, den die Dämmerung ertappt hatte. Sie hatte das Gefühl, als wäre ihr Problem für jeden, der vorüberkam, ersichtlich – da geht jemand, der Gletscher in sich hat. Sie blickte hinter sich auf den Gehsteig, erwartete beinahe, eine Spur aus Blut und Eiswasser zu sehen.
Sie spürte Anthony noch in sich, doch Belindas Gesicht

schob sich davor und verdrängte alles andere. Sara vermißte sie – sie sehnte sich fast schmerzlich nach ihr. Sie faßte sich an die Brust, als säße der Schmerz dort. Sie spürte, daß Belinda ihr verlorenging, und Sara wußte nicht, ob sie das überleben würde.

Sie drehte um und ging rasch zum Haus zurück. Ich werde sie anrufen, beschloß sie, auch wenn ich sie aufwecke. Es ist wichtig. Ich muß ihr alles erzählen – von Anthony, von der Frau in der Bar. Alles.

Belindas Stimme war heiser und dumpf, als sie abnahm, aber sie klang nicht, als hätte sie geschlafen.

»Belinda, ich bin's. Ich hab dich wahrscheinlich geweckt, aber ... hab ich dich geweckt?«

»Nein.«

Es konnte dieser Moment gewesen sein, als Saras Magen sich verkrampfte. Sie versuchte später, sich daran zu erinnern, sich jede Einzelheit ins Gedächtnis zu rufen.

»Belinda, was ist los? Bist du krank?«

»Ich weiß nicht – vielleicht. Ich hätte nie geglaubt, daß er ...« Ihre Stimme verlor sich.

»Wer?« Sara hörte die Dringlichkeit in ihrer eigenen Stimme, dachte, daß sie wahrscheinlich ruhig bleiben sollte, doch sie schaffte es nicht. »Sag mir, was passiert ist. Bist du verletzt? Belinda, rede mit mir!«

»Er hat mich vergewaltigt.« Für diesen einen Satz sammelte Belinda all ihre Kraft, quälte ihre Stimme durch ihren Hals und zwang sich, die Worte hervorzustoßen. Sara wußte, wieviel Überwindung es sie gekostet hatte.

»Bleib, wo du bist, Belinda. Tu nichts. Und geh nicht unter die Dusche.«

Sie brauchte nicht zu fragen, wer es gewesen war – sie wußte es.

14

SARA Sara wußte, daß ihre Stimme fast hysterisch klang, als sie bei ihren Eltern anrief und ihrer Mutter sagte, sie müsse sofort Mark sprechen.
»Ich weiß, daß er noch schläft«, sagte sie, noch bevor Claire Norton antworten konnte. »Es ist ein Notfall, Mutter – ich muß mit ihm reden.«
»Was ist los? Ist was passiert?«
Sara hatte nachvollzogen, was sich im Kopf ihrer Mutter abspielte: ein Unfall, mein anderes Kind ist verletzt oder in Not.
»Nein, mir geht's gut – es geht nicht um mich. Belinda ist was passiert. Mutter, ich hab jetzt keine Zeit für Erklärungen – bitte.«
Nach einer Weile, die ihr wie eine Ewigkeit vorkam, hörte sie Marks Stimme, die noch schlaftrunken klang. »Was ist mit Belinda?«
»Sie ist vergewaltigt worden. Wo muß ich mit ihr hingehen?«
»O Gott ... okay, warte: Nicht in die Uniklinik. Fahr mit ihr ins Santa-Monica-Hospital. Die haben eine Abteilung, die darauf spezialisiert ist, und es ist nicht weit weg – ist sie zu Hause?«
»Ja. Ich fahre gleich mit ihr hin«, sagte Sara.
»Geht zur Notaufnahme. Und ruf mich nachher an.«
Kalter Regen fiel vom Himmel. »Na klasse«, sagte Sara zum Lenkrad. »Jetzt brauche ich noch länger, bis ich bei ihr bin.«
Doch sie schaffte es trotz des Regens in einer Rekordzeit –

ein Volvo, der auf regennasser Straße in West L. A. eine überzeugende Imitation eines New Yorker Taxis lieferte.
Als sie den Weg zu Belindas Haus entlangrannte, blieb sie plötzlich wie angewurzelt stehen. Aus dem Haus war Philippes Stimme zu hören. »Was, zum Teufel...?« murmelte sie vor sich hin. Sie wußte, daß er es war, der Belinda vergewaltigt hatte – es konnte nur er gewesen sein. War er noch im Haus? Sie ging langsam auf die Tür zu; dann wurde ihr klar, was sie hörte. Belinda ließ ein Band von einem seiner Vorträge laufen. Sara hörte einige der Schlüsselbegriffe: »Krieger Gottes« ... »sich vor den Energien anderer Menschen schützen« ... »an deiner Macht arbeiten, damit du wie eine Festung bist«. Seine übliche Norman-Schwartzkopf-Tour zum Erreichen spiritueller Dominanz.
Die Tür war nur angelehnt. Belinda hockte in ihrem rosa Bademantel im Zimmer auf dem Boden, starrte vor sich hin und lauschte Philippes Stimme.
»Belinda?« Sara kam sich vor, als störe sie eine Meditation.
Als Belinda den Kopf hob, blickte Sara in ein Gesicht, das sie kaum wieder erkannte. Unter einem Auge bildete sich ein großer blauer Bluterguß, Belindas Unterlippe war geschwollen und eingerissen. Ihr Gesicht war gerötet und vom Weinen verquollen. Sara hockte sich neben sie auf den Boden und nahm sie in die Arme. Ihre Schultern kamen ihr magerer vor als noch vor ein paar Tagen. Ihr Körper wirkte kraftlos, gebrochen.
»Es war Philippe, nicht?«
Belinda nickte, senkte wieder den Blick.
»Warum hörst du dir das an? Wie kannst du es ertragen, seine Stimme zu hören?« Sara streckte die Hand aus und stellte den Recorder ab. Die einsetzende Stille und das beruhigende Trommeln der Regentropfen auf dem Dach waren eine Erleichterung.

Als Belinda wieder aufschaute und Sara ansah, waren ihre Augen so groß und fassungslos, daß Sara nicht wußte, ob sich der Schock in ihnen widerspiegelte oder eine Unschuld, die so rein und verletzlich war, daß sie längst nicht mehr am Leben sein sollte.

»Belinda«, sagte Sara und nahm das mißhandelte Gesicht der Freundin in die Hände, »er hat dich vergewaltigt. Er hat dich geschlagen. Das hat er wahrscheinlich auch mit anderen Frauen getan.«

»Aber warum?« fragte Belinda. Ihre Augen weiteten sich noch mehr. »Ich muß irgend etwas getan haben, was ihn zornig gemacht hat. Er hat mir geholfen – er ist so weise, Sara, und Gott hat zu ihm gesprochen, als er noch ein Kind war, und ihm gesagt, seine Lebensaufgabe sei es, Menschen zu helfen, und –«

»Belinda, hör auf damit. Hör mir zu – du hast nichts falsch gemacht. Er ist ein Betrüger. Er war ein schlaues Bronx-Kid, das französisch wirken wollte, seinen Namen geändert und sich ausgedacht hat, wie er sich die Verletzlichkeit anderer zunutze machen konnte. Dein einziger Fehler war, daß du ihm vertraut hast. Und ich bin sicher, daß das nicht nur dir passiert ist. Komm, Süße, wir waschen dein Gesicht und ziehen dir was an. Ich fahre mit dir ins Krankenhaus.«

»Warum?«

»Weil du vergewaltigt worden bist. Komm, steh auf, okay?«

Sara half ihr auf, legte ihr den Arm um die Taille, um sie zu stützen. Als Belindas Bademantel aufklaffte, bemerkte Sara, daß sie am Körper keine weiteren Verletzungen hatte, zumindest nicht vorne. Sie zitterte.

»Mir ist kalt.«

»Ich weiß«, sagte Sara. »Wo ist der Gürtel von deinem Bademantel?«

»Auf dem Bett.«
»Okay. Wir holen ihn, und dann waschen wir dein Gesicht.«
Sara führte sie ins Schlafzimmer; Belindas Schritte waren schleppend und langsam, beinahe schlurfend.
Der Gürtel war mit einer Schlaufe um einen der Bettpfosten gebunden, und Sara begriff plötzlich – er hatte sie gefesselt, sie hatte sich nicht wehren können. Er hatte nur eine Schlaufe gemacht. Er hatte ihre Handgelenke zusammengebunden, wie bei einer Gefangenen.
Sara löste den Gürtel so schnell wie möglich ab, zog Belindas Bademantel zusammen und verknotete den Gürtel vor ihrem Bauch. »Wann ist es passiert?« fragte sie.
»Vor ein paar Stunden. Er war schon eine Weile hier – wir haben uns lange unterhalten.« Sie klang dumpf. »Ich glaube, es wurde gerade hell. Ich bin aber nicht sicher.«
Als Sara Belinda ins Badezimmer brachte, kam ihr der Gedanke, daß sie womöglich beide gleichzeitig gefesselt waren – die eine stöhnte lustvoll und verlangte mehr, die andere schrie und weinte gepeinigt. Sie sah Anthony vor sich, der sie mit Chiffonschals festband, doch einen Moment lang gerieten die Gesichter durcheinander, und er sah plötzlich aus wie Philippe. Bewegten sie sich im selben Rhythmus, während draußen die Sonne am Himmel emporstieg? Ihr war nach Weinen zumute bei dieser Vorstellung. Sie hatte Belinda angerufen, um ihr alles zu erzählen, was passiert war, doch jetzt, als sie im Badezimmer stand und ihr mit einem warmen Waschlappen Tränen und Blut abwusch, wußte sie, daß sie es nicht tun konnte. Vielleicht würde sie ihr nie von der Seide an ihren Handgelenken erzählen können, davon, wie sie in die Hilflosigkeit sank und nicht wollte, daß diese ein Ende nahm. Für sie war die Furcht ein Spiel gewesen – Anthony und sie hatten sie benutzt, um alles hitziger und dramatischer zu gestalten,

um der Routine zu entkommen. Für Belinda war die Furcht eine dunkle Gestalt gewesen, die sich im Schrank verbarg und auf den Moment lauerte, in dem sie herauskommen und sich Belinda holen konnte, das Opfer. Und was hatte sie für ein Opfer abgegeben. Sie weinte wieder, und ihre Tränen strömten so heftig, daß Sara sie nicht mehr trocknen konnte.

»Mir ist gar nicht gut«, sagte Belinda. Sie klang erstickt. »Ich glaub, mir wird übel.«

»Okay – schon gut – ich helf dir.«

Sara drehte Belinda um, damit sie vors Klo knien konnte, und hielt ihr den Kopf, während sie sich übergab. Wenn es nur so einfach wäre, dachte Sara. Wenn ihr Körper nur dieses Erlebnis loswerden könnte, indem er es erbrach.

Sie standen auf. Sara quetschte Zahnpasta auf Belindas Zahnbürste und reichte sie ihr, als sei sie ein Kind vor dem Zubettgehen. Ihre Gedanken suchten sich verzweifelt Parallelen aus dem normalen Leben. Sie bemerkte, daß Belinda weiter wegdriftete, sich nach innen zurückzog.

»Belinda, ich glaube, wir sollten uns beeilen. Ich such dir was zum Anziehen raus.«

Sie suchte rasch einen Rock und einen Pullover aus dem Schrank und reichte ihr die Sachen. »Hier, zieh diesen Pulli an – den magst du doch so gerne.« Sie hoffte, daß der Klang ihrer Stimme Belinda zurückholte oder sie zumindest davon abhielt, sich weiter zurückzuziehen.

Auf dem Weg zum Krankenhaus schaltete Sara das Radio ein, aber Belinda schien nichts zu hören. Ihre Augen waren glasig; sie starrte durch die Windschutzscheibe auf den Regen, doch sie sah nichts. In der Welt, in die sie entflohen war, schien vielleicht die Sonne.

*

Sie gingen in die Notaufnahme, doch es gab bereits eine lange Warteliste. Ein Mann, der wahrscheinlich eine Stichwunde an der Schulter hatte, blutete ein Handtuch durch, eine Frau um die Vierzig saß mit hochgezogenen Knien da und stöhnte laut, und ein Jugendlicher lehnte an der Wand und hielt mit einer Gelassenheit seinen gebrochenen Arm, die John Wayne alle Ehre gemacht hätte.
»Was ist passiert?« fragte die Schwester am Tisch mit einem Blick auf Belindas verschwollenes Gesicht.
»Sie ist vergewaltigt worden«, sagte Sara leise, aber mit Nachdruck. »Wir brauchen jemanden vom Rape Treatment Center.«
»Das geht in Ordnung, aber Sie müssen eine Weile warten. Wenn Sie noch nicht Anzeige erstattet haben, brauche ich Informationen über Ihre Versicherung.«
Sara hatte Belindas Brieftasche mitgebracht; sie suchte die Versicherungskarte heraus und reichte sie der Frau. Sie hatte dabei das absurde Gefühl, im Restaurant um einen Tisch zu kämpfen.
»Wie lange wird es dauern?« fragte sie.
»Ich weiß es wirklich nicht. Wir rufen Sie auf.«
»Ah ja. Wir hätten gern Nichtraucher.« Sara gab sich keine Mühe, ihren Ärger zu verbergen.
»Wie bitte?«
»Nichts. Es ist nur – ich meine, man sollte annehmen, daß man nicht auf eine Warteliste gesetzt wird, wenn man gerade vergewaltigt wurde. Sondern daß sich sofort jemand um einen kümmert.«
Die Schwester starrte sie mit einem Gesichtsausdruck an, der ihr unmißverständlich vermittelte, wie oft sie es tagtäglich mit Ungeduld zu tun hatte. »Der Mann da drüben findet bestimmt, daß das auch für Leute mit Stichwunden gilt«, sagte sie.

Sara geleitete Belinda zu einigen leeren Stühlen, die möglichst weit von den anderen Patienten entfernt waren – vermutlich eine typische Verhaltensweise für den Warteraum der Notaufnahme. Keiner will von seinem eigenen Leiden abgelenkt werden. Doch Sara sehnte etwas herbei, das Belinda hätte ablenken können; sie entglitt ihr, zog sich zurück wie ein Strom, der rückwärts fließt, zu einem versteckten Teich tief in den Bergen zurückkehrt. Sara hätte ihr am liebsten einen Spiegel vor die Lippen gehalten, um zu sehen, ob sie noch atmete. Eine schreckliche Ruhe hatte sich auf ihre Züge gelegt, eine todesähnliche Ruhe.
Dann wandte sich Belinda plötzlich ihr zu, als spüre sie Saras Angst, und sagte mit dünner, kratziger Stimme: »Philippe sagt, Magie gibt es nicht, und Wunder sind bloß Budenzauber für schwache Menschen. Er sagt, man muß aus dem Leid des Lebens lernen.«
Sara verschlug es die Sprache. Nur in ihrem Kopf entstand eine stumme Frage: »Weißt du eigentlich, wer dich vergewaltigt hat?«
Belinda wußte es – doch sie konnte es nur in Dosen verarbeiten. Zuerst mußte sie begreifen, daß sie vergewaltigt worden war, dann mußte sie akzeptieren, daß Philippe es getan hatte. Laß mich noch eine Weile blind sein, war die Bitte, die in ihren Worten lag. Doch Sara fürchtete, daß sie einen hohen Preis bezahlen würde für diese Blindheit.
Sie griff nach Belindas Hand und drückte sie fest. Komm in die Welt zurück, versuchte sie ihr zu sagen. Ich weiß, daß es schmerzhaft ist, aber bitte tu es. Sie wußte, wo Belindas Gedanken sich hinwandten. In ihrer Verwirrung tauchte ein dunkler Reiter mit Kapuze über dem Kopf auf, der sie angriff, vergewaltigte und davonritt, ohne sein Gesicht zu zeigen. Was würde geschehen, wenn sich der Nebel über

ihrer Erinnerung auflöste und ihr klarwurde, daß die Vergewaltigung nicht einmal das Grausamste war, sondern die Tatsache, daß er es nicht einmal für nötig befunden hatte, sein Gesicht zu verstecken? Sie wünschte, Belinda würde schreien oder stöhnen wie die Frau, die sich vor ihren Augen krümmte und von allen bemitleidet wurde, aber auch alle nervte. Doch sie tat zumindest etwas. Sara wollte, daß Belinda aufwachte, ihre Augen und ihr Hirn klärte und sich auf ihre Erinnerung und ihren Zorn konzentrierte. Sie fürchtete, daß Belinda sich in unzugängliche Bereiche zurückziehen, kampflos sterben würde. Ein Teil von ihr wirkte bereits wie abgestorben.

Sara ging zu dem Tisch hinüber. »Hören Sie, ich weiß, daß Sie noch andere Patienten hier haben, aber ich glaube, meine Freundin steht unter Schock. Sie braucht sofort Betreuung.«

»Unter Schock?« wiederholte die Schwester kühl. »Sind Sie Ärztin?«

»Nein, bin ich nicht. Aber das ist doch offensichtlich! Sie ist vergewaltigt worden, um Himmels willen! Lassen Sie mich hier nicht auflaufen.«

Das Wort »vergewaltigt« geriet etwas lauter, als sie beabsichtigt hatte, und sie wußte, auch ohne sich umzudrehen, daß es jeder im Raum gehört hatte. Sie starrte die Schwester noch einen Moment an, weil ihr nichts einfiel, was sie noch tun konnte, dann ging sie zu ihrem Stuhl zurück.

Es vergingen weitere zwanzig Minuten, dann kam eine Schwester und rief Belindas Namen.

Im Sprechzimmer wurden sie von einem Arzt und einer Frau empfangen, die Wollrock und Blazer trug. Sara kam es vor, als liefen ihre Sinne auf Hochtouren; sie registrierte und vermerkte alles – die abgekauten Fingernägel der Frau, die Art, wie der Arzt es vermied, Belindas Blick zu

begegnen, das schwache Summen der Leuchtstoffröhren den scharfen Geruch von reinem Alkohol und Desinfektionsmittel, der Krankenhäusern eigen war.
»Hallo, ich bin Nicole«, sagte die Frau zu Belinda, die sich noch immer bewegte wie in Trance.
»Ich bin Sara«, sagte Sara zu Nicole. »Ich bin Belindas Freundin.«
Nicole trat auf Belinda zu. »Kommen Sie, setzen wir uns einen Moment.«
Belinda ließ sich zu einem Stuhl führen und setzte sich wie ein gehorsames Kind, das auf die Strafpredigt wartet.
»Möchten Sie mir erzählen, was passiert ist?« fragte Nicole. »Sind Sie von jemandem vergewaltigt worden, den Sie kennen?«
Sara hatte den Impuls, für sie zu antworten, doch sie wußte, daß sie das nicht tun durfte. Nach einigen Sekunden nickte Belinda langsam.
»Jemand, mit dem Sie verabredet waren?« fragte Nicole behutsam. Etwas in ihren Augen überzeugte Sara davon, daß diese Frau es schaffen konnte, Belinda zu finden, ihren Fußspuren zu folgen und sie zurückzubringen. Vielleicht identifizierte sie sich mit ihr; vielleicht war sie deshalb Beraterin in Vergewaltigungsfällen.
»Er ist mein Lehrer«, sagte Belinda mit kratziger Stimme. Sara zuckte zusammen, als sie das Präsens hörte. »Mein spiritueller Lehrer«, fügte Belinda hinzu.
»Können Sie mir noch mehr sagen?«
»Philippe.«
Sogar der Arzt reagierte auf diese Eröffnung. Sara hörte, wie er die Luft einsog – rasch und scharf. Natürlich, dachte sie – Philippe ist berühmt, einer von den Promis, die jeder nur beim Vornamen nennt und die in aller Munde sind. Nicole sah zu Sara hinüber, und Sara erwiderte ihren Blick

mit einem Gesichtsausdruck, der besagte: »Und du hast ihn bestimmt für Mr. Saubermann persönlich gehalten, wie?«
»Belinda«, sagte Nicole, »Sie werden jetzt untersucht werden, und ich möchte, daß Sie uns gestatten, die Beweismittel sicherzustellen, für den Fall, daß Sie sich entschließen, Anzeige zu erstatten. Sie können das noch heute tun oder es sich in Ruhe überlegen. Doch wir haben dann auf jeden Fall Beweise. Ich muß Ihnen jetzt noch ein paar Fragen stellen, um dem Arzt die Untersuchung zu erleichtern. Kam es zu Oralverkehr?«
Belinda zeigte keine Reaktion, als hätte sie die Worte nicht verstanden, doch dann sagte sie »nein«, und es klang nachdrücklich genug, um überzeugend zu wirken.
»Hat er ejakuliert?« fragte Nicole.
Ein stummes Nicken kam als Antwort.
Sara stellte sich vor, wie sie Philippe zu Boden schlug und ihn anschrie: »Und wie steht's mit deiner Warnung an Frauen, den Samen des Mannes nicht aufzunehmen, du Schwein? Der Saft von anderen ist schlecht, aber deiner ist in Ordnung, wie?« Dann trat sie ihn und ließ ihn liegen ... einen Moment lang fühlte sie sich besser.
Nicole stand auf, und Belinda erhob sich auch, wie eine Marionette. »Ich weiß, daß das alles nicht einfach für Sie sein wird«, sagte Nicole, »aber Sie müssen sich jetzt ausziehen und ein Hemd anziehen, wie bei einem Arztbesuch. Der Arzt wird eine Untersuchung der Vagina durchführen und Abstriche entnehmen.
Willigen Sie ein, daß wir diese Proben als Beweismittel aufbewahren?«
Belinda hatte ihren Pullover ausgezogen und starrte an ihrem Körper hinunter – als müsse sie sich wieder mit ihm vertraut machen. »Okay«, sagte sie. Sara hatte das Gefühl,

daß sie die Frage nicht wirklich gehört hatte, doch das spielte keine Rolle – die Antwort war richtig.
Der Arzt erklärte Belinda vor jedem Handgriff, was er tun würde. Nicole stand hinter ihrem Kopf und sagte ihr ab und zu, sie solle sich entspannen, alles würde gut werden. Doch Sara hatte das Gefühl, daß Belinda zu entspannt war. Sie rührte sich nicht, ihr Körper schien erschlafft, wie betäubt – oder er wollte sich nicht mehr bewegen, weil dann die Schmerzen wiederkamen. Sara erinnerte sich an etwas, was sie einmal über Schrapnellverletzungen gehört hatte. Die großen Metallstücke können entfernt werden, doch es bleiben immer Splitter zurück. Sie sitzen im Körper, verborgen und unerreichbar, und Jahre später macht die Person eine bestimmte Bewegung, und plötzlich ist der Schmerz wieder da – und ruft verschüttete Erinnerungen wach. Vielleicht würde es Belinda ähnlich ergehen. Irgendwann würde eine winzige Bewegung einen Splitter verschieben und sie in diesen weißen Raum zurückwerfen, und die Suche nach Verletzungen und Beweisen und der Blutgeschmack auf ihrer Lippe würden wieder lebendig.
Während Belinda sich anzog, trat Sara auf den Flur hinaus; ihr war schwindlig geworden, und sie hatte Mühe beim Atmen. Durch die Tür hörte sie, wie Nicole von einem Schwangerschaftstest, AIDS-Test und weiterer Beratung sprach. Sara hörte nicht, ob Belinda antwortete.

*

Es hatte aufgehört zu regnen, doch der Himmel hing voller Wolken – weiche graue Berge, die die Sonne verdeckten.
»Wieviel Uhr ist es?« fragte Belinda, als Sara sie im Auto anschnallte.
»Fast zwei.« Lieber Himmel, fast der halbe Tag war vergan-

gen. Hatte sie nicht vor ein paar Minuten noch den Morgen heraufdämmern sehen?
Sie fuhren schweigend zu Belinda. Vielleicht braucht sie Stille, dachte Sara. Vielleicht war Stille Balsam für sie, ein Heilkraut, das seine Wirkung entfalten würde, wenn man ihm die Chance dazu gab.
Als sie Belindas Haus betraten, fiel Sara ein leichter Duft auf. Eau de Toilette. Für Männer. Sie hatte ihn vorher nicht bemerkt, obwohl er schon da gewesen sein mußte.
»Was hältst du davon, wenn ich ein Räucherstäbchen anzünde?« fragte sie Belinda, ohne sich weiter dazu zu äußern.
»Okay.« Belinda stand nur da und schaute sich um. Mit demselben Blick, mit dem sie ihren Körper betrachtet hatte. Vielleicht kam ihr jetzt alles fremd vor.
Es dauerte eine Weile, bis Sara in dem unaufgeräumten Wohnzimmer auf die Relikte aus den Sechzigern stieß, von denen sich Belinda nie trennen mochte – Räucherstäbchen, Streichhölzer, ein Halter. Als Sara alles beisammen hatte und zwei nach Jasmin duftende Räucherstäbchen anzündete, merkte sie, daß Belinda im Schlafzimmer verschwunden war.
Sie nahm an, daß Belinda sich aufs Bett gesetzt oder hingelegt hatte oder daß sie sich auszog, um eine Dusche zu nehmen. Doch als sie den Raum betrat, stolperte sie über ihre Kleider am Boden. Belinda selbst kniete nackt neben dem Bett; ihr Kopf ruhte auf ihren gefalteten Händen.
»Was machst du da?« fragte Sara und versuchte, sich normal und beiläufig anzuhören.
»Ich bete.«
Sara kniete sich neben ihr hin. »Um was betest du?«
»Zu verstehen, warum das passiert ist.«
»Belinda, dafür brauchst du keinen Gott. Das kann ich dir

sagen. Es ist passiert, weil Philippe ein geistesgestörtes Schwein ist, und man muß ihm Einhalt gebieten, bevor er noch anderen Frauen Schaden zufügt.«

Belinda sah sie an, und zum ersten Mal an diesem Tag klärten sich ihre Augen – eine Blinde, die das Augenlicht wiedererlangt. Ihre Lippe platzte erneut auf und begann zu bluten. Sie wollte nicht heilen – der Riß bestand darauf, eine offene Wunde zu bleiben.

»Deine Lippe blutet wieder. Laß uns was suchen, was wir drauftun können.«

Sie half Belinda hoch, und sie gingen ins Badezimmer. Als Sara nach einem Waschlappen griff, bemerkte sie Blut auf Belindas Füßen und Tropfen auf dem Boden hinten ihr.

»Belinda –«

»Ich glaube, ich hab meine Periode bekommen.«

»Okay. Ich laß dir ein heißes Bad ein. Ein heißes Bad tut dir sicher gut, was meinst du?«

Dampf stand im Badezimmer, und Sara spürte ihr eigenes Blut, das aus ihrem Körper floß, das auf seltsame Weise mit Belindas Zyklus verbunden war – die Mondgezeiten, die innere Flut der Körper, die uralten Rhythmen gehorchte. Es war schon öfter vorgekommen, daß sie beide gleichzeitig menstruiert hatten. Sie hatten gelächelt, nicht viele Worte darüber verloren. Das war eine jener besonderen Gemeinsamkeiten von Frauen, von denen Männer sich immer ausgeschlossen fühlen. Doch diesmal konnte Sara nicht darüber lächeln. Das Blut auf Belindas Füßen erinnerte sie an Wunden von Nägeln.

Sara badete Belinda, zog ihr ein Nachthemd an und brachte sie ins Bett.

»Ich bleib hier draußen im Wohnzimmer«, sagte sie. »Ich laß dich nicht allein, okay?«

»Okay.«

Sara warf einen Blick auf Belinda, bevor sie hinausging. Sie sieht so hilflos und unschuldig aus, dachte sie, wie ein kleines Mädchen, das vom Fahrrad gefallen ist und sich das Gesicht aufgeschürft hat.

Sara hörte per Fernabfrage ihren Anrufbeantworter ab – Anthony hatte zweimal angerufen und erkundigte sich, wo sie war. Es war seltsam, wie fremd er ihr manchmal vorkam; wie jemand, den sie vor langer Zeit gekannt und aus den Augen verloren hatte. Ein anderes Mal wiederum schien er in ihrem Körper zu wohnen. Sie konnte ihn jetzt nicht zurückrufen – nicht von hier aus. Und ein Teil von ihr wollte auch, daß er ihr fernblieb; es fiel ihr dann leichter zu vergessen, wie schnell sie sich als seine Gefangene fühlte.

Der Regen setzte wieder ein; leicht zunächst, wie ein Schleier, der übers Haus wischte, dann wurde er heftiger. Bald hämmerte er stetig aufs Dach, und Sara fühlte sich, als wolle er sie einschließen. Sie saß in der Falle, in einer kleinen, trockenen Welt, umgeben vom wilden, nassen Tosen der Natur. Mit Belinda – mit jemandem, für den sie viel Liebe empfand. Doch was für eine Art von Liebe war es, die sie der Freundin, der Seelenverwandten, der Fremden entgegenbrachte, die fast ihre Geliebte geworden wäre?

Sie hatte nicht einschlafen wollen, doch als sie die Augen aufschlug, waren Stunden vergangen, und es wurde dunkel im Zimmer. Es regnete immer noch. Sara lag auf dem Sofa und horchte auf die Geräusche von draußen, träumte von Weite und von Dingen, die sie lange Zeit vergessen hatte. Irgendwo jenseits des Regens warfen die Sterne mit ihrem Licht um sich; andere Sterne stürzten ab. Ihre Mutter sagte immer, wenn eine Seele sterbe, falle ein Stern vom Himmel. Aber eine Seele kann doch gar nicht sterben, oder? grübelte Sara. Vielleicht einzelne Teile – wegen Tagen wie diesem, wegen Menschen wie Philippe, die herausgefun-

den haben, wie sie auch noch die Seelen der Unschuldigsten plündern können. Ein Teil von Belindas Seele muß gestorben sein, dachte Sara, wie ein Zacken, den man aus einem Stern herausbricht. Doch vielleicht würde die Wirkung nicht so dramatisch sein; vielleicht brach sich ihr Licht künftig einfach anders – nicht matter, nur in einem anderen Winkel.
Sara ging auf Zehenspitzen ins Schlafzimmer und betrachtete die schlafende Belinda; sie fühlte sich wie eine Mutter, die nach ihrem Kind sieht. Sie würde über Nacht hierbleiben, auf der Couch, so nahe, daß sie hörte, wenn Belinda aufwachte. Sie hätte sich gerne zu ihr gelegt, sie in die Arme genommen und vor Alpträumen beschützt, doch sie fühlte sich nicht fähig dazu. Sie konnte ihr nicht zu nahe kommen.

15

BELINDA Wenn Belinda einatmete, roch sie ihn – seine Haut, den Duft von Neutragena-Shampoo (es war ihr wie ein Zeichen großer Nähe vorgekommen, sein Shampoo zu kennen) und sein Eau de Toilette. Sie wußte, daß Sara es auch gerochen hatte – deshalb hatte sie die Räucherstäbchen angezündet. In manchen Augenblicken glaubte Belinda sogar, seinen Samen zu riechen, wenn sie einatmete. Sie wußte, daß sie eigentlich Ekel dabei empfinden sollte, doch er stellte sich nicht ein.

Es war ein milder, regnerischer Tag – ein Tag, der Belinda an England erinnerte. Dort wäre sie gerne gewesen – in England, unter einem schweren Himmel voll tiefhängender Regenwolken, mitten im Nebel, der sich auf ihr Gesicht legte. Sie war mit achtzehn Jahren zum ersten Mal dort gewesen, in den Sommerferien, bevor sie aufs College kam. Als das Flugzeug landete und sie das grüne Land um sich herum wahrnahm, hatte sie gedacht, daß sie schon einmal hier gewesen war – in einem anderen Leben. Das war häufig ihre Erklärung für solche Gefühle.

Allein der Gedanke an England, an seine weichen, grünen Hügel, munterte sie ein wenig auf.

»Schließ die Augen und denk an England, Liebes.« Hatten sie und Sara nicht manchmal darüber gelacht – über diese Ermahnung, die viktorianische Mütter ihren Töchtern mitgaben, zu einer Zeit, als nur Männer Spaß am Sex haben durften? Und ich tue es jetzt, dachte Belinda – ich schließe die Augen und denke an England, aber aus dem falschen Grund. Sie wollte damit den Erinnerungen an eine Vergewaltigung entkommen.

Vergewaltigung. Sie konnte sich nicht erinnern, wann sie dieses Wort gelernt hatte. Es war einfach aufgetaucht, als hätte sie es schon immer gekannt. Es war ein Wort, das man in der Zeitung las, ein Wort aus Statistiken, die eine ständig steigende Anzahl errechneten, ein Wort, das erst Gestalt und Gewicht angenommen hatte, als sie ihm nahekam. Und von da an wurde es immer schwerer, wie ein Schneeball, der den Hang hinabrollt und immer größer wird.

Sara hatte die Blutflecken auf dem Teppich mit Waschmittel behandelt, bevor sie sich morgens verabschiedet hatte. Sie hatte versucht, Gründe zu finden, um zu bleiben, doch Belinda hatte darauf bestanden, daß sie ging. Schließlich hatte Sara gesagt: »Okay, ich nehme an, du mußt ein bißchen allein sein.« Seither waren einige Stunden vergangen.

Belinda sah zu, wie die Regentropfen am Fenster hinunterrannen. Sie erinnerten sie an Tränen, und sie fragte sich, ob sie wohl jemals wieder weinen könnte. Ihr Inneres fühlte sich verdorrt an. Eine Wüstenlandschaft – ausgebleichte Knochen und Glassplitter.

Sara hatte ihr gesagt, sie solle Anzeige erstatten; wenn sie es nicht tat, müßten womöglich noch mehr Frauen leiden. Vielleicht geschah das jetzt schon. Doch da war jener Moment gewesen, als er die Hand ausstreckte und ihr Gesicht berührte, und sie sehnte sich nach mehr. In jenen Sekunden liefen Phantasien vor ihren Augen ab, hingen über ihr wie Sprechblasen aus Comicstrips. Würde jemand sagen, daß sie es gewollt hatte und es deshalb keine Vergewaltigung war? Würde er selbst das behaupten?

Zum ersten Mal ließ sie es zu, daß die Ereignisse vom Vortag zurückkehrten. Er hatte angerufen, als sie gerade aus der Dusche kam. Sie war tropfnaß und hatte den Anrufbeantworter eingeschaltet, doch etwas veranlaßte sie dazu, abzunehmen. Sie packte ein Handtuch, schlang es um sich und rannte ins Schlafzimmer. Und dann geschah etwas Seltsames – als sie gerade zum Hörer greifen wollte, blieb ihr die Luft weg, als seien ihre Lungen plötzlich geschrumpft. Sie atmete hektisch ein, beherrschte sich, doch ihre Stimme mußte merkwürdig geklungen haben, als sie sich meldete. Philippes Stimme am anderen Ende war wie geschmolzene Schokolade – nicht direkt klebrig, aber schwer und dunkel und sehr süß.

»Aus irgendeinem Grund habe ich heute öfter an dich gedacht«, sagte er. »Ich habe heute abend nicht allzuviel vor. Ich dachte, ich könnte dich besuchen und wir unterhalten uns ein wenig?«

»Ja, natürlich, gern«, sagte Belinda, verhedderte sich in den Worten. Vor ihrem Schlafzimmerfenster ging die Sonne unter – verglühte hinter den Bäumen – dieses orangefarbene Winterlicht, das alle dazu veranlaßt, innezuhalten und wie gebannt hinzustarren.

»Ich bin etwa in einer Stunde da«, sagte er. »Bis dann.«

Sie spürte, wie nervös sie war, als sie durchs Haus rannte und Zimmer aufräumte, die immer ziemlich unordentlich waren. Sie bürstete sich rasch die Haare und schminkte sich die Augen und suchte dann in ihrem Schrank nach etwas zum Anziehen. Sie entschied sich für das locker fallende, altmodische Samtkleid, das sie vor einer Woche gekauft hatte. Es war piniengrün und so weich, daß sie es gerne direkt auf dem Körper trug. Sogar die Außenseite war schmeichelnd, wie ein Atemhauch auf nackter Haut. Sie streifte es über den Kopf, zog keine Wäsche an. Diese

Entscheidung – diese Unterlassung – quälte sie nun. War mehr dahinter gewesen als ihre Vorliebe für den weichen Stoff? Mehr als die Tatsache, daß sie es so eilig gehabt hatte? War das eine offensichtlich sexuelle Geste gewesen? Quasi eine Herausforderung?

Während sie durchs Haus lief und Kerzen anzündete, Lampen einschaltete, herumliegende Schuhe aufhob, machte sie sich bewußt, daß Philippe fast eine mythische Gestalt für sie war. Ein Teil von ihr konnte sich nicht einmal vorstellen, daß er in einem Auto vorfuhr. Es schien viel naheliegender, daß er einfach landete, auf geheimnisvolle Weise vom Himmel herabstieg, plötzlich vor ihr stand. Warum wollte er sie allein treffen, nicht mit anderen, wie bei dem Essen bei ihr oder in seinem Büro? Dieses Mal hatte er sie allein ausgewählt. Sie versuchte, ruhig zu atmen, die Nervosität loszuwerden, die sich in ihr zusammenklumpte. Es stimmte, daß sie zu ihm aufschaute, daß er für sie kein gewöhnlicher Mensch war. Es war, als hätte Jesus angerufen, um sich zum Tee anzumelden. Doch sie spürte noch etwas anderes; hatte sie auch Angst vor ihm? Vielleicht war es Verehrung, dieses Gefühl, doch sie hielt es für Angst; es saß im selben Teil ihres Magens – jenem Teil, der sich auch dem tiefen Atem verweigerte.

Sie ging nach draußen, um den Kopf zu klären, sich zu beruhigen, aufzublicken und dem Himmel zu danken für diesen unerwarteten Besuch an einem Abend, an dem sie nichts anderes vorgehabt hatte, als sich im Fernsehen Wiederholungen von »Married with Children« anzusehen. Ein paar Wolken hingen am Nachthimmel – ein Sturm nahte –, doch dazwischen blinkten die Sterne. Die Nacht schien gewaltig, als habe sich der Himmel geweitet, gedehnt, mehr Sterne verteilt.

Als sie seinen Wagen kommen hörte, ging sie ins Haus und

blieb im Wohnzimmer stehen, bis er klopfte. Dann wartete sie noch ein paar Sekunden, bevor sie zur Tür ging und öffnete. Ich bin kein bißchen ängstlich, betete sie sich innerlich vor – ach, ist die Stunde schon vorbei?
Seine Haare wirkten frisch gewaschen – er trug sie zurückgebunden, doch ein paar Strähnen hatten sich auf die Stirn verirrt. Das Türlicht spiegelte sich auf dem glänzenden Schwarz.
Er trug ein weißes T-Shirt und einen schwarzen Armani-Anzug; durch die Arbeit mit Sara erkannte Belinda Designerkleidung auf einen Blick.
»Wie geht es dir, Belinda?« fragte Philippe und trat ein. Er stellte die Frage immer auf eine Weise, die ihr das Gefühl gab, daß es keine richtige Antwort darauf gab. Schon bevor sie etwas äußerte, kam sie sich wie eine Lügnerin vor.
»Gut«, sagte sie und erwartete, daß er »das glaube ich dir nicht« oder etwas in dieser Art erwidern würde.
Doch das tat er nicht. »Du siehst wunderbar aus«, sagte er statt dessen.
»Danke.« Sie schloß die Tür und stand ratlos einen Moment herum, vergaß ihre Manieren. »Ähm – möchten Sie etwas trinken? Saft? Mineralwasser? Ich kann auch Tee kochen.«
»Wasser ist mir am liebsten«, sagte er, ließ sich in einer Couchecke nieder und setzte sich zurecht, als posiere er für ein Werbeposter für seinen Anzug. »Dein Haus erzählt so viel von dir«, rief er, während sie in der Küche Limonenscheiben über Gläsern mit Pellegrino ausdrückte.
»Inwiefern?« fragte Belinda, als sie ins Wohnzimmer zurückkam. Sie setzte sich in gebührendem Abstand von ihm.
»Es strahlt Wärme und Sinnlichkeit und auch Humor aus.«
»Mein Haus wirkt humorvoll?«
»Außerordentlich. Das sieht man an den Maxfield-Parrish-

Drucken dort drüben und den Szenen aus ›Pu der Bär‹ im Eßzimmer.«
Belinda fühlte, daß sie errötete. Es war ihr unangenehm, daß sie dazu neigte. »Na ja, ich sammle alles mögliche. Ich tausche gerne Sachen, und ich glaube, ein Teil von mir ist nie richtig erwachsen geworden.«
»Ich finde das sehr charmant.« Er sah sie prüfend an, und sein Blick schien zu sagen: Kommen wir zur Sache. »Ich bin noch nie einem Menschen wie dir begegnet, Belinda«, sagte er und trank einen Schluck von seinem Wasser. »Schon als ich dich das erste Mal bei mir im Publikum sah, habe ich gespürt, daß du anders bist als die anderen. Und etwas an dir war mir vertraut. Mir kommt es vor, als würde ich dich schon lange kennen. Ich merke, daß ich deine Gedanken, manchmal auch deine Ängste errate. Du hast viel Angst davor, daß Menschen dich kennenlernen, nicht wahr? Du hast Angst, daß sie dann weggehen, dich verlassen. Also vermittelst du ihnen das Gefühl, daß sie Bescheid wissen über dich, doch du errichtest Mauern um dich herum, von denen keiner etwas ahnt.«
»Na ja, ich glaube, das hat doch irgendwie jeder, oder? Ich meine, in bestimmten Bereichen sind wir alle unsicher, und –«
»Wir haben über dich gesprochen«, sagte er fest. »Ist es nicht so? Habe ich nicht recht?«
»Doch.« Das Wort schwebte ins warme Licht wie eine Feder. »Ich meine wohl, wenn die Leute nicht all meine Geheimnisse kennen – all die dunklen Stellen –, habe ich mehr Chancen, sie bei mir zu halten.«
»Du meinst die verletzten Stellen?«
»Ja«, gab Belinda zu.
»Mhm.« Philippe trank einen kleinen Schluck Wasser und verlor sich in Gedanken, schien über etwas weit Entferntes,

Rätselhaftes nachzusinnen. »Doch irgendwann«, sagte er und schaute sie wieder durchdringend an, »begegnen wir jemandem, dem wir vertrauen müssen. Jemandem, der sich nicht von uns täuschen läßt, der uns durchschaut. Der Mensch, der unsere Verbindung zu sein scheint.«
»Verbindung zu was?« fragte Belinda. Sie zog ihre bloßen Füße unter sich, versteckte sie unter dem dunkelgrünen Samt.
»Zu einem Teil unseres Selbst. Es ist wahr, daß wir alle solche Orte in uns haben, die wir nicht entblößen wollen, weil wir fürchten, dann geächtet zu werden. Deshalb werden uns Menschen geschickt, die uns mit unseren Ängsten konfrontieren. Auch ich bin da keine Ausnahme – ich habe dieselben Neigungen. Das versuche ich, dir verständlich zu machen – als ich dich zum ersten Mal sah, spürte ich, wie sich all die dunklen Stellen rührten, die ich keinem offenbaren wollte. Ich wußte, daß du mir aus diesem Grund geschickt wurdest.«
»Was für Stellen sind das?« Die Situation hatte etwas Surreales. Philippe vertraute sich ihr an? Vertauschte die Rollen und war der Verletzliche? Ließ sich in die Karten schauen? Doch es war tatsächlich so.
Er lehnte sich zurück, holte tief Luft und atmete langsam aus – wie man es tut, bevor man eine lange gehütetes Geheimnis preisgibt. Dieses lange Ausatmen scheint eine Art Tor zu sein; wenn man es durchschritten hat, darf sich die Geschichte entfalten.
»Ich bin verheiratet«, begann er. »Auf dem Papier jedenfalls – meine Frau und ich haben uns seit beinahe sieben Jahren nicht mehr gesehen. Ich habe früher einmal ein ganz anderes Leben geführt, Belinda; ich hatte auch einen anderen Namen, weshalb es bislang niemandem gelungen ist, diesen Teil meiner Geschichte zutage zu fördern. Doch

in manchen Momenten ist mir, als blicke ich mir selbst über die Schulter. Mein damaliges Leben brachte mich langsam um. Oberflächlich betrachtet war alles in Ordnung – ein Häuschen in einer guten Gegend, farblich abgestimmte Zimmer und all die hübschen Fußangeln, die meiner Frau so wichtig waren. Dann bekam sie multiple Sklerose – du weißt, diese schreckliche Krankheit. Sie beginnt mit winzigen Symptomen, die man gemeinhin übersieht, dabei hat sie ihre Opfer längst im Griff. Als wir uns dann trennten, war sie schon so schwach, daß sie ohne Hilfe kaum gehen konnte. Doch ich habe sie nicht wegen ihrer Krankheit verlassen – ich möchte, daß du das begreifst.«

Belinda nickte. Wie hätte sie ihm ihr vorbehaltloses Verständnis verweigern können? Er öffnete die verschlossenen Kammern seines Lebens, ließ sie hineinblicken. Wie hätte sie ihm etwas vorenthalten können? Sie sah ihn vor sich, wie er rastlos durch Räume wanderte, die im Laura-Ashley-Stil eingerichtet waren; *Schöner wohnen*-Magazine auf kleinen weißen Korbtischchen. Er streifte durchs Haus, wußte, daß er gehen mußte und daß seine Frau glauben würde, ihre Krankheit sei der Grund. Wie sagt man einem kranken Menschen: Nein, es liegt nicht an der Krankheit, es liegt an dir, an uns, an allem, bloß nicht an der Krankheit.

»Ich konnte einfach nicht so leben, wie sie es sich wünschte. Ich bin dafür bestimmt, den Menschen zu dienen, wie ich es jetzt tue. Und sie zu führen – ich wußte immer, daß ich zum Führer geboren war. Ich schicke ihr Geld, doch wir sprechen selten miteinander. Wenn ich mich von ihr scheiden ließe, käme es an die Öffentlichkeit – das verstehst du bestimmt –, und man würde mein Verhalten verurteilen. Sich von einer Frau scheiden zu lassen, die an einer so schrecklichen Krankheit leidet ...«

»Wo lebt sie?« fragte Belinda.

»Das kann ich dir nicht sagen«, antwortete er schroff. »Einzelheiten sind nicht wichtig. Ich möchte dich hier an etwas teilhaben lassen – daran, daß auch ich vor manchem in meinem Leben fliehe. Vor Dingen, die ich verbergen und von denen ich mich abwenden muß, Dingen, über die ich nicht sprechen kann. Doch es ist so erlösend, wenn man mit jemandem reden kann, der diese Geheimnisse bewahrt und einen nicht verurteilt. Weißt du, es gibt so viele, die darauf aus sind, mich zu verurteilen – ich schätze, so ist es immer, wenn man sich nach vorne wagt, um Menschen den Weg zu weisen.«

Eine Träne war ihm übers Gesicht gelaufen; geistesabwesend wischte er sie fort. Er wirkte weich, wie auf einer Kohlezeichnung mit verwischten Kanten und Linien. Seine Augen glänzten, als warteten dort noch mehr Tränen. Belinda legte ihre Hand auf seine, eine Geste, mit der sie sagen wollte: »Ich verstehe – ich verstehe, wie schwer eine Geschichte auf einem lastet, die man niemandem erzählen kann. Manchmal erdrückt sie einen beinahe.«

Geschah es in diesem Moment? Daß die Luft oder die Erde oder irgend etwas Gewaltiges sich rührte? Sie konnte sich nicht mehr erinnern. Es regnete jetzt heftiger, und der Regen unterspülte ihr Gedächtnis wie eine schlechte Straße. Sie schloß die Augen, stürzte sich in die Flut und suchte nach Anhaltspunkten, nach etwas, das ihr verstehen half. Ihre Hand auf seiner – daran erinnerte sie sich –, und dann hatte er den Arm nach ihr ausgestreckt. Doch in dieser Geste lag nichts Grobes; das kam erst später. Seine Handfläche strich über ihre Wange, über ihr Ohr, glitt zu ihrem Nacken, und die Erde stockte einen Moment und atmete nicht mehr. Nein, nicht die Welt war es – sie selbst, die zu überrascht war, um zu atmen, nicht sicher war, was sie tun sollte. Sara hatte recht: Für Belinda war Philippe göttlich, unberührbar. Doch da war er und berührte sie wie ein ganz normaler Mann. Sie wollte nicht, daß er normal war, aber sie wollte seine Berührung – sie lehnte sie nicht ab. Doch auch Angst regte sich in ihr, unmißverständlich.

»Du und ich, wir sind die Verbindung«, sagte Philippe mit dunkler Stimme. »Wir besitzen nun Geheimnisse voneinander, wir sind miteinander verbunden wie mit niemand anderem.«

Er kam ihr noch näher, sein Atem war wie heißer Dampf auf ihrer Haut. Sie fragte sich kurz, ob sie gemeinsam zum Himmel auffahren würden, wenn sie ihn küßte. Seine Hand packte ihren Nacken fester, und seine andere Hand schob den samtigen Stoff auf ihren Schenkeln nach oben. Noch ein paar Zentimeter, und er kannte ein weiteres Geheimnis – nichts darunter. Wollte sie das? Sie versuchte, klar zu denken, die Situation zu erfassen, sich zu entscheiden – sie konnte sich doch entscheiden, oder? Aber ihr Wille verschwamm, und auch das Zimmer – die Flammen der Kerzen, das Strahlen der Lampen, alles kreiste und flirrte wie auf dem Jahrmarkt.

»Philippe, ich weiß nicht –« begann sie, doch der Satz verkeilte sich und hing fest.

»Doch, du weißt es. Du hast es schon immer gewußt«, antwortete er.

Sie hatte es nicht gewußt, aber jetzt begriff sie. In diesem Moment wurde ihr klar, daß sie in die Augen eines Fremden starrte. Seine Augen waren plötzlich wie Klingen, stählern und bedrohlich kamen sie näher. Nichts an ihm war ihr vertraut. Der Kokon war aufgerissen und kein Schmetterling kam herausgekrochen, sondern ein Mutant. Das Spiel änderte sich – keine Worte mehr, keine Vertrauensseligkeit mit Tränen. Sein Mund preßte sich auf ihren, er war hart wie eine Zwinge, nahm ihr den Atem. Seine Finger quetschten ihren Nacken, seine andere Hand war zwischen ihren Schenkeln, und plötzlich war er auf ihr, und er war schwerer, als sie gedacht hatte. Er preßte ihr die Luft aus dem Körper, saugte ihr den Atem aus dem Mund. Zumindest empfand sie es so. Und alles wurde langsamer – ein leierndes Band, ein Tanz von Betrunkenen.

»Aufhören«, brachte sie mit dem Rest ihres Atems hervor.

Er gab ihren Mund frei, doch nur ein wenig – nur um zu sprechen.

»Widersetzt du dich mir, Belinda?« sagte er. »Gehorchst mir nicht? Du sagtest, du würdest mir folgen.«

»Aber –«

»Hast du das nicht gesagt?« Seine Stimme wurde lauter, schmerzte in ihren Ohren. »Hab ich dir nicht gesagt, es würde nicht immer einfach sein? Daß du tun müßtest, was ich dir gebiete? Hast du nicht gesagt, du wolltest das tun?«

Sie nickte. Mehr konnte sie nicht machen – ihre Stimme war verstummt.

»Verräter werden bestraft – das weißt du, Belinda.«

Er holte aus und schlug ihr ins Gesicht – Schlag und Fausthieb zugleich. Ihre Lippe platzte auf, und Blut schwappte an ihre Zähne. Sie schluckte es, konzentrierte sich auf den salzigen Geschmack, das glitschige Gefühl – auf alles, was ihren Geist in ihr hielt, fern von dem, was hier geschah. Vorher hatte er ihr Gesicht zärtlich berührt wie ein Liebhaber – erst vor wenigen Sekunden, wie ihr schien. Wurde sie dafür nun bestraft? Für ihre Gedanken? Sie waren abgewichen, doch vielleicht hatte er es gemerkt. In dieser Sekunde hatte sie vergessen, seine Schülerin zu sein; sie war errötet wie eine Geliebte, und er würde sie nie wieder so zärtlich berühren.

Er zerrte ihr grob das Kleid über den Kopf. Einen Moment lang war sie in Sicherheit, verborgen in einem dunklen, pinienfarbenen Wald, Samt bedeckte ihre Augen. Wenn nur die Zeit bei diesem Augenblick stehengeblieben wäre. Blut und Tränen rannen durch ihre Kehle, doch als er sie an den Handgelenken packte und von der Couch hochriß, tropfte plötzlich eine wäßrige rote Flüssigkeit aus ihrem Mund und lief über ihr Kinn.

Er zerrte sie ins Schlafzimmer. »Nie wieder wirst du trotzig sein«, sagte er, und seine Hände waren wie Klammern.

Wann hatte er sein Jackett ausgezogen? Nachdem er sich auf sie geworfen hatte? Belinda hatte kein Zeitgefühl mehr. Es gab nichts Lineares mehr, wie Sekunden, die aufeinanderfolgten und zu Minuten wurden. Alles stürzte durcheinander – im einen Moment rasend schnell, im nächsten quälend langsam.

Ihr Bademantel, den sie aufs Bett geworfen hatte – sie sah ihn, sie wollte zu ihm, wollte sich hineinkuscheln und ins Bett gebracht werden wie nach einem bösen Traum. Dies alles sollte ein böser Traum sein. Doch die Fessel an ihren Handgelenken war zu real, und sein Gesicht kam nicht aus ihren Träumen. Philippe – ihr Geist floh vor den Silben seines Namens.

»Sei still!« sagte er.

Doch sie war sich nicht bewußt, daß sie Töne von sich gegeben hatte. Vielleicht weinte sie – Salz in ihrem Hals – mußten Tränen sein. Sie versuchte alle Geräusche zu unterbinden, auch wenn sie sie nicht wahrnahm, horchte statt dessen auf die Töne von draußen. Wind – sie hörte, wie der Wind ums Haus pfiff. Ein Sturm nahte, hatten sie in den Nachrichten gesagt. Doch der Wind verstummte, als seine Hand sie wieder schlug, sie unter dem Auge traf. Vielleicht war der Wind auch nicht still; vielleicht erstarrten nur alle ihre Sinne. Sie sah nichts mehr, hörte nichts mehr, spürte nichts mehr.

Ihr Intellekt kam ihr zu Hilfe, wie immer, wenn das Grauen zu unerträglich wird. Ihr Geist verschloß sich – nicht ganz –, aber genügend, um nur einige Bilder, nur einige Geräusche, nur einige Empfindungen zu ihr durchdringen zu lassen – den Rest bewahrte er auf. Doch jetzt holte sie das gesamte Erlebnis ein. Wenn sie es zuließ, würde es über sie hereinbrechen wie eine Lawine und sie unter sich begraben. Es war schlimmer geworden. Die Vergewaltigung riß an ihr, brüllte in den tiefsten Gräben ihrer Seele. Sie hatte gesehen, wie sie ihr folgte, sie nicht aus den Augen ließ. Sie war der Schatten, der immer verschwand, wenn sie sich umwandte, um ihn anzusehen. Sie wollte ihr einen anderen Namen geben, doch es war ihr nicht möglich.

Vielleicht würde sie irgendwann Teil ihrer Geschichte, ihres Vermächtnisses und – wenn sie Glück hatte – ihrer Weisheit werden. Doch das war eine Sache der Zukunft, wenn es so etwas überhaupt gab. Vorerst mußte sie immer und immer wieder zu diesen Stunden zurückkehren, bis alles seinen Platz gefunden hatte, bis nichts mehr verborgen war, das plötzlich herausspringen und sie erschrecken konnte.

Noch nie in ihrem Leben hatte sie solche Angst gehabt. Ihr war, als sei sie im Standbild eines Films gefangen, der von einer Fremden handelte. Doch sie wußte, daß sie das Thema des Films war. Ihr Geist zerbröselte, zerlegte und ordnete folgende Dinge:

das Geräusch seines Reißverschlusses. Licht, das von einem Kristallflakon auf ihrer Frisierkommode reflektiert wurde. Eine Sirene irgendwo in der Ferne. Sein Gewicht, das wieder auf sie stürzte, als er erneut in sie einbrach – in ihr Inneres, wo sonst wohlige Gefühle waren, doch sie wußte plötzlich nicht mehr, wie es war, wenn nichts schmerzte. Der Schmerz drang tiefer. Ihr Bauch tat weh; der Schmerz

strahlte bis zum Herzen. Hände rissen an ihren Haaren, doch es war nur ein vages Gefühl, sie spürte es nicht wirklich. Sie sah ihren Körper in zwei Teilen vor sich – du kannst dem einen Teil weh tun, aber hier hört es auf.
Und das funktionierte. Ihre Tränen versiegten, ihr Herz war gerettet, er konnte nur einen Teil von ihr vergewaltigen. Beine und einen halben Torso, mehr bekam er nicht.
Und das letzte Bild – das an den Rändern ihres Geistes lauerte, ob sie wach war oder schlief: Als er von ihr heruntersteig, seine Hosen hochzog und ihre Fesseln löste, hielt er einen Moment inne, blickte auf sie herunter und lächelte – ein eiskaltes, grausames Lächeln, das den Rest ihrer Kraft vernichtete, ihre Muskeln verflüssigte und es ihr unmöglich machte aufzustehen, nachdem er verschwunden war und sich das Geräusch seines Wagens in der Ferne verloren hatte.

*

Es regnete so heftig, daß die Tropfen nicht mehr an der Scheibe herunterrannen, sondern wie eine Wand aus Wasser vom Himmel stürzten. Vielleicht regnet es vierzig Tage und Nächte, dachte Belinda, aber die Arche muß jemand anders bauen – ich bin zu müde. Sie ging in die Küche, trat dabei vorsichtig über die nassen Flecken auf dem Teppich, die noch immer hellrosa waren. Sie setzte im Teekessel Wasser auf. Ein paar von Philippes Bändern lagen auf dem Küchentresen. Sie hatte seine Vorträge so oft gehört, daß sie wahrscheinlich im ganzen Haus, in jedem Zimmer, auf diese Bänder stoßen würde.
Sie betrachtete sie und kam sich dabei vor wie eine Witwe, die die Kleidung ihres verstorbenen Gatten ansieht – was sollte sie mit ihnen machen? Dem Roten Kreuz stiften? Auf dem Flohmarkt verkaufen? Und es widerstrebte ihr, sie zu

berühren. Bänder mit Titeln wie »Die Krieger Gottes« oder »Wie man seine geistige Abwehr aufbaut«. Erst jetzt fiel ihr auf, daß die militaristische Sprache nicht besonders spirituell wirkte.

Der Teekessel pfiff; die Küche war voller Dampf. Sie drehte die Flamme langsam kleiner, horchte, wie sich das Pfeifen veränderte, als die Hitze schwächer wurde. Es war, als sei sie lange Zeit aus der Welt weggewesen, und nun, da sie zurückgekehrt war, betrachtete sie die einfachsten Dinge mit der Neugier eines Kindes – den pfeifenden Teekessel, die Dampfwölkchen in der Luft, die beschlagenen Fenster. Und sie wollte nicht über diese eine Sache nachdenken – die Frage, ob sie Anzeige erstatten sollte oder nicht. Wenn sie daran dachte, sah sie das Lächeln vor sich, das er ihr zugeworfen hatte, bevor er das Haus verlief – das Lächeln, das ihr das Blut aus den Adern gesogen hatte wie der Biß eines Vampirs. Irgendwie stand die Frage der Anzeige mit diesem verzerrten Lächeln in Zusammenhang. Zumindest folgte auf den einen Gedanken immer sofort dieses Bild.

Minuten vergingen; der Teekessel pfiff nicht mehr, und der Regen hörte sich anders an. Sie hatte das Teetrinken vergessen; ein anderer Gedanke hatte sie in seinen Bann gezogen. Sie erinnerte sich, daß Nicole ihr eine Visitenkarte gegeben hatte. Sara hatte sie genommen und in Belindas Brieftasche gesteckt. Brieftasche ... Eßzimmertisch ... wo sie sonst immer ihre Schlüssel hinwarf. Da war sie, was verblüffend war, da sie sonst nie etwas auf Anhieb fand in ihrem Haus. Belinda starrte lange auf die Karte. Gab es wirklich »Hilfe« bei Vergewaltigung, wie es der Name der Beratungsstelle versprach? Oder war das Wort nur dazu da, die Leute munterer zu stimmen – wie Aspirin bei Kopfschmerzen? Irgendwo hinter dem Schmerzmittel lauern noch immer die Kopfschmerzen. Und irgendwo weit innen

würde sie immer Opfer einer Vergewaltigung sein. Er hatte nicht nur ihren Körper vergewaltigt – das verstörte sie am meisten. Er hatte einen Traum vergewaltigt, der noch am Wachsen war. Sie hatte wirklich zu glauben begonnen, daß Gott vielleicht doch nicht böse auf sie war, daß sie doch keine schlimme, zu ewiger Verdammung verurteilte Sünderin war. Sie hatte zu glauben begonnen, daß ihr Vater nicht recht gehabt hatte, daß die Welt gut sein konnte und das Leben schön, und daß sie heiter sein und ihr Recht auf Glück in Anspruch nehmen konnte. Waren das nicht Philippes Worte gewesen?
Sie war an einer gottverlassenen Straße gestanden, eine Anhalterin, und er hatte sie mitgenommen, auf den Berggipfel gezeigt und gesagt: »Dort – dorthin werde ich dich führen. In die Höhe, der Sonne entgegen.« Er hatte sie durchs Gartentor gezogen, doch statt ein verzaubertes Königreich vorzufinden, kam sie in die Hölle. Nun stand sie inmitten von Schutt und Asche, und sein furchterregendes Lächeln verfolgte sie. Es verriet ihr die Zukunft, und sie war schlimmer als die Vergangenheit.
»Nicole?« sagte Belinda zu der Stimme, die am Telefon war. Ihre eigene Stimme hörte sich hohl und fremd an; sie wußte nicht mehr, wann sie zum letzten Mal gesprochen hatte.
»Ja, hier ist Nicole.«
»Hier spricht Belinda – Sie waren bei mir im Krankenhaus, als –«
»Ja, Belinda, wie geht es Ihnen?« Nicoles Tonfall ermutigte Belinda. Nicole erinnerte sich an sie, schien sich zu freuen, daß sie anrief.
»Ich, äh – ich möchte Anzeige erstatten.«

*

Belinda fuhr mit dem Wagen ins Krankenhaus. Nicole hatte gesagt, daß ein Polizeibeamter dorthin kommen würde. Belinda hätte Sara bitten können, sie hinzufahren, wahrscheinlich hätte sie es tun sollen, doch sie mußte das allein erledigen. Es regnete immer noch – heftig und ununterbrochen, und die Rinnsteine an der Straße quollen über. Die Reifen surrten im Wasser, säuselten ein Schlaflied. Neben ihr auf dem Sitz lag das grüne Samtkleid. »Bringen Sie alles mit, was Sie anhatten«, hatte Nicole ihr gesagt. »Als Beweisstücke.« Sie hatte das Kleid zusammengeknüllt wie die böse Erinnerung, die damit zusammenhing. Sie wußte, daß sie es nie wieder tragen würde.

»Das ist Detective Boyd«, sagte Nicole, als Belinda in ihr Büro geführt wurde. Dunkelblauer Anzug, blaßblauer Teppich – ihre Wahrnehmung driftete in absurde Richtungen ab – Farbkombinationen, die blauen Augen des Polizisten in seinem rötlichen Gesicht, sein rotes Haar im Kontrast zu den Blautönen im Zimmer. Er sah aus, als könnte man ihn auch in einem irischen Pub antreffen. Sie rief ihre Gedanken zur Ordnung, versuchte sich zu konzentrieren. Jetzt passierte es – jetzt war der Moment, in dem alles ans Licht kam. Philippe hat mich vergewaltigt, und die ganze verfluchte Welt soll es wissen. Sie warf einen Blick auf die Tür, überlegte sich, ob sie verschwinden sollte, doch sie blieb.

Wortlos reichte Belinda dem Polizisten das grüne Kleid.

»Das hatten Sie an?« fragte er, nicht kalt, sondern nüchtern.

Das ist seine Aufgabe, dachte Belinda, sich an die Fakten zu halten.

»Das hatte ich an, bevor er es mir ausgezogen hat.«

Boyd rollte das Kleid auf und sah es sich an. Belinda bemerkte einen Riß an der Seite. Sie hatte nicht gehört, daß das Kleid gerissen war. Vielleicht war es in dem Moment passiert, als sie auf den Wind horchte.

»Und Unterwäsche?« fragte er.

»Ich hatte keine an.«

Er sah kurz hoch, bevor er das notierte. Kein gutes Zeichen – sie wußte es. Nur schlimme Mädchen tragen keine Unterwäsche. Sie konnte die Augen nicht von ihm abwenden; sie fürchtete, sie ahnte es sogar, daß neben Nicoles Stuhl der Geist ihres Vaters stand, und er nickte und murmelte: »Ich hab's dir ja gesagt.«

»Sie müssen jetzt versuchen, alles, was passiert ist, so genau wie möglich zu berichten«, sagte Nicole, und der Polizist nickte, dankbar für die Unterstützung.

Belinda gab die Ereignisse wieder, und sie hörte sich selbst reden, als säße sie in einem Zuschauerraum und höre jemand anderem zu. Boyd bat sie, alles noch einmal zu wiederholen, und ab und zu unterbrach er sie und stellte Fragen. Doch was ihr keine Ruhe ließ, war das, was sie ausließ. Später grübelte sie immer wieder über diese Auslassungen nach. Sie erzählte nichts von Philippes Geständnis, von seiner kranken Frau und seiner sorgsam gehüteten Vergangenheit. Sie bewahrte sein Geheimnis für ihn – dabei hatte er sie vergewaltigt, und es war absurd, sich an diese Absprache zu halten. Doch sie tat es, ohne mit der Wimper zu zucken.

»Er hat davon erzählt, wie sehr er angefeindet wird«, sagte sie; sie zerteilte die Wahrheit und berichtete nur von einem Teil. »Wie alle ihn ständig verurteilen. Er tat mir leid – deshalb hab ich meine Hand auf seine gelegt. Ich wollte ihn nicht... Sie wissen schon, ihn anmachen oder so.« Sie glaubte, daß sie die Wahrheit sagte. Näher kam sie im Augenblick nicht heran.

»Wann fing er an, Sie zu schlagen?« fragte Boyd.

»Während ... mittendrin, glaube ich.« Sie dachte an Philippes Augen. Sie sagten ihr, daß sie die Schläge verdient hatte, und ein Teil von ihr überlegte, ob er recht gehabt hatte. Doch davon sagte sie nichts zu Boyd.

Und sie erzählte auch nicht von dem winzigen Moment zu Anfang, als ihr Herz schneller schlug bei der Vorstellung, daß er sie küssen würde. Doch ihre eigene Unterkühltheit verwirrte sie am meisten – der trockene, unbeteiligte Tonfall, in dem sie die ganze Geschichte vortrug. Deshalb hatte sie das Gefühl, daß jemand anders sprach. Vielleicht hatte Philippe recht – der Samen enthält die Saat des Charakters eines Mannes. Wenn man ihn aufnimmt, absorbiert man einen wesentlichen Teil von ihm. Hatte er ihr das angetan? Hatte er sie irgendwie in eine Art Zwilling von ihm verwandelt, ihr das Eis aus seinen Adern eingeflößt?

*

Belinda fuhr nach Hause; die Straßen waren naß, der Regen hatte sich in Nebel verwandelt. Der Asphalt glänzte, und sie stellte sich vor, daß die Straße vereist war – daß sie sich auf einem vereisten Straßenabschnitt befand, den sie gemeinhin als ihr Leben bezeichnete. Und irgendwann war die Straße trocken; sie wurde breiter, die Kurven sanfter und ungefährlicher. Früher hätte sie sich das noch einreden können. Doch das war vorbei. Sie konnte durchaus nach vorne blicken, in die Zukunft. Doch sie sah dort nur einen langen Winter, und alle Straßen waren vereist.

16

SARA Sara half Mark dabei, sich wieder in seiner Wohnung einzurichten. Das Experiment, sich zu Hause bei den Eltern gesund pflegen zu lassen, war nach einer Woche gescheitert, womit einmal mehr die These bewiesen war, daß man nicht ins Elternhaus zurückkehren kann.

Sara brauchte dringend Schlaf. Die Nacht zuvor bei Belinda hatte sie kaum ein Auge zugetan; die Couch war unbequem, und sie hatte ständig Philippe vor sich gesehen, der Belindas Handgelenke ans Kopfteil fesselte und sich wahrscheinlich an ihrer Angst aufgeilte. Sie war todmüde, doch jedesmal wenn sie die Augen schloß, klappten sie wieder auf.

Marks Apartment lag im zweiten Stock eines alten, eleganten Hauses in Beverly Hills. Die Räume waren hoch und hatten Parkettböden und Erkerfenster, die auf einen schattigen Hinterhof hinausgingen. In seiner gegenwärtigen Verfassung fiel ihm das Treppensteigen nicht leicht, doch er wollte sich nicht helfen lassen und schaffte es ohne Saras Unterstützung. Er ließ es jedoch zu, daß sie seine Sachen verstaute, ihm Tee kochte und aufräumte, damit er nicht über Bücher und Aktenordner stolperte.

»Ich hab ein schlechtes Gewissen, daß ich zu Hause ausgezogen bin«, sagte er zu Sara, während er an Krücken durchs Wohnzimmer humpelte. Sein Bein steckte noch in dem Gips, den Sara mit Zitaten von Rimbaud und Dorothy

Parker verziert hatte. »Aber ich hab es nicht mehr fertiggebracht, ewig das Essen ins Klo zu werfen. Ich weiß, daß Mutter sich wirklich Mühe gegeben hat, aber ich brauche was Vernünftiges zu essen. Cream Cheese und Marmeladenbrote bringen's nun wirklich nicht, und von Jell-O wußte ich nicht mal, daß so was noch auf dem Markt ist. In was für eine Ernährungskategorie fällt das wohl?«

»In die Kategorie schmales Haushaltsbudget. Mark, kannst du dich bitte mal hinsetzen? Ich kann besser aufräumen, wenn du nicht hin und her läufst – oder vielmehr humpelst.«

»Ich habe Bewegungsdrang«, sagte Mark. »Ich will nicht mehr sitzen, und ich will vor allem nicht mehr im Bett liegen.«

»Vielleicht kannst du für die Paralympics trainieren? Leute an Krücken nehmen sie bestimmt. Ich meine, warum auch nicht? Wir sind hier schließlich in L. A. Warum sollte man wegen eines gebrochenen Beins sein Fitneßprogramm unterbrechen?«

In diesem Moment, während Sara sich noch über Marathonläufe für Gehbehinderte ausließ, fiel ihr Blick auf den Fernseher, der nebenbei lief. Philippes Gesicht schaute ihr entgegen. Er wurde von Polizisten abgeführt, und Reporter belagerten ihn; er schien das Chaos um sich her nicht zu sehen, blickte starr geradeaus.

»Eine junge Frau, Belinda Perry, hat gegen den New-Age-Guru Anzeige wegen Vergewaltigung erstattet«, sagte die Reporterin mit erhobener Stimme, um den Tumult zu übertönen. Sara und Mark starrten stumm auf die Bilder; der Schock hatte ihnen die Sprache verschlagen.

»Mein Gott«, sagte Sara, als sie den Wetterbericht brachten. »Sie muß es getan haben, nachdem ich heute morgen wegfuhr. Sie hat nicht mal angedeutet, daß sie –« Sie ließ den Satz unvollendet. Sie war plötzlich gekränkt darüber, daß Belinda es ihr nicht erzählt, sie nicht angerufen oder um ihre Unterstützung gebeten hatte. Sie kam sich unreif und egoistisch vor, weil sie in solch einem Moment an sich dachte, doch sie konnte sich dieses Gefühls nicht erwehren – sie fühlte sich ausgeschlossen.

»Mark, ich muß zu Belinda.« Sie griff nach ihrer Handtasche und ihrem Mantel. »Meinst du, du kommst hier zurecht?«

»Klar. Möchtest du, daß ich mitkomme?«

»Ich glaube nicht«, sagte Sara. »Ich weiß nicht, was sie durchmacht. Ich fürchte, daß sie vielleicht sagt, ich soll nicht kommen, wenn ich sie anrufe, deshalb fahre ich lieber gleich hin.«

Als sie die Treppe hinunterlief, das Echo ihrer Schritte in dem engen Treppenhaus hörte, fragte sie sich, ob sie nun Mark ebenso ausschloß, wie Belinda sie ausgeschlossen hatte. Doch sie dachte nur kurz daran, dann hatte sie wieder die Bilder von Philippe und dem Presserummel vor Augen. Und das ist noch gar nichts, dachte Sara, als sie sich in den Feierabendverkehr am Wilshire Boulevard einfädelte – es kommt noch viel schlimmer. Belinda wird am Boden zerstört sein.

*

Die Szene vor Belindas Haus war wie ein Omen für das Kommende. Ü-Wagen besetzten eine Hälfte der Straße, Reporter rannten auf dem Gehsteig herum. Sara fand drei Häuser weiter eine Parklücke, zog ihren Regenmantel an, obwohl es zu regnen aufgehört hatte, und marschierte auf Belindas Haus zu. Sie sah die Besitzerin des Grundstücks – eine Frau Mitte Sechzig, die Belinda seit fünf Jahren das Gästehaus vermietete – vor einer Kamera stehen und in ein

Mikrophon sprechen. »... und so etwas passiert hier nebenan ...« war alles, was Sara hörte. Normalerweise schlurfte diese Frau den ganzen Tag im Morgenmantel und mit Lockenwicklern in den Haaren herum. Heute war das nicht der Fall. Holen wir die Seidenblusen und den Familienschmuck raus, dachte Sara und mußte fast lachen wegen der Absurdität – nebenan ist jemand vergewaltigt worden, und das Fernsehen ist da.

Als sie versuchte, sich durch die Menge zu drängen, wurde ein Reporter auf sie aufmerksam, was eine Kettenreaktion auslöste. Sie umringten sie in Sekundenschnelle. »Kennen Sie Mrs. Perry?« – »Sind Sie eine Freundin von ihr?« – »Können wir Sie kurz sprechen?« Die Fragen wurden ausgeworfen wie Angeln. Sie kam nicht voran, so sehr sie sich auch bemühte; sie bildeten eine Menschenmauer um sie.

»Lassen Sie mich, verflucht noch mal, durch!« schrie sie, worauf sich eine schmale Gasse bildete, durch die sie aufs Grundstück und damit in Sicherheit gelangte.

Die Haustür war abgeschlossen. Sara klopfte und sagte: »Belinda, mach auf, ich bin's.«

»Komm rein«, sagte ihre Stimme. Es klang, als säße sie auf der Couch.

»Kann ich nicht – es ist abgeschlossen.«

Belinda kam zur Tür, und Sara war gleichermaßen beunruhigt wie erleichtert über ihr Aussehen. Auf den ersten Blick wirkte sie besser – lebhafter, nicht mehr so bleich –, doch in ihren Augen lag ein seltsamer, beinahe gleichgültiger Ausdruck. Sie trug eine verwaschene Jeanslatzhose, die sie sonst immer zum Gärtnern anzog, und ein langärmliges Baumwollhemd; sie war barfuß, und ihre Haare sahen ziemlich strähnig aus.

»Ich hab vergessen, daß abgeschlossen war«, sagte sie.

Sara ging hinter ihr her ins Haus und schloß die Tür wieder

ab. Belinda setzte sich auf die Couch, starrte auf den Boden und zupfte an einer ausgefransten Naht an der Latzhose herum.
»Woher wissen die, wo ich wohne?« fragte sie.
»Schätzchen, diese Leute haben Watergate aufgeklärt. Die Adresse von jemandem rauszukriegen, das ist ein Klacks.«
»Ist er im Gefängnis?«
»Ja – aber ich kann mir denken, daß er spätestens morgen, wenn nicht noch heute auf Kaution rauskommt«, sagte Sara, schob ein zerlesenes *Vogue*-Heft beiseite und setzte sich neben Belinda.
»Es tut mir leid, daß ich dir nichts von der Anzeige gesagt habe«, sagte Belinda und beantwortete so Saras unausgesprochene Frage. »Ich habe mich irgendwann heute vormittag dafür entschieden, und dann hab ich es einfach gemacht – ziemlich überstürzt wahrscheinlich.«
»Das ist schon okay. Ich bin froh, daß du ihn nicht deckst. Aber ich mache mir Sorgen darüber, wie du das alles durchstehen wirst. Das ist erst der Anfang, weißt du.«
»Ja ... ich weiß. Ich hab die Nachrichten nicht gesehen. Ich hatte Angst vor seinem Gesicht.« Belinda sah so jung aus in ihrer Tom-Sawyer-Latzhose.
»Ich kann's dir nicht verdenken«, sagte Sara.
Belinda streckte sich auf der Couch aus und legte ihre Füße in Saras Schoß. Die Geste hatte etwas so Vertrauensvolles und Vertrautes zugleich, daß Saras Hals eng wurde und sie spürte, wie ihr Tränen in die Augen stiegen, die sie nicht erwartet hatte. Sie hatte geglaubt, daß Belinda sich nach dieser einen Nacht, als ihre Körper sich umschlungen hatten, nun vor ihr fürchtete – vor ihrer Zweisamkeit, vor dem, was beinahe geschehen wäre und wieder geschehen konnte. Doch vielleicht war die Vergewaltigung wie ein Orkan durch ihr Leben gerast und hatte alle Erinnerungen

an wichtige Erlebnisse ausgelöscht. Sara massierte Belindas Füße, knetete ihre Fußsohlen und beobachtete, wie Belinda sich entspannte, als sich die Muskeln lösten. Die Landschaft ihres Lebens hatte sich über Nacht verändert; für die Art von Wiederaufbau, den sie nun betreiben sollte, gab es keine Rezepte.

Sie verharrten eine Weile so; Belinda lag mit halbgeschlossenen Augen da, ihre Füße ruhten in Saras Schoß. Sara spürte, wie ihr selbst die Augen zufielen. Es war zuviel geschehen in den letzten vierundzwanzig Stunden. Sie brauchte dringend Schlaf.

»Belinda, ich glaube, ich sollte mal los. Und du solltest auch schlafen.« Sie hob Belindas Füße von ihrem Schoß.

»Ich werde es versuchen. Ich habe Angst vor den Träumen. Aber ich versuch's.«

Als Sara zu ihrem Wagen ging, waren nur noch zwei Reporter übriggeblieben. Zähe Kerle, wahrscheinlich von der Regenbogenpresse – die hielten lange durch. Sie sah zu ihnen hinüber – ihr Blick besagte: Bleibt mir lieber vom Hals. Sie kapierten.

Als sie die Straße entlangging, hörte sie einen Wagen hinter sich und trat beiseite, um ihn vorbeizulassen. Die Scheinwerfer erfaßten sie, blendeten ihre Augen, und erst als der Wagen vorbeifuhr, fiel ihr auf, daß es ein schwarzer BMW war. Philippes Auto – doch das konnte nicht sein. Er saß im Gefängnis. Trotz Beziehungen und Geld konnte er es nicht schaffen, so schnell freizukommen. Aber ein schwarzer BMW, der ausgerechnet an diesem Abend langsam durch die Straße fuhr, in der Belinda wohnte? Es mochte Zufall sein, sagte sich Sara, obwohl sie eigentlich nicht an Zufälle glaubte. Sie kniff die Augen zusammen, versuchte hineinzusehen, und als die Rücklichter langsam verblaßten, kam sie zu dem Schluß, daß eine Frau am Steuer gesessen hatte.

Sie fror plötzlich, stieg in ihren Wagen, schaltete die Zündung ein und drehte die Heizung voll auf. Zitternd wartete sie, bis es warm wurde. Ihr war leicht übel, und sie war verstört; sie hatte nicht das Gefühl, daß die Zukunft Besseres für sie bereithielt. Irgendwann vielleicht, doch zunächst würde alles noch schlimmer werden. Belinda würde gegen Philippe aussagen müssen, und sie würden ihr im Fernsehen keinen schwarzen Balken vor den Augen gönnen. Es war bereits alles über sie bekannt. Und Sara wußte, daß es viele Leute gab, die Belinda wie eine Verbrecherin behandeln würden – wie eine Verrückte, die darauf aus ist, den Erlöser zu kreuzigen. Bilder von den Salemer Hexenprozessen tauchten vor ihrem Auge auf – wer wollte behaupten, daß so etwas sich nicht wiederholen konnte? Jedes Jahrhundert hatte seine eigene Version davon.

Eines war sicher: Belinda und Philippe waren jetzt miteinander verbunden, und dabei würde es wahrscheinlich bleiben. Menschen, die sie beide nicht kannten, würden ihre Namen in einem Atemzug erwähnen, noch Jahre später – Jurastudenten, die sich mit Vergewaltigungsfällen befaßten vielleicht, oder sensationsgeile Reporter, die für Stories über Skandale mit Prominenten recherchierten. Die Vergewaltigung würde wie ein Ehering an Belindas Finger sein. Philippe hatte ihn ihr aufgesteckt und sie in ein Land entführt, in dem es keine Scheidung gab.

Als sie losfuhr, mußte Sara sich zwingen wachzubleiben. Kaum war sie im Haus, knipste sie überall das Licht an, wie ein Kind, das sich vor der Dunkelheit fürchtet. Ihr Anrufbeantworter zeigte vier Nachrichten an, bei den ersten beiden hatte jemand eingehängt, bei der dritten donnerte die Stimme ihrer Agentin aus dem Gerät.

»Sara, hier ist Miriam. Was, zum Teufel, ist los mit dir? Ich hab dir letzte Woche eine Nachricht hinterlassen. Da du nicht zurückgerufen hast, habe ich angenommen, daß du noch mit dem Casanova aus der Regieriege auf Tour bist. Ich hatte allerdings Arbeit für dich. Kannst du dich erinnern? Arbeit? Dann sehe ich mir heute abend die Nachrichten an, und da bist du damit beschäftigt, vor dem Haus deiner Freundin Reporter anzubrüllen. Ein Wunder, daß du ihnen nicht auch noch den Finger gezeigt hast. Wenn du berühmt werden möchtest, solltest du dich vielleicht eher mit deiner Karriere abgeben, anstatt Leuten den Kopf abzureißen, die vermutlich weniger Steuern zahlen als du. Ob du mich wohl zurückrufen könntest? Ich bin zu Hause – Nummer ist bekannt.«

Sara ließ sich in einen Sessel sinken. Sie hatte Miriam völlig vergessen – sie schien die Nachricht vor Monaten bekommen zu haben. Und sie brauchte dringend Arbeit. Dann füllte Anthonys Stimme den Raum. Er schien die Nachrichten nicht gesehen zu haben.

»Sara, wo steckst du? Ich habe schon zweimal angerufen – ich hatte gedacht, du seist zu Hause. Wenn du mich anrufen willst – ich bin wahrscheinlich den ganzen Abend bei mir zu Hause.«

Sie durchstöberte den Kühlschrank, fand aber nur ein paar schlaffe Karotten und Apfelsaft mit Verfallsdatum vom Vortag. Okay, dachte sie, ich muß jetzt verantwortungsbewußt sein. Wenn ich nicht bald wieder arbeite, habe ich in Kürze keine Agentin mehr.

Miriam nahm beim dritten Läuten ab.

»Hallo, hier ist Sara.«

»Sara wer?«

»Tut mir leid, wirklich. Ich war nur ... na ja, es ist ziemlich viel passiert, und alles war etwas chaotisch. Ich hab deine Nachricht abgehört, und ich wollte auch zurückrufen, und –«

»Schon gut, schon gut«, unterbrach Miriam ihren Redestrom, »ich hab das Gefühl, gleich erzählst du mir, der Hund hätte die Hausaufgaben gefressen. Also willst du nun arbeiten oder nicht? Sie drehen demnächst in L. A. einen Film der Woche – vermutlich vier bis fünf Wochen Dreh, und sie haben noch keine Kostümdesignerin unter Vertrag. Ich werd dich aber nicht vermitteln, wenn du mich dann hängenläßt. Ich hab schließlich einen Ruf zu verlieren.«

»Nein, ich laß dich nicht hängen – ich schwör's dir. Ich muß wirklich wieder arbeiten.« Sara hörte Rap im Hintergrund. »Miriam, was ist mit deinem Musikgeschmack los? Ich dachte immer, du seist der Elton-John-Typ.«

»Sehr witzig, Sara. Es handelt sich um meinen Sohn. Er bemüht sich darum, sein Trommelfell zum Platzen und mich zur Raserei zu bringen. Ich sag dir morgen Bescheid, wenn ich mehr über den Film weiß. Es sind nicht allzuviele Schauspieler, und einer ist ein Orang-Utan.«

»Augenblick mal. Ich soll einen Orang-Utan anziehen?«

»Lieber Himmel, das glaub ich nicht. Aber falls es so sein sollte, weißt du sicher, wie du's anfangen mußt.«

»Ah ja«, sagte Sara. »Auf jeden Fall vorsichtig, wie?«

Nachdem sie aufgelegt hatte, saß sie eine Weile da, das Telefon im Schoß, und überlegte, ob sie wirklich Lust hatte, Anthony anzurufen. Es war immer das gleiche – sie mußte sich sein Gesicht ins Gedächtnis zurückrufen; es entzog sich ihr immer wieder. Aus den Augen, aus dem Sinn – was sicherlich bedeutete, daß sie ihn nicht wirklich liebte. Denn wenn man jemanden liebt, ist er dann nicht immer präsent, auch wenn er nicht da ist? Und ist es nicht so, daß Liebende sich nie verunsichern lassen, auch nicht durch Entfernung oder andere Hindernisse, die sich zwischen sie drängen? Doch vielleicht bildete sie sich das alles nur ein, und wenn man sich wirklich liebte, war alles ganz anders.

Das Klingeln des Telefons schreckte sie auf.
»Hallo. Da bist du ja«, sagte Anthony.
»Ja. Ich bin gerade heimgekommen und hab deine Nachricht abgehört. Ich wollte dich eben anrufen.«
»Wo warst du?« fragte er. Seine Stimme klang wachsam. Es war keine beiläufige Frage, doch Sara war zu erschöpft, um sich darum zu kümmern.
»Eine Zeitlang bei meinem Bruder, und dann ... du hast wahrscheinlich keine Nachrichten gesehen heute abend.«
Es entstand eine kurze Pause, dann sagte Anthony: »Warum? Wüßte ich, wo du gewesen bist, wenn ich die Nachrichten gesehen hätte?«
»Nun – eigentlich schon. Meine Freundin Belinda ist vergewaltigt worden – von Philippe – kennst du ihn?«
»Dieser New-Age-Typ«, sagte Anthony.
»Sie hat Anzeige gegen ihn erstattet, und daraufhin war die Hölle los. Als ich sie besucht habe, mußte ich mich durch Scharen von Reportern kämpfen, die vor dem Haus lagern.«
»Hast du ein paar am Leben gelassen?«
»Leider ja«, sagte Sara. »Sie bereuen, aber sie leben noch.«
»Möchtest du, daß ich zu dir komme?« fragte er. Auch diese Frage klang nicht beiläufig.
»Nein. Ich muß schlafen – allein.« Sie hätte noch etwas hinzufügen können, es ihm erklären, aber ihre Augen brannten, sie wollte nicht mehr sprechen, und sie kannte sich nicht mehr aus in ihren Gefühlen.

*

Philippe wurde am nächsten Tag entlassen und hielt vor dem Gefängnis etwas ab, was als Pressekonferenz begann, sich jedoch binnen kurzem in ein religiöses Spektakel verwandelte. Dutzende seiner Anhänger sangen und weinten und fielen sich in die Arme, und die Kameras zeichneten alles auf. Als Sara die Bilder abends im Fernsehen sah, dachte sie, daß sie womöglich noch angefangen hätten, sich gegenseitig zu taufen, wenn sie Wasser zur Hand gehabt hätten. Am absurdesten gestaltete sich das Ganze, als Philippe seine Schar darum bat, still zu sein und für Belinda zu beten, die vom rechten Weg abgekommen war und himmlische Unterstützung brauchte.

»Das hält ja kein Schwein aus«, sagte Sara zu ihrem Fernseher. Dann ging sie in die Küche, machte eine Flasche Wein auf und fühlte sich fast versucht, sie auszutrinken, aber sie hatte bisher nur einmal in ihrem Leben einen Kater gehabt, und dabei sollte es auch bleiben. Sie versuchte Belinda anzurufen, ließ es zwölfmal klingeln und legte dann auf. Sie hatte sicherlich das Telefon ausgestöpselt. Sara fand plötzlich alles todtraurig – da saß jede allein in ihrem Haus; die eine trank allein, und die andere war zu verängstigt, um ans Telefon zu gehen.

*

Die Anrufe fingen ein paar Tage später an – mitten in der Nacht brachen sie in Saras wirre Träume. Eine Frauenstimme, die Sara irgendwie bekannt vorkam, doch sie konnte sich nicht erinnern, woher.

»Sag deiner Freundin, sie ist mit dem Teufel im Bunde«, hieß es bei dem ersten Anruf, um Viertel vor drei. Die Stimme trug ihre Mitteilung knapp und nüchtern vor, dann wurde aufgelegt.

In der nächsten Woche gab es zwei weitere Anrufe, auch nachts. Dieselbe anonyme Stimme zerstörte die Stille der Nacht.

»Deine Freundin kreuzigt Jesus«, sagte die Stimme beim zweiten Anruf.

Die dritte Nachricht war zorniger. »Sie wird leiden für ihre Lügen und ihre Gotteslästerung.«

»Warum stellst du das Telefon und den Anrufbeantworter nicht ab über Nacht?« fragte Mark, als sie ihm von den Anrufen erzählte. Sie hatte es nicht gewagt, mit Belinda darüber zu sprechen.

»Das möchte ich nicht. Es könnte doch ein Notfall sein. Belinda könnte anrufen. Du könntest hinfallen und dein Bein wieder brechen. Du rennst doch bestimmt wie ein Wilder durchs Wohnzimmer.«

»Tja, ich weiß auch nicht, was ich dir noch raten soll«, sagte Mark. »Kauf dir am besten eine laute Trillerpfeife, und wenn sie wieder anrufen, bläst du kräftig rein und versuchst ihnen das Trommelfell zu sprengen.«

Am Samstag, nachdem sie mehrere Nächte unruhig geschlafen hatte, gelang es Sara, Belinda zu einer Shoppingtour zu überreden. Für Sara war es Arbeit; sie hatte den Job bei dem Fernsehfilm bekommen, von dem Miriam berichtet hatte. Die Handlung war nicht besonders originell, aber halbwegs amüsant, fand Sara. Zwei Tiertrainer, denen es gelungen ist, aus einem Orang-Utan eine Art Eliteschüler zu machen (zumindest nach tierischen Maßstäben), lassen sich mit einem zwielichtigen Mädchen ein – einer Art Zirkus-Groupie –, das mit dem einen flirtet und den anderen verführt. Es war eine Geschichte nach dem Strickmuster »Amy Fisher begegnet Siegfried und Roy«, mit den üblichen Verwicklungen.

Sara hatte Glück und mußte den Orang-Utan nicht einkleiden. Er trat in natura auf; sie mußte nur diverse Kartons mit Windeln anschaffen. Die trug er aber nur, wenn er nicht im Bild war. Offenbar werden Orang-Utans nicht stubenrein.

Sie hatte nicht allzuviel Arbeit. Die benötigten Kleider konnte sie von der Stange kaufen, und es war nichts Extravagantes darunter; Sara und Belinda fuhren also ins Beverly Center. Sie standen auf der Rolltreppe, als Belinda plötzlich vor Schreck die Augen aufriß und aussah, als wolle sie übers Geländer springen.

»Was? Was ist denn?« fragte Sara und blickte um sich.

»Gleich hinter uns – Astrid und Michelle.«

Sara drehte sich um und sah sie einige Stufen über ihnen, perfekt frisiert und geschminkt. Sie waren eleganter gekleidet als an dem Abend bei Belinda. Astrid trug einen schmalen schwarzen Rock, einen dunkelgrauen Kaschmirpullover und schwarze Pumps von Manolo Blahnik. Michelles Outfit war etwas dezenter, aber dennoch stilecht – sie trug rostrote Hosen und einen Rollkragenpullover im selben Farbton.

Belinda setzte ihre Sonnenbrille auf, als sie unten ankamen; der Bluterguß unter dem Auge war noch sichtbar, obwohl sie ihn überschminkt hatte.

»Laß uns schneller gehen«, raunte Sara, obwohl der Hinweis unnötig war. Belinda rannte los wie ein Pferd beim Startschuß. Aber sie waren nicht schnell genug.

»Wie geht's dir, Belinda?« hörten sie eine Stimme.

Sara blieb zuerst stehen – nicht aus Höflichkeit, sondern weil sie schlagartig wußte, wer sie nachts angerufen hatte. Astrid lächelte; ihr Mund war makellos geschminkt, ihr Lächeln die Neutralität selbst. Es hatte vermutlich Jahre gedauert, bis ihr Gesicht sich in diese glatte Maske verwandelt hatte.

»Hi«, sagte Belinda argwöhnisch.

»Man hört ja viel über dich in letzter Zeit.«

Sie war es – Sara war sich absolut sicher. Sie hatte sich nicht einmal die Mühe gegeben, ihre Stimme zu verstellen.

»Ich nehme an, du kommst nicht mehr zu den Vorträgen«, sagte Michelle und warf Astrid einen raschen Blick zu.

»Wißt ihr«, fuhr Sara dazwischen, »wir haben es eilig. War nett, euch getroffen zu haben. Tolle Schuhe, Astrid. Schönen Tag noch.« Und damit packte sie Belindas Arm, zog sie herum und ließ Astrid und Michelle stehen.

»Belinda, ich muß dir was erzählen«, sagte Sara, als sie die beiden hinter sich gelassen hatten. Sie zog Belinda in ein Schuhgeschäft. »Ich bekomme nachts anonyme Anrufe – die sich auf dich beziehen. Du weißt, in dem Stil: Sie soll einen Rückzieher machen. Und ich weiß jetzt, von wem sie kommen.«

»Von welcher? Astrid oder Michelle?« Belinda reagierte ruhig – zu ruhig, fand Sara.

»Astrid. Mrs. Manolo-Blahnik-Schuh.«

Der Lippenstift schaffte es nicht ganz, die Wunde an Belindas Lippe zu verdecken. Sie kaute daran herum und nahm ihre Sonnenbrille ab. »Wenn sie mich anrufen«, sagte sie, »sagen sie bloß ›Hexe‹ oder ›Judas‹ und legen dann auf. Aber es ist eine Männerstimme, die ich nicht kenne.«

»Warum hast du mir nichts davon gesagt?« fragte Sara.

»Du hast doch auch nichts erwähnt – von den Anrufen. Bis jetzt jedenfalls.«

Hier lagen sie vor ihnen – weitere Beweisstücke für die Mauern zwischen ihnen – für Verschwiegenes und Verheimlichtes.

»Ist noch mehr passiert, wovon du mir nichts erzählt hast?« fragte Sara.

Belinda suchte in ihrer Tasche herum und holte ein zusammengefaltetes Stück Papier heraus. Sie reichte es Sara, ohne sie anzusehen. Sara entfaltete es und blickte auf eine Abbildung von Jesus am Kreuz. Doch das Bild war verändert worden. Der Körper gehörte zu Jesus; Hände und Füße waren ans Kreuz geschlagen, aus der Wunde an

seinem Brustkorb sickerte Blut. Doch auf dem Körper saß der Kopf von Philippe. Sie starrte darauf, dann hielt sie das Blatt gegen das Licht. Jemand mußte das Bild aus einem Kunstbuch oder einer Zeitschrift ausgeschnitten, den Kopf von Jesus durch den von Philippe ersetzt und das Ganze dann kopiert haben.
Sara blickte sich um, fürchtete plötzlich, daß Astrid und Michelle noch in der Nähe sein könnten. Nichts schien mehr normal zu sein; sie fühlte sich beobachtet, verfolgt, wie eine Figur von George Orwell, die vor Augen flieht, die durch Wände sehen, vor Big Brother, der an jeder Ecke lauert.
»Warum trägst du das mit dir herum?« fragte sie Belinda. Sie hielt das Bild noch in Händen.
»Ich weiß nicht. Glaubst du, daß es richtig ist, was ich tue, Sara? Ich meine, das alles fortzusetzen? Den Prozeß und so – manchmal bin ich mir nicht sicher.«
Sara nahm Belinda am Arm. »Ja, absolut. Zweifelst du ernsthaft daran?«
»Ich habe nur noch Zweifel, an allem«, sagte Belinda leise.
»Komm – laß uns das Geld von deinem Produzenten ausgeben. Dazu sind wir schließlich hier, oder?«

*

Das Leben verändert uns, dachte Sara, als sie Belinda abgesetzt hatte und nach Hause fuhr. Das ist seine Aufgabe, so soll es sein. Zu Beginn sind wir glatt, und dann setzen wir Jahresringe an wie die Bäume. Wir werden größer und schwerer, wir krümmen uns und bilden knorrige, störrische Macken an den Stellen aus, wo die äußeren Schichten verletzt wurden und nicht mehr zuwachsen.
Am College, im Fach Literatur, hatte Sara einmal eine Lehrerin gehabt, deren Mann umgekommen war, als

nachts bei ihnen eingebrochen wurde. Er hatte die Kugel, die aus dem Dunkeln kam, nicht gesehen. Seine Überreste lagen in demselben Wohnzimmer, in dem die beiden noch vor einem Monat mit den Teilnehmern aus dem Kurs »Literatur des 19. Jahrhunderts« eine Weihnachtsfeier abgehalten hatten. Als die Lehrerin nach ein paar Wochen wieder zu unterrichten begann, sprach Sara ihr ihr Beileid aus. Die Frau sagte: »Manchmal rast das Leben auf einen zu wie ein führerloser Zug. Man ist geblendet und muß sich in einem Moment entscheiden – springt man beiseite oder gerät man drunter. Aber dieser Moment ist meist zu kurz.« Und was ist mit den Momenten, wenn man sich nicht entscheiden kann? dachte Sara. Vielleicht gehörte Belindas Entscheidungsfreiheit längst der Vergangenheit an, als Philippe an jenem Abend ihr Haus betrat. Doch wenn Belinda die Dinge nicht so sah, würde sie ewig grübeln, ewig versucht sein, sich selbst die Schuld zu geben. In ihrem Innerem gingen Türen zu; Sara spürte das. Allzuoft war es nun, als müsse man über ein Tal hinwegschreien, wenn man mit ihr sprach. Und weil Sara ihren Rückzug nur zu gut verstand, fürchtete sie ihn.

17

SARA Eine Anzahl von Stürmen suchte die kalifornische Küste heim und brachte Los Angeles abwechselnd sonniges und regnerisches Wetter. Nach Abhören des Wetterberichts entschlossen sich die Produzenten, den Drehplan für ihren Film zu ändern, den sie jetzt »Gefährliche Liebe« genannt hatten (Sara hatte der ursprüngliche Titel »Liebe aus der Urzeit« besser gefallen). Die Außendrehs wurden in einem Block gedreht, die Innendrehs hob man sich für Regentage auf. Angeblich war der Grund für das schlechte Wetter der launische El Niño, der dafür sorgte, daß die Meere sich erwärmten und ständig Regenwolken über der Küste hingen. Die Erde gerät aus dem Gleichgewicht, dachte Sara. Wie passend.

Einige Sequenzen wurden an den Stränden von Santa Monica gedreht. In einer Szene spazierten das Mädchen und der verheiratete Tiertrainer am Strand entlang und unterhielten sich darüber, was sie mit seiner Frau anstellen sollten, die eigentlich hätte sterben sollen, aber leider noch am Leben war. Der Orang-Utan lief neben ihnen her, was Sara als völlig absurd empfand; wenn Hunde an den Stränden verboten waren, wieso sollte dann jemand mit einem Orang-Utan auftauchen dürfen? Die Logik verlangte es eigentlich, daß das jemandem auffiel und er sich dazu äußerte. Sie ließen sogar Statisten am Strand herumsitzen, sich unterhalten und Kartoffelchips essen, und der Regisseur sagte zu keinem: »Okay, Leute, hier läuft jemand mit

einem großen Menschenaffen am Ufer entlang. Ich möchte bitte Reaktionen sehen.« Deshalb verhielten sich alle, als sei das ganz normal – Alltag in L. A.
Der echte Tiertrainer war ein Mann namens Randy – ein blonder kalifornischer Surfertyp Anfang Dreißig mit einem Teint, auf den New Yorker mit giftigen Blicken reagieren. Er sprach so sanft und zärtlich mit dem Orang-Utan, daß alle Frauen am Set weiche Knie bekamen. Wenn er schon mit einem zweihundert Pfund schweren Orang-Utan so umging, fragten sie sich, wie mochte er dann erst bei einer Frau sein?
Als Sara Randy zum erstenmal begegnete, bürstete er das rote Fell des Orang-Utans – ruhige, sanfte Striche über Kopf und Arme des Tiers. Er hielt inne, streckte ihr die freie Hand hin und sagte: »Hi, ich bin Randy. Das hier ist mein Freund, Partner, Kind und meine Einnahmequelle – Hannibal. Hannibal, gib der Lady die Hand.« Und lange schwarze Finger griffen behutsam nach Saras Hand – wie ein schüchterner Prinz, dachte sie.
»Ich bin Sara. Die Kostümdesignerin. Hannibal, wie? Wie Hannibal Lecter?«
»Nein, wie der karthagische Feldherr. Der gegen Rom kämpfte, im Zweiten Punischen Krieg, wissen Sie?«
»Ah ja, richtig«, sagte Sara, in der Hoffnung, daß sie sich überzeugend anhörte. »Haben Sie einen Magister in Geschichte oder so?«
»Nein, in Anthropologie. Geschichte war mein Nebenfach.«
Gut, dachte Sara, er sieht süß aus, ist schlagfertig und gebildet. Aber er bringt mich nicht so durcheinander wie die anderen Frauen hier.
Sie kam zu dem Schluß, daß sie zu sehr mit anderen Dingen beschäftigt war. Anthony änderte sie, legte neue Wege in ihr

an – verschob die Grenzen und jagte die alten Herrscher davon. Sie fühlte sich wie Rußland; ihre Identität war zerbrochen, sie drohte ins Chaos zu stürzen, war ihrer eigenen Geschichte entfremdet. Anthony nahm ihr die Geschichte – löschte sie aus, wie sie glaubte – und schrieb ganze Kapitel ihres Lebens neu.

Manchmal, wenn sie spät nach Hause kam, erschöpft von der Arbeit, brachte er ihr Essen und eine Flasche Wein und bestand darauf, ihr ein Bad einzulassen. Dann kniete er neben der Wanne, wusch sie, flößte ihr kleine Schlucke Wein ein und hielt ab und zu das Glas so schräg, daß etwas an ihrem Kinn herunterrann und ins Wasser tropfte. Er ließ es nicht zu, daß sie es abwischte; er leckte es auf.

Eines Abends, nachdem er sie gewaschen, sie unter Wasser massiert hatte, seine Finger einen kurzen Moment in sie geglitten waren – so rasch, daß sie aufschrie, als er sie ihr entzog –, ging er hinaus und kehrte mit einem Schal zurück. Er verband ihr die Augen, und seine Hände tauchten ins Wasser zurück, zwischen ihre Beine. Seine Finger öffneten sie, und warmes Wasser quoll in ihr Inneres. Sie sank immer tiefer; bald würde sie untertauchen, doch es war nicht wichtig. Er legte einen Arm um sie und hielt sie unter den Brüsten, damit sie nicht ertrank und er sie reizen konnte bis zum Wahnsinn. Mit der einen Hand massierte er ihre Brustwarzen – die andere entlockte ihr Schreie, die von den Kacheln widerhallten und um ihren Kopf schwirrten. Seine Finger verharrten in ihr, bis ihr Atem ruhiger wurde, dann flüsterte er: »Steh auf – ich helfe dir. Du sollst noch nichts sehen.«

Sie spürte, wie er ein Handtuch um sie legte, ihre Haut trockenrieb, an einigen Stellen behutsam, an anderen fester. Sie hatte ihr Haar hochgesteckt. Er zog die Nadeln heraus, und sie hörte, wie er die Bürste vom Waschbecken nahm. Er bürstete ihr Haar mit ruhigen Strichen vom Kopf bis zum Rücken, doch er hörte nicht auf, als die Haare zu Ende waren. Die Borsten schabten über ihren Nacken, ihren Hintern; sie kratzten nicht, doch sie jagten ihr einen Schauer über den Rücken und ein wenig Angst ein. Dies war die spielerische Seite des Schmerzes – er konnte auch weitergehen. Er hatte es noch nicht getan, doch sie wußte, daß er dazu fähig war. Sie griff nach hinten, grub ihre Nägel in seine Hüften, durch das Hemd hindurch. Auch sie konnte weitergehen.

Er schlief bei ihr in dieser Nacht, und irgendwann nach Mitternacht erwachte sie an seinem Rücken, ihr Mund an seinem Rückgrat. Sie war nicht ganz wach, schlaftrunken, und deshalb schien es ihr, als höre sie ihre eigene Stimme aus weiter Ferne. Sie sagte es ganz leise, ihre Lippen öffneten sich an einem Wirbel. Sie sagte es mit dem Atem, luftig, kaum hörbar. Sie sagte: »Ich liebe dich«, und spürte, wie sich etwas in seinem Körper regte.

»Ich liebe dich«, sagte er, und auch seine Stimme war schutzlos.

Sie war nicht sicher, ob sie wach war, ob er wach war. Und morgens wußte sie nicht mehr, ob sie es so gemeint hatten. Sie sprachen nicht darüber – würden es wohl nie tun.

Manchmal am Set, wenn sie sich mit den Kostümen der Schauspieler befassen sollte, dachte sie an diesen kurzen Moment zwischen Schlaf und Wachen. Vielleicht wird in solchen Momenten die Wahrheit gesprochen, oder vielleicht scheint es nur so. In vielen anderen Momenten fand sie, daß ihre Gefühle für Anthony wenig mit Liebe zu tun hatten.

Auch ihre Sorge um Belinda lenkte sie ab. Die Voruntersuchung fand in ein paar Wochen statt; es würde ziemlich sicher zum Prozeß kommen, und Sara konnte nicht einschätzen, wie widerstandsfähig Belinda war.

Sara pflegte einen freundlichen Umgangston mit Randy, obwohl sie vermutlich die einzige Frau am Drehort war, die kein Interesse daran hatte, ihn ins Bett zu kriegen. Wie üblich war sie infolgedessen die einzige, an der er Interesse zeigte. Hannibal faszinierte sie wirklich – aus psychologischen Gründen. Wenn Hannibal nicht drehte, fuhr Randy ihn in einem Rollstuhl herum, und sie machten Besuche. Randy erklärte, daß der aufrechte Gang nicht natürlich sei für Hannibal, und durch den Rollstuhl konnte er seine Kräfte schonen und mußte trotzdem nicht allein sein. Sara spürte, wie Hannibal sie mehr und mehr faszinierte. Wenn er ihr Gesicht oder ihren Arm berührte, waren seine Hände immer sanft und neugierig, und seine Augen schienen uralt und weise. Sie überlegte, ob Randy ihre Beschäftigung mit Hannibal womöglich als Interesse für seine eigene Person auslegte, doch sogar das hielt sie nicht davon ab, sich diesem Tier zu nähern, das ihr zunehmend sympathischer wurde.

Vor allem durch Hannibals Anwesenheit geriet die Stimmung am Drehort albern und kindisch. Im Wohnwagen, in dem geschminkt wurde, im Garderobewagen und am Kaffeestand hingen Zettel, auf denen alle Frauen aufgerufen wurden, Hannibal fernzubleiben, wenn sie ihre Periode hatten. Alle benahmen sich wie Teenager. Pro Tag rannten mindestens ein bis zwei Frauen kichernd davon, wenn Randy und Hannibal sich näherten. Sie winkten dann aus sicherer Entfernung und riefen: »Ich komm in ein paar Tagen wieder zu dir.« Die Teammitglieder kicherten und wurden rot und tuschelten. Sara fand das lächerlich; sie hatte allerdings ihre Periode noch nicht gehabt, konnte sich diese Haltung also auch leisten. Doch sie dachte, daß sie sich reifer benehmen würde, wenn es soweit war.

»Was würde denn passieren, wenn eine Frau, die ihre Tage

hat, in Hannibals Nähe kommt?« fragte sie Randy eines Tages, als zwei Statistinnen an ihnen vorüberhasteten.
»Es würde ihn erregen, und er würde scharf auf sie werden – und zwar nicht zu knapp –, und er würde mich möglicherweise verletzen, wenn ich ihn aufhalten wollte. Auf jeden Fall würde er mich als männlichen Rivalen betrachten.«
»Und als was betrachtet er dich jetzt?«
»Als Autoritätsperson«, sagte Randy. »Und als die Person mit dem endlosen Bananenvorrat.«
»Bananen sind sein Lieblingsessen?« Sara hatte sich immer gefragt, ob das nicht nur ein Klischee war und ob es nicht Affen gab, die Bananen aus ganzer Seele verabscheuten.
»Er ißt sie sehr gern. Aber Milchschnitten mag er noch lieber.«
An diesem Tag hatte der Regisseur schlechte Laune, weil der Himmel bewölkt war. Es ließ sich schwer bestimmen, ob es sich um Dunst oder Regenwolken handelte, und er traute dem Wetterbericht nicht. Er versuchte schnell voranzukommen und war ungeduldig. »Zeit ist Geld!« wiederholte er ständig – als ob das irgend jemand bezweifelt hätte.
Es war kein guter Tag, um am Set Besuch zu bekommen, und Sara bereute es, daß sie Anthony erzählt hatte, wo sie drehten. Er hatte gesagt, er würde vorbeischauen, doch jetzt konzentrierte sie sich darauf, ihn fernzuhalten. Wenn sie anrief und absagte, würde er garantiert erst recht kommen; deshalb vertraute sie auf die Kraft ihres Willens.
Doch Glaube und Willenskraft gehörten nicht zu Saras Stärken. Als das Team damit beschäftigt war, eine Einstellung vorzubereiten, und Sara neben Hannibal saß, der in seinem Rollstuhl hockte, und ihm die Hand hielt, sah sie aus dem Augenwinkel, wie ein dunkelblauer Mercedes auf dem Parkplatz hielt. »Mist«, murmelte sie vor sich hin. Hannibal sah sie an, als hätte er sie verstanden, und Randy,

der den Orang-Utan bürstete, hielt inne und sagte: »Was? Was ist los?«

»Ach, nichts. Mein Freund ist da drüben auf dem Parkplatz.«

»Und das ist nicht gut?«

»Na ja, heute ist nicht gerade ein guter Tag für Besuche.«

Sieh es von der positiven Seite, sagte sich Sara. Es ist ja nicht so, daß Anthony keine Ahnung von angespannter Stimmung beim Drehen hätte.

Was dann geschah, schien sich innerhalb von Sekundenbruchteilen abzuspielen, doch Zeit kann trügerisch sein. Anthony näherte sich ihnen und wurde größer; der Tag war so trübe und lichtlos, daß er keinen Schatten warf. Sara hatte sich umgedreht und schaute ihm entgegen, was Hannibal auf die Idee brachte, dasselbe zu tun; er verlagerte seinen schweren Leib und blickte in Anthonys Richtung. Außer seiner Vorliebe für menstruierende Frauen hatte Hannibal noch eine weitere Marotte: Bestimmte Männer mochte er nicht. Es war eine schnelle, urtümliche Reaktion, mit der man zurechtkommen mußte, da man sie ihm nicht ausreden konnte. Einige Teammitglieder mußten eine großen Bogen um ihn machen. Einem hatte Hannibal drohend die Zähne gezeigt, und einen anderen hatte er mit einer Tasse Milch beworfen. Keiner hatte verstanden, warum; offenbar war er einfach ein Orang-Utan mit ausgeprägten Vorlieben.

Anthony war nur noch zehn Meter von ihnen entfernt, als Sara spürte, wie etwas zwischen ihren Fingern hindurchrutschte – Hannibals Hand. Sie sah den Orang-Utan an; er bleckte die Zähne, und seine Augen waren starr vor Zorn. Randy stand mit dem Rücken zu ihnen, weil die Requisiteurin etwas von ihm wissen wollte, doch Sara schien er meilenweit entfernt zu sein.

»Ähm, Randy«, sagte sie, nicht ganz so laut wie beabsichtigt. Als Randy sich umdrehte, sah Sara, wie eine Frau, die morgens noch vor Hannibal davongelaufen war, auf Anthony zuging – vermutlich weil sie ihn kannte, was in diesem Moment keine Rolle mehr spielte. Hannibal sprang aus dem Rollstuhl und rannte auf allen vieren auf Anthony zu; er war im Dschungel und hatte einen männlichen Rivalen in seinem Revier gewittert, der sich an ein Weibchen heranmachte, und jetzt war Schluß mit diesem Quatsch von wegen Aufrechtgehen. Er bewegte sich unglaublich schnell.

Anthony blieb wie angewurzelt stehen, das Mädchen, das zu Anthony gegangen war, schrie und lief Richtung Parkplatz davon, und Randy rannte hinter Hannibal her und zog eine Pfeife aus der Tasche, die Sara noch nie bei ihm gesehen hatte. Einen Meter hinter Hannibal benutzte er sie, und als der Orang-Utan den hohen, durchdringenden Ton vernahm, hielt er inne und legte eine Hand aufs Ohr – eine hilflose, kindliche Geste, die nicht zu dem wilden Tier paßte, das er noch Sekunden zuvor gewesen war. Anthony rührte sich nicht. Erst jetzt, in diesem Moment zwischen Chaos und Wiederherstellung der Ordnung, merkte Sara, daß Anthony dem Orang-Utan direkt in die Augen starrte, und sie fragte sich, ob er das schon die ganze Zeit getan hatte.

Randy führte Hannibal weg von der Szene – wahrscheinlich zu seinem Wohnwagen, der mit Matratze und Decken für seine zahlreichen Nickerchen ausgestattet war.

Als Anthony zu Sara trat, sagte er: »Das war knapp, wie?« Und in seinen Augen lag ein Ausdruck, den Sara nicht zum ersten Mal sah: Hochstimmung angesichts der Gefahr.

»Es ist kein guter Tag für einen Besuch«, sagte sie. »Ich hätte dich anrufen sollen.«

»Ja, die Gorillas scheinen schlechte Laune zu haben.« Anthony beugte sich vor und küßte sie auf die Stirn.
»Orang-Utans. Hannibal ist ein Orang-Utan.«
»Ah ja. Und ihr seid per du, wie ich höre.«
»Ich habe dich deshalb nicht angerufen«, sagte Sara, ihrer Gereiztheit nachgebend, »weil du ja doch gekommen wärst. Erst recht vermutlich.«
»Weshalb bist du sauer auf mich?« fragte Anthony ruhig.
»Ich hab den Orang-Utan nicht darum gebeten, auf mich loszurasen.«
»Ich bin sauer, weil überall der Teufel los ist, wo du hinkommst. Ist es auch mal ruhig um dich, oder verfügst du über die magische Fähigkeit, überall Dramen und Chaos auszulösen?«
»Überall? Wo, Sara? Wo löse ich ein Chaos aus?« Sie haßte es, wenn er so gelassen war.
»In meinem Leben beispielsweise.«
In diesem Moment kam Randy in Begleitung des Regisseurs zurück, der jetzt noch schlechterer Stimmung war als zuvor. Sie waren offenbar schon einige Minuten ins Gespräch vertieft, das Anthony unterbrach, indem er Randy die Hand hinstreckte und sagte: »Danke, Mann. Sie haben mir vermutlich das Leben gerettet.« Und übergangslos gab er dem Regisseur die Hand und sagte: »Anthony Cole. Freut mich, Sie kennenzulernen.«
»Ich kenne Sie«, sagte der Regisseur, der so aus dem Konzept gekommen war, daß er seinen Ärger einen Moment lang vergaß.
»Ich bin gleich wieder weg«, sagte Anthony. »Ich wollte wirklich nirgendwo reinplatzen. Ich weiß, wie das ist.«
Der Mann sollte Politiker werden, dachte Sara.
»Tja, Arbeit mit Tieren ist immer risikoreich«, sagte der Regisseur und hielt dann Ausschau nach jemandem, den er

anbrüllen konnte, weil ihm plötzlich wieder einfiel, daß Zeit Geld war und er wütend sein mußte, weil sie heute noch nichts abgedreht, sondern nur das Budget geschmälert hatten. »Also, Tempo, Tempo!« schrie er. »Was machen wir hier, ein Remake von ›King Kong‹? – Jemand möchte bitte am Parkplatz nach Fay Wray Ausschau halten, falls sie noch nicht mit einem gestohlenen Wagen abgehauen ist!«
Als der Regisseur abmarschiert war, wandte sich Anthony wieder Randy zu. »Hören Sie, ich bin Ihnen wirklich was schuldig. Warum essen wir drei nicht heute abend zusammen?«
Sara versuchte, ihre Überraschung zu verbergen; sie wußte nicht einmal etwas davon, daß sie *beide* zum Abendessen verabredet waren.
»Nun, ich muß erst Hannibal heimbringen – ins Tal, aber wir könnten uns später treffen. Wenn Sie mir sagen, wo ...«
Randy klang zögerlich, was Sara ihm nicht verdenken konnte.
»Prima. Sara, reservier doch am besten einen Tisch in dem italienischen Restaurant, wo wir letzte Woche waren – dem in Santa Monica.«
»Wieso – ist dein Autotelefon kaputt?« fragte sie mit eisiger Stimme. Sie wurde zunehmend gereizter. Sie witterte verborgene Motive. Und außerdem hatte Anthony einen überlegenen Ton angeschlagen, der sie immer ärgerte.
»Okay – ich rufe auch gern selbst an«, sagte Anthony. Seine Haltung blieb unverändert. »Bis heute abend, Randy. Sara erklärt Ihnen den Weg. Halb neun, okay? Ich hol dich von zu Hause ab, Sara.«
Er hatte sich auf einem der Stühle niedergelassen und sprang unvermittelt auf, als sei ihm plötzlich ein wichtiger Termin eingefallen. »Bis später«, sagte er über die Schulter.
Sara blickte auf die Fußspuren, die er im weichen, weißen

Sand hinterließ. In diesem Moment hätte er ein beliebiger Fremder sein können, ein Mann am Strand, der Fußabdrücke hinterließ wie jeder andere. Doch er war nicht irgend jemand; er war der Mann, der in ihre Gedanken einbrach, ihre Wahrnehmung erschütterte, der Mann, dessen heimliches Flüstern sie in bodenlose Höhlen entführte, in denen sie sich nur zu Hause fühlte, wenn er ihre Augen verband und ihre Glieder fesselte und sie zu seiner Gefangenen machte.

*

Vielleicht lag es am Licht in dem Restaurant – das dezent und angenehm war – oder daran, daß sie Wein trank, obwohl sie tagsüber nicht viel gegessen hatte: Sara befand sich in einem schwebenden Zustand. Sie beobachtete Anthony und Randy bei ihrem Gespräch; sie schienen sich gut zu verstehen, und da sie sich noch nicht kannten, war ihre Unterhaltung angeregt und vorsichtig zugleich. Sara beteiligte sich manchmal, doch sie war mehr damit beschäftigt, die Handbewegungen der beiden Männer zu betrachten, das weiße Aufblitzen ihrer Zähne im Kerzenschein, wenn einer der beiden lächelte. Sie blickte um sich; die zwei attraktivsten Männer im Raum saßen eindeutig an ihrem Tisch, und diese Feststellung zupfte an ihren Mundwinkeln und bewirkte ein Lächeln, das sicher wissend und mysteriös wirkte.

Sie aßen Schokoladenkuchen und tranken dazu Cappuccino, was eine delikate Geschmacksmischung ergab, und Sara dankte insgeheim Gott für die wunderbare Erfindung von Geschmacksnerven im Mund des Menschen.

»Das war ein schöner Abend«, sagte Anthony. »Ich finde, er sollte noch nicht zu Ende gehen. Sara, du wohnst doch in der Nähe – wir könnten noch alle auf einen Sprung zu dir.«

Sara schaute auf die Uhr – nach zehn. Aber es war Freitag, sie mußte am Samstag nicht arbeiten. »Klar, warum nicht«, sagte sie. Sie versuchte Anthonys Beweggründe zu erraten; sie kannte ihn und ahnte, daß er etwas Bestimmtes im Sinn hatte. Bei allem, was er tat, gab es eine zweite Dimension, eine weitere Schicht. Je mehr Schichten sie freilegte, desto verwirrender wurde alles. Doch der Wein ließ es an diesem Abend nicht zu, daß sie etwas so Kompliziertes wie die Vorgänge in Anthonys Hirn enträtselte.

Als sie bei Sara ankamen, stellte Anthony sofort die Heizung an, schaltete die grelle Lampe aus, die sie angelassen hatte, und sorgte für gedämpftes Licht. Er verhielt sich, als wohne er dort.

»Ich kann es immer noch nicht glauben, wie du mir heute das Leben gerettet hast«, sagte er zu Randy. Er hatte sich auf der Couch niedergelassen und bedeutete Randy, daß er sich doch in den Sessel gegenüber setzen sollte. »Du weißt, was man darüber sagt, nicht? Daß eine solche Erfahrung einen fürs Leben verbindet.«

»Ich weiß nicht, ob es so dramatisch war«, erwiderte Randy. »Ich glaube, du siehst das etwas zu kraß. Hannibal ist ziemlich gut trainiert und sehr schlau. Es kann auch sein, daß er dir nur angst machen wollte.«

»Nun – das hat er geschafft. Komm her, Sara.«

Als sie sich neben ihn setzen wollte, packte Anthony sie um die Taille und zog sie auf seinen Schoß. Er vergrub sein Gesicht in ihrem Hals, und seine Hände massierten ihren Nacken und arbeiteten sich zu ihren Schultern vor. Sie begegnete Randys Blick; er sah sie auf eine Weise an, die sie auf den Gedanken brachte, daß die beiden während des Essens etwas beschlossen hatten, was ihr wegen ihrer Träumerei entgangen war.

»Also, was meinst du, Sara?« fragte Anthony an ihrem Haar.

»Wozu?«
»Ach, komm schon. Was glaubst du, das wir drei hier tun?«
Ihr Blick ruhte noch immer auf Randy, und er wich ihm nicht aus. Dann spürte sie, wie es über sie kam – Anthony hielt Einzug in ihr. Dasselbe Gefühl, was sie beim Anblick einer Frau spürte, die Anthony attraktiv finden würde. Kontinente verschoben sich in ihrem Inneren; Sara wurde außer Kraft gesetzt, Anthony trat die Herrschaft über ihre Wahrnehmung an.
Er hatte das Haus, das Licht und sogar die Heizung auf seine Bedürfnisse abgestimmt, und sie sah die Nacht jetzt mit seinen Augen. Es gab keinen bestimmten Punkt, an dem seine Vorstellung zu Ende war und die ihre begann. Nur eine lange, durchgehende Vision, die sie beide in die Richtung von Anthonys Wünschen trug.
»Also gut«, sagte sie. Sie wußte, worum es ging.
Er hob sie von seinem Schoß, stand auf und nahm sie bei der Hand. Aus dem Schlafzimmer quoll rosafarbenes Licht auf den Flur (Anthony hatte schon vor Wochen dafür gesorgt, daß sie farbige Birnen einsetzte), und sie hörte Randy hinter sich, der ihr mit einer Selbstverständlichkeit folgte, die im Grunde erstaunlich war; doch Sara wunderte sich nicht.
Sie hatte sich an diesem Abend ganz nach Anthonys Wünschen gekleidet – schwarze Spitzenstrapse, keine Unterwäsche und schlichte schwarze Strümpfe. Er hatte es zwischen dem Salat und dem Entrée gemerkt, als er seine Hand auf ihr Knie legte. Sie schob seine Hand höher über die Strümpfe bis zur nackten Haut und öffnete die Schenkel ein wenig. Randy sprach darüber, daß er Hannibal irgendwann im nächsten Jahr nur noch zur Zucht einsetzen wollte ... und sie lehnte sich nach vorne, Anthonys Finger entgegen, der tiefer in sie glitt.

Randy hatte so unschuldig gewirkt – noch vor wenigen Stunden – unbefangen. Doch jetzt, als er sein Hemd auszog, sich ans Fußende ihres Bettes setzte, um seine Schuhe aufzubinden, kam er ihr verändert vor. Auch seine Augen waren anders – glichen Anthonys Augen, etwas lauerte in ihnen, das sie beunruhigte, in ihr den Impuls erzeugte, ihn nach seinem Ausweis zu fragen.
Sie wandte sich wieder Anthony zu und begann ihre Strapse zu lösen. »Nein«, sagte er und packte ihr Handgelenk. »Laß sie an.«
Er hatte sie entkleidet; sie trug nur noch Strapse und Strümpfe, und es war ihr verboten, etwas auszuziehen, was er unberührt gelassen hatte. Er stand vor ihr, und sie knöpfte sein Hemd auf – ein System stummer Befehle, an dem sie keine Zweifel mehr anmeldete. Doch Randys Anblick im Spiegel zog ihren Blick auf sich – nackt lag er auf dem Bett und beobachtete die beiden.
»Gefällt dir Randys Körper?« fragte Anthony; verfolgte ihre Gedanken wie ein Spürhund.
»Mhm.«
»Setz dich auf ihn.« Anthonys Hemdknöpfe drückten sich kalt in ihren Rücken, als er sie zum Bett schob. Sie schaute wieder in den Spiegel, als sie auf Randy saß – ein nackter Körper, von weichem rosafarbenen Licht beschienen, unter einer Frau, die bei Victoria's Secret eingekauft hatte und ihre Neuerwerbungen trug; ein Mann, der angekleidet war und die Situation steuerte.
»Fick ihn, Sara«, hörte die Anthonys Stimme hinter sich; sie schwang sich über ihre Schulter, schmiegte sich in ihr Ohr.
Sie blickte auf Randy hinunter und war einen Moment verwirrt; sie glaubte, in Anthonys Augen zu sehen. Doch das konnte nicht sein. Diese Augen hier waren blau – es

waren Randys Augen. Vielleicht trieb Anthony auch hier sein Spiel, wohnte hinter diesen Augen wie hinter den ihren; vielleicht nahm er jeden ein, mit dem er in Berührung kam. Randy seufzte auf, als sie ihn in sich ließ, sie schloß die Augen, umfing ihn mit ihren Muskeln, bis er wieder seufzte. Sie konzentrierte sich auf die Bewegung ihrer Körper – zwei Rhythmen, die beim Tanz zu einem verschmolzen –, und das schwebende Gefühl kehrte zurück. Es zog sie empor, sie war schwerelos, das Licht floß um sie herum wie Sirup, und die Zeit zerfiel. Hände auf ihren Hüften, doch es waren vier, nicht nur zwei. Sie öffnete die Augen und sah Anthony im Spiegel, der jetzt auch nackt war und hinter ihr kniete, über Randys Beinen, und sein Schwanz war hart an ihrem Hintern. Seine Hände glitten zu ihren Brüsten empor, und Randy stöhnte unter ihnen, flüsterte »warte«, so leise, daß sie es kaum hörten.

Anthony riß sie ganz plötzlich hoch, und die Luft um sie herum splitterte; die Matratze bebte ein wenig. »Leg dich auf den Bauch«, sagte er.

Sie gehorchte, doch sie ließ eine Hand auf Randys Arm liegen, sie war noch mit ihm verbunden – der Faden war nicht gerissen. Anthony schob mit den Knien ihre Schenkel auseinander, zog sie hoch, so daß sie halb kniete, und als er in sie stieß, tat er es härter als Randy. Töne drangen aus ihrer Kehle – tiefe, läufige Töne. Ihr Gesicht lag im Kissen, sie fühlte sich noch immer schwerelos, als Randy sich neben ihr rührte. Sie war nicht sicher, was er tat, und sie wollte ihn nicht ansehen – sie wußte nicht, warum –, doch dann war er am Kopfende des Bettes. Sie spürte, wie seine Schenkel ihren Kopf umschlossen, und seine Hände hoben behutsam ihr Kinn, bis sein Schwanz vor ihrem Mund war; willig nahm sie ihn auf.

Sie war zweigeteilt – der Äquator spaltete die Welt; Anthony steckte die eine Gegend in Brand, und Randy herrschte sanft über die andere, streichelte ihr den Kopf, stöhnte leise, wenn sie ihre Zunge kreisen ließ.

Anthony kam in zornigen, rohen Stößen – er war wütend, weil sie sich seinen Befehlen verweigert hatte und nicht gekommen war. Er sah sie gern an dabei, zog sich zurück, betrachtete ihr Gesicht, während der Orgasmus über sie hereinbrach. Das war einer der wenigen stetig wiederkehrenden Momente ihres Liebeslebens. Doch diesmal hörte sie nicht auf ihn, als er flüsterte »komm für mich, Sara«; ihre Aufmerksamkeit galt der Geographie ihres Körpers, den Klimazonen, zwischen denen sie hin und her wanderte.

Anthony erschreckte sie wieder, indem er sie bei den Haaren packte und ihren Kopf zurückriß, ihren Mund Randy entzog. »Los, Randy«, sagte Anthony. »Fick sie. Bring sie zum Orgasmus. Sie sieht wunderschön aus, wenn sie kommt, nicht wahr, Sara?«

»Weiß ich nicht; wirklich?« erwiderte sie und legte sich auf den Rücken.

Randy war über ihr, in ihr, und sie hingen mit dem Blick fest aneinander, er stellte Fragen, auf die sie Antworten suchte. »Keine Angst, es ist nur ein Spiel. Ein Machtspiel«, versuchte sie ihm stumm mitzuteilen. Doch manchmal war sie nicht sicher, ob es noch ein Spiel war; es fühlte sich zu ernst an. Als ihr Körper bebte und sich ihr Kopf nach hinten bog, wußte sie nicht, wessen Orgasmus dies war. Vielleicht gehörte er auch Anthony. Vielleicht kam sie für Anthony, der neben ihr und Randy lag – sie beobachtete, ihre Bewegungen lenkte. Sie fragte sich, was geschehen wäre, wenn Randy und sie allein gewesen wären; sie würde es nie erfahren. Auch das gehörte zum Spiel – all das Ungewisse, das Anthony und sie zusammentrugen. Sie hor-

teten Chips. Doch wenn die Einsätze stiegen, wurden sie zu Waffen, deren Gefährlichkeit beiden bewußt war.
Sie atmeten alle drei heftig, verwirrt ineinander, sechs Arme und Beine, verschlungen, und es kam nicht darauf an, wer wen berührte. Saras linkes Bein lag oben; sie hatte eine Laufmasche im Strumpf, die sich vom Knie aus nach unten zog. Anthony und Randy lagen mit geschlossenen Augen da, und Sara wußte, wenn sie das auch tat, würde sie einschlafen – was gar keine so schlechte Idee war, denn es mußte schon spät sein. Sie überließ sich wieder dem Schweben, hinter geschlossenen Lidern, im Dunkeln.
Vielleicht waren es die ersten Bruchstücke eines Traums – das Geräusch der Haustür, die aufging und sich wieder schloß. Doch Sara schlief noch nicht. Vielleicht war es auch das Gefühl, daß im Raum noch jemand atmete – eine Ahnung davon, daß eine andere Kraft in der Nähe war. Sie schlug die Augen auf, drehte abrupt den Kopf zur Seite und sah Belinda starr an der Tür stehen.
»O Gott. Weg, laßt mich aufstehen. Belinda, warte!« schrie Sara, denn bis sie sich aus dem Körperknäuel befreit hatte, hatte Belinda sich umgedreht und war geflohen.
Sara griff nach ihrem Bademantel, schlüpfte hinein, während sie durchs Wohnzimmer rannte, stürzte fast auf der Treppe am Eingang, weil sie es nicht gewöhnt war, in Nylonstrümpfen zu rennen.
Belinda schloß ihren Wagen auf, doch sie hielt inne, als sie Sara sah.
»Belinda, geh bitte nicht so weg.«
»Du solltest deine Tür abschließen. So kann ja jeder ins Haus.« Sara wußte nicht, ob das Licht der Straßenlaterne in Belindas Augen glitzerte oder ob es Tränen waren. Sie hatte ihre Haare wieder weißblond gefärbt.

»Aber es ist nicht jeder reingekommen«, sagte Sara. »Sondern du. Ich hab vergessen, die Tür abzuschließen, aber ... schau, ich weiß nicht, was ich sagen soll. Es ist so viel passiert, worüber wir nicht gesprochen haben, und das ist nur ein Teil davon. Ich hab keine Ahnung, weshalb ich mich auf diese Sachen mit Anthony einlasse. Es ist ... Ich habe noch nie so eine Beziehung gehabt, und ich weiß, daß ich nicht mit dir darüber geredet habe ...« Sie fühlte sich plötzlich entblößt und idiotisch, wie sie da mit einem Bademantel über ihrer schwarzen Reizwäsche auf der Straße stand.

»War Anthony der Grund für diesen Abend bei mir?« fragte Belinda.

Sara wußte, daß sie es wahrscheinlich immer so bezeichnen würden – als »diesen Abend« –, ein Abend, der sich vor der Erläuterung scheute, so wie sie sich voreinander scheuten.

»Ich weiß es nicht«, sagte Sara wahrheitsgemäß. »Manchmal habe ich das Gefühl, seit ich ihn kenne, steht er hinter allem, was ich tue.«

Belinda trat näher, legte die Arme um Sara und zog sie an sich. So standen sie ein paar Minuten, und das Aroma von Sex hing zwischen ihnen – der einzige Hinweis auf zwei Männer, die Belinda nicht kannte und die Sara vielleicht kannte, vielleicht aber auch nicht; es kam darauf an, wie ehrlich sie mit sich selbst war. Dann rückte Belinda ein Stückchen ab und blickte Sara an. Ihre Körper waren noch verbunden, doch zwischen ihren Gesichtern flüsterte die Nachtluft. Ihre Münder waren sich so nahe, daß Sara Pfefferminz im Atem der Freundin riechen konnte. Doch diesmal oblag es Belinda, die kurze Entfernung zwischen ihnen zu überbrücken; es schien leicht, doch vielleicht war es auch unmöglich.

Belinda atmete tief ein und wandte sich ab. »Gute Nacht«,

sagte sie leise, und Sara hielt sie nicht davon ab, ins Auto zu steigen und wegzufahren.
Erst an der Haustür merkte sie, daß sie die Fingerspitzen einer Hand an die Lippen gelegt hatte, als sie zurückging. Wie nach einem Kuß, den sie verstehen wollte oder von dem sie glauben wollte, daß er wirklich ihren Mund gefunden hatte.

18

SARA Immer häufiger fragte sich Sara, ob Kalifornien das Monopol auf Unbeständigkeit besaß – auf flüchtige Verbindungen, Quecksilber gleich oder Steppenläufern, die nirgendwo verwurzelt waren und beim ersten Windstoß davonwehten. Sicherlich waren andere Orte nicht immun gegen solches Verhalten, aber für Kalifornien war es typisch. Und es schien auch perfekt zum kalifornischen Wetter zu passen. Die Jahreszeiten fanden keinen Rhythmus; nie wußte man mit Bestimmtheit, daß die Bäume im Herbst die Farbe wechselten, im Winter das Laub abwarfen und im Frühjahr wieder blühten. Sie dachte an Neuengland, wo trotz aller Überraschungen, mit denen das Leben aufwartet, auf bestimmte Dinge immer Verlaß ist. Doppelfenster zum Beispiel – im Winter werden sie angebracht, gegen die Stürme, im Frühling abgenommen. Und der erste Schnee; vielleicht verpaßt er Weihnachten, doch er bleibt nie aus, und die Kinder drücken sich am kalten Fenster die Nasen platt und halten nach den ersten Flöckchen Ausschau. Vielleicht gehen die Menschen an solchen Orten, wo die Jahreszeiten wechseln und die Erde antwortet, verläßlicher miteinander um; vielleicht haben ihre Verbindungen mehr Gewicht, mehr Substanz.

Es war Mitte Oktober, und bereits im September hatte es gegossen wie aus Kübeln. Doch in Kalifornien kommt der Winter, wann ihm danach zumute ist, nicht, wann es der Kalender will. Und dann verschwindet er wieder, launisch wie er ist.

Während der letzten Woche der Dreharbeiten für *Gefährliche Liebe* war der Himmel wolkenlos und smogverhangen; die Hitze glühte auf den Freeways von L. A., und die Sonne schmorte in braunem Dunst. Als bösartiger Mensch hätte man Fotos machen und sie mit dem zynischen Hinweis »Und das soll ein Urlaubsziel sein?« als Postkarten verschicken können.

Im Grunde verhielt sich das Wetter wie ein Mann, dachte Sara, als sie schwitzend in der Sonne saß und auf den Kleiderwechsel für die nächste Szene wartete. Auch Randy benahm sich wie ein Mann, was natürlich durchaus passend war. Seine Offenheit und Aufrichtigkeit hatte einen Großteil seines Charmes ausgemacht. In der Sprache des New Age hätte man gesagt: Er steht in Kontakt mit seiner weiblichen Hälfte. Jetzt benahm er sich, als hätte er einen Crashkurs in Machismo hinter sich – irgendein Wochenendseminar, bei dem man ihm eingetrichtert hatte, daß Männlichkeit nahezu Göttlichkeit war. Sie dachte an den Song aus »My Fair Lady«, in dem Higgins singt: »Kann eine Frau nicht sein wie ein Mann?« Warum, zum Teufel, sollte das erstrebenswert sein? Um von seinem Penis beherrscht zu werden? Um müßig zuzusehen, wie der Penis im Ausweis jeder Person seinen Stempel hinterläßt, die neugierig ist und die sicheren Gefilde ihres Herkunftslandes verläßt?

Randy hatte sich nicht gerade in einen Grenzposten mit unbewegter Miene verwandelt; doch er verhielt sich Sara gegenüber anders als zuvor. Er benahm sich, als hätten sie sich nie berührt, nie geschmeckt, als hätten sie sich nie die intimsten Höhlen ihres Leibs geöffnet. Es gibt einen bestimmten Blick zwischen Leuten, die sich körperlich verbunden haben. Außenstehenden fällt er nicht auf. Entweder ist die Verbindung vorhanden, unversehrt, oder es ist

Leere zwischen ihnen. Einen Mittelweg gibt es nicht; nur diese beiden Extreme.
Randy kappte die Blicke zwischen ihnen. Er schien sie rasch zu durchtrennen, mit einer Handbewegung; so wie ihre Mutter ihr ein Pflaster abriß, als sie noch klein war. »Ich mach es so schnell, daß es nicht weh tut«, sagte ihre Mutter. Was gelogen war. Es brannte immer. Schmerz bleibt Schmerz.
Sara mußte Hannibal einige Tage aus dem Weg gehen, weil sie ihre Periode hatte. Sie verstand nun, wie Indianerinnen zumute war, die jeden Monat einige Tage in eine Hütte außerhalb des Dorfes verbannt wurden. Doch Randy ging ihr auch aus dem Weg, wenn Hannibal in seinem Wohnwagen war. Als Saras Zeit der Verbannung vorüber war und sie sich Hannibal wieder nähern konnte, beschloß sie, Randy aus seiner inszenierten Reserve zu locken.
Sie drehten auf der Melrose Avenue und brachten den Verkehr zum Stocken, weil die Autofahrer alle zum Fenster hinausstarrten. Sie entdeckte Randy und Hannibal vor einem Geschäft. Sie saßen unter der Markise und sahen den Autos zu.
»Was dagegen, wenn ich mich zu euch setze?«
»Nein, nur zu.« Randy sah sie kurz an, dann befaßte er sich wieder mit der Verkehrssituation.
Sie nahm Hannibals Hand, und der Orang-Utan verzog den Mund und hob die Oberlippe, was, wie sie inzwischen wußte, seine Art zu lächeln war. Zumindest *er* freute sich, sie zu sehen.
»Randy, wir müssen miteinander reden«, sagte sie nach ein paar Sekunden.
»Gibt es irgendwas zu sagen?«
»Allerdings, ziemlich viel sogar. Deshalb läufst du ja vor mir davon. Schau, ich wußte nicht, was an diesem Abend passie-

ren würde. Mit Anthony schlägt vieles eine seltsame Richtung ein. Es fällt mir sehr schwer, ihm etwas abzuschlagen – manchmal weiß ich nicht einmal mehr, wie man ›nein‹ ausspricht. Aber du hast dich bereitwillig auf alles eingelassen. Und jetzt tust du, als seist du sauer auf mich, als hätte ich dich zu irgendwas gezwungen, und das finde ich ziemlich ungerecht.«

»Nein, darum geht's nicht – ich denke nicht, daß du mich zu etwas gezwungen hast.« Er nahm Hannibals andere Hand, und Sara dachte, daß sie das Tier als Vermittler benutzten. Sie waren unfähig, in Kontakt zu treten, und sprachen durch ihn. Hannibal für seinen Teil blickte zwischen den beiden hin und her, als säße er beim Tennismatch.

»Ich habe das Gefühl, daß ich in etwas reingezogen wurde, und ich weiß nicht, wie es passiert ist«, sagte Randy. »Ich hab so etwas noch nie zuvor getan. Ich weiß nicht mal, ob ich je an so was gedacht habe. Ich lebe eigentlich ziemlich ruhig, und plötzlich habe ich mich in einer Situation wiedergefunden, die irgendwie völlig außer Kontrolle geraten war.«

»Anthony versteht sich gut darauf, die Kontrolle zum Teufel zu jagen«, sagte Sara.

Randy sah sie an, und zum ersten Mal seit diesem Abend gab er seine Abwehr auf, und sie waren einfach nur zwei verwirrte Menschen, die sich an einem Orang-Utan festhielten. Einem Retter in der Not.

»Randy«, sagte Sara, »Belinda ist meine beste Freundin, und ich habe ihr diese Geschichte mit Anthony nicht erzählt. Immer noch nicht – obwohl sie jetzt einen Teil davon mitbekommen hat. Ich will damit nur sagen, daß du an diesem Abend in exklusive Gesellschaft geraten bist. Normalerweise sind wir nur zu zweit.«

»Du meinst damit, es war nie jemand anders dabei – so wie ich?« Randy sah sie mit zusammengekniffenen Augen forschend an.
»Doch, einmal. Aber das war ganz anders.«
»Ein Mann?«
»Nein – eine Frau. Ein Mädchen, genauer gesagt. Vom Alter her war nichts Strafbares daran, aber was ihre Gefühle betrifft, war ich mir da nicht so sicher. Aber das spielt jetzt keine Rolle. Ich möchte nur, daß du verstehst, daß du in etwas hineingeraten bist, worüber ich nicht einmal mit meiner besten Freundin gesprochen habe. Wir können uns jetzt nicht wie Fremde benehmen – wir sind es nicht. Bestimmte Erfahrungen schaffen Verbindungen zwischen Menschen, und dieser Abend war so eine Erfahrung.«
»Es hat mir angst gemacht«, sagte Randy leise. »Als ich hinterher nach Hause fuhr, wußte ich nicht mehr, wer der Kerl gewesen ist, der das mitgemacht hat. Es war, als sei ich ein paar Stunden lang ein anderer gewesen. Es klingt seltsam, aber ich kam mir vor wie verhext.«
»Das klingt nicht seltsam. Nicht in Zusammenhang mit Anthony.«
Er betrachtete Sara einen Moment, dann sagte er: »Macht Anthony dir auch angst?«
»Ja«, antwortete sie.
»Warum bist du dann mit ihm zusammen?«
»Weil ich süchtig nach ihm bin. Und weil ich glaube, daß ich es überleben kann.«

*

Am Abend des letzten Drehtages gab es ein Abschlußfest in einem kleinen Restaurant in Hollywood. Da die Produktionsfirma das Lokal für den ganzen Abend gemietet hatte, war auch Hannibal geladen. Doch er war offenbar ungesel-

liger Stimmung; er hockte die ganze Zeit herum und futterte Tortilla-Chips. Sara ging allein hin. Sie hatte Anthony nichts davon gesagt – aus mehreren Gründen.
Nachdem Sara zwei Gläser Wein getrunken hatte – mehr, als sie gut vertragen konnte –, fühlte sie sich mutig und wartete auf einen Moment, in dem Randy allein war. Als die Chance gekommen war, setzte sie sich ungefragt auf den Platz neben ihn.
»Also«, sagte sie. »Tauschen wir jetzt Telefonnummern aus und versprechen anzurufen, was wir dann nicht tun, oder tauschen wir die Nummern aus und bleiben in Kontakt, oder drücken wir uns die Hand, stammeln abgedroschenes Zeug und suchen das Weite?«
»Gott, war das alles ein Satz?« fragte Randy. Er lächelte sie an – ein Leuchtfeuer im Alkoholnebel.
»Ja – Wein erweitert meine Lungen.«
»Sara«, sagte Randy, plötzlich ernst, »ich glaube nicht, daß wir in Kontakt bleiben sollten. Ich habe immer noch kein gutes Gefühl zu dem, was passiert ist. Ich wüßte nicht, wie ich an dich denken sollte – wie ich dich in meinem Leben einordnen sollte.«
»Moment mal – du mußt die Leute einordnen können, sonst willst du sie nicht in deinem Leben haben? So wie man im Supermarkt nur nach Dosen mit Aufschrift greift?«
»Du weißt, wie ich es meine.«
»Ja, ich schätze schon«, gab sie widerstrebend zu. »Das war's also, wie? Das letzte Abendmahl? Wir werden unsere Namen im Abspann von Filmen sehen und denken: Kenn ich doch irgendwoher.«
Sie merkte trotz ihres Alkoholpegels, daß Randy anfing, sie zu bemitleiden, was ganz und gar nicht in ihrem Sinne war. Sie setzte zum Sprechen an, doch er unterbrach sie. »Sara, mach es nicht schwieriger, als es ist, okay? Tu dir das nicht an.«

»Eigentlich wollte ich es dir antun, aber ich kann nicht mehr gut zielen«, sagte sie sanft; sie räumte ihre Niederlage ein, zog sich in sich selbst zurück, beschloß, daß die Uhr zwölf geschlagen hatte und sie lieber gehen sollte, bevor ihr Volvo sich in einen Kürbis verwandelte. Oder gar sie selbst.

*

Wale durchschwimmen riesige Meere und verständigen sich über Hunderte von Meilen hinweg. Ein Wal, der sich nach einem Artgenossen sehnt, gibt ein Signal von sich – einen tiefen, kräftigen Ton, mit dem er einen anderen Wal bittet, zu antworten, sich zu nähern, ihm Gesellschaft zu leisten.

Randy hatte sich Sara für ein paar Stunden angeschlossen, in einer Ecke ihrer Welt, die sonst eher verlassen war, nur von ihr und Anthony bewohnt wurde. Er war ein Seelenverwandter gewesen in diesen Stunden; auch er hatte sich von Anthonys geheimnisvoller Kraft verführen lassen. Sie konnte sich vorstellen, daß sie künftig Signale für ihn aussenden würde – einen Ton, den sie in der Seele bildete, als wäre sie eine Stimmgabel. Er würde die größten Entfernungen überbrücken, die Suche nach dem Gefährten bekanntgeben, nach Randy, der einst ein Gefährte war. Und sie konnte sich auch vorstellen, keine Antwort zu erhalten, nur weite, endlose Stille zu hören.

Sie fuhr nach Westen in ihre Wohngegend, behielt dabei den Tachometer, jeden Wagen, jedes Stoppschild, jede Ampel im Auge. Der Alkohol hämmerte in ihrem Kopf; sie fühlte sich nicht sicher am Steuer. Sie erlebte einen jener hellsichtigen Momente, in denen das Leben plötzlich auf die einfachsten Dinge reduziert erscheint – einen dieser Momente, in denen man denkt: Natürlich, so ist es. Glasklar offenbarte sich ihr die Verbindung zwischen allem

Lebenden. Wal, Affe oder Mensch – die Rufe werden in die Ferne gesandt, wollen erhört, erwidert werden. Manchmal antwortet jemand; meistens nicht.

Derjenige, der die Antwort verweigert, hat das letzte Wort. Am Sunset Boulevard hielt Sara an einer Ampel, die auf Gelb stand, und wartete korrekt die Rotphase ab. Eine Frau, offenbar eine Obdachlose, hockte neben ihrem Einkaufswagen auf der Bank an einer Bushaltestelle. Vier Teenager in einem Jeep hinter Sara schrien ins Fenster des Honda neben ihnen. Am Roxy lehnte ein Mann, zupfte auf einer verstimmten Gitarre herum und gab sich alle Mühe, einen Song von Eric Clapton zu verunstalten (den »Bell Bottom Blues«, den jedoch nur noch Clapton-Fans zu erkennen vermochten – es klang mehr nach »Bell on a Noose«). Die Menschen zogen durch die Straßen, durch die Nacht, wollten wissen, wer das letzte Wort behielt, und wußten, daß die Chancen schlecht für sie standen.

*

Die Voruntersuchung sollte an einem Montag vormittag stattfinden, drei Tage nachdem die Dreharbeiten zu Saras Film beendet waren; sie hatte also noch ein wenig Zeit, sich um Belinda zu kümmern. Mark hatte mehrfach versucht, Sara darauf vorzubereiten, daß es sich um einen der »medienwirksameren Prozesse« handle.

»Wird es so am Juristenstammtisch genannt?« hatte sie gefragt.

»Das liegt doch nahe, Sara. Schau dir die Gefolgschaft von dem Typ an. Er ist ja eine Art Sektenführer. Belinda wird also als Zeugin aufgerufen werden, aber sonst nicht im Gerichtssaal zugelassen sein. Ich möchte nur, daß du das weißt.«

Bis zu diesem Moment war sie relativ ruhig gewesen, doch das Wort »Zeugin« machte sie wütend. »Zeugin? Sie ist das Opfer«, rief sie ihrem Bruder in Erinnerung. »Was ist das für ein beschissenes Rechtssystem, wenn ein Vergewaltigungsopfer als Zeugin bezeichnet wird? Sie war nicht Zeugin des Verbrechens – sie war das Opfer des Verbrechens.«

»Rechtlich gesehen klagt der Bundesstaat Kalifornien gegen Philippe. Wenn Belinda später einen Zivilprozeß anstrengen möchte, ist sie die Klägerin. Doch im Moment ist es der Fall des Bundesstaates.«

»Das ist oberfaul«, sagte Sara. »Kein Wunder, daß dieses Land im Eimer ist. Ich hoffe bloß, daß ich nie als Geschworene benannt werde.«

»Ich glaube, da brauchst du dir keine Sorgen zu machen«, hatte Mark geantwortet.

Die Telefonanrufe bei Sara und Belinda hatten aufgehört, beide waren daher ruhiger geworden. Und die Post hatte nur die üblichen Rechnungen, Kataloge und Autoclubmagazine gebracht, die man immer bekam, obwohl man sie nicht bestellt hatte.

Der stellvertretende Bezirksstaatsanwalt, der die Anklage gegen Philippe vertrat, war eine Frau Mitte Vierzig, die, wie Mark ihnen berichtet hatte, viele Vergewaltigungsfälle bearbeitete. »Ihr habt Glück«, sagte er. »Wenn sie in einem aufsehenerregenden Fall wie diesem jemanden mit weniger Erfahrung bekommen hätte ... na ja, ich will nicht sagen, es wäre eine Katastrophe gewesen, aber ich hätte mir Sorgen gemacht. Iris Hensley ist ein harter Brocken.«

Belinda schien sich keine Sorgen zu machen; das hätte Sara eigentlich beunruhigen sollen, doch sie war so erpicht darauf, daß alles glattging, daß sie keine Stürme, sondern nur noch ruhiges Meer und eine problemlose Fahrt direkt zum Schuldspruch vor sich sah.

Sara sagte Belinda, daß sie sie am Montag morgen um halb neun abholen und mit ihr zu der Vorverhandlung fahren werde. Sie war zehn Minuten früher da und sah noch, wie sich Belinda den größten Teil des Make-up wieder vom Gesicht wischte.

»Ich muß seriös aussehen«, erklärte Belinda und rieb sich Vaseline auf die Augen, bis sie schwarzverschmiert waren. »Ich weiß nicht, was ich mir dabei gedacht hab, mir dieses ganze Zeug ins Gesicht zu pinseln. Ich glaube, ich nehm nur ein bißchen Lippenstift. Aber kein Rot.« Sie atmete tief ein und seufzte laut. »Es fällt mir nicht leicht, seriös auszusehen.«

»Das fällt niemandem leicht«, sagte Sara und ließ sich auf die Couch sinken, um dort die Verwandlung abzuwarten. »Auch Leuten nicht, die seriös sind. Deshalb sehen die immer so verkrampft aus. Kannst du dir vorstellen, was das für ein Streß ist, sich so anzuziehen, daß man Pat Buchanan gefallen würde? Ich meine, hättest du überhaupt eine Ahnung, wo du dafür einkaufen gehen sollst?«

Ein paar Minuten später trat Belinda in Erscheinung. Ihr Haar rahmte weich und glatt ihr Gesicht ein – kein Gel, keine Zacken, eine jungenhafte, unschuldig wirkende Frisur. Sie hatte kein Make-up aufgelegt, nur einen Hauch hellen Lippenstift, und trug ein pflaumenfarbenes Kostüm von Ann Taylor, daß sie sich gekauft hatte, um vor Gericht adäquat gekleidet zu sein.

»Sara«, sagte Belinda und steckte ihre Brieftasche in die Handtasche, »woher stammt das Zitat ›Die Rache ist mein ... spricht der Herr‹? Aus dem Alten oder dem Neuen Testament?«

»Ich weiß es nicht. Wahrscheinlich aus dem Alten. Ist der Herr im Neuen nicht freundlicher geworden? Warum willst du das wissen?«

Belinda suchte aus dem Kram auf dem Eßzimmertisch einen zusammengefalteten rosafarbenen Briefbogen heraus und reichte ihn Sara. Genau auf der Mitte der Seite stand in Schreibmaschinenschrift das Zitat aus der Bibel; das war alles.
»Wann hast du das gekriegt?« Sara schnüffelte an dem Papier, um festzustellen, ob es nach Parfüm roch.
»Es lag heute früh vor meiner Tür. Jemand muß es heute nacht dort hingelegt haben.« Belinda strich sich ständig mit den Fingern durchs Haar. Entweder hatte sie sich noch nicht an ihre Frisur gewöhnt, oder sie war sehr nervös.
»Laß uns gehen«, sagte Sara und ließ den Briefbogen auf den Couchtisch fallen.
Der Verkehr Richtung Innenstadt war weniger schlimm, als Sara erwartet hatte, aber sie fragte sich trotzdem, wie man diesen Kampf auf den Freeways fünf Tage die Woche aushalten konnte. Irgendwo auf dem Santa Monica Freeway sagte Belinda: »Du weißt also nicht, wo das in der Bibel steht, oder?«
»Ändert das was? Es ist eine Drohung – mir ist es egal, wo das steht.«
»Ich dachte nur, weil Philippe ziemlich häufig aus der Bibel zitiert. Ich kam mir immer blöd dabei vor – als sollte ich die Stellen kennen.« Sie befingerte nervös die Schnalle ihrer Handtasche.
»Belinda, ich kann dir meine Bibelkenntnisse gerne vermitteln. Im Alten Testament hatten sie's alle mit Schafen. Alle waren verrückt danach, Schäfer zu werden – bis auf die Könige natürlich, die hatten keine Haustiere. Im Neuen Testament verlegten sie sich dann auf Esel, und alle ritten auf Eseln herum und schwenkten Palmblätter. Ich habe nie verstanden, was an Palmblättern so toll sein soll.«
Belinda lachte, und Sara fiel auf, wie lange sie die Freundin

nicht mehr lachen gehört hatte. »Diese Analyse ist nicht sehr aufschlußreich, Sara«, sagte sie und kicherte wieder.

»Ich weiß. Ich hab mich mehr mit V-8-Motoren als mit der Bibel beschäftigt.«

Sara sah das Gerichtsgebäude vor ihnen aufragen – es war eines der bekannten Gebäude in L. A., das sie allerdings nur von außen kannte. Man hoffte natürlich immer, mit dieser Art von Sehenswürdigkeit nichts zu tun zu bekommen. »Belinda«, sagte sie, »Mark hat mir gesagt, daß es einen ziemlichen Presserummel geben könnte. Es ist ein sensationsträchtiger Prozeß. Am besten, du richtest dich innerlich darauf ein.«

»Ich glaube, ich hab es irgendwie geahnt«, erwiderte Belinda vage. »Ich habe versucht, nicht daran zu denken.«

Sie bezahlten beim Parkwächter zwölf Dollar, betraten das Gebäude durch den Haupteingang, passierten die Metalldetektoren – niemand beachtete sie. Sara überlegte, ob Mark vielleicht übertrieben hatte. Sie sah keine Reporter und keine einzige Kamera. Sie betraten den Aufzug und drückten den Knopf für den neunten Stock.

*

Als die Türen aufgingen, brach die Hölle los. Reporter drängten sich in dem von Scheinwerfern grell erleuchteten Flur und versuchten sich gegenseitig zu überschreien. Belinda griff nach Saras Hand wie ein kleines Mädchen, das sich vor den Rabauken auf dem Spielplatz fürchtet. Sie drängten sich aus dem Aufzug, geblendet von den Scheinwerfern, die sich auf sie richteten. Sara erspähte in dem Chaos eine blonde Frau, die sich zu ihnen vorarbeitete. Das muß Iris Hensley sein, dachte sie; als die Frau rief »Belinda, kommen Sie«, ließ Belinda Saras Hand los, und es war, als würde sie von der Menge verschlungen.

Links von Sara erhoben sich Stimmen im Chor, die in dem Fragengewirr der Reporter beinahe untergingen. Sara hörte Worte wie »Judas« und »Ungläubige« und den Satz »sie kreuzigt Jesus«. Sie wandte sich um und sah eine Gruppe von Leuten, vorwiegend Frauen, die sich am Rande des Mediengetümmels aufgebaut hatten und auf sie zeigten und in die Richtung, in der Belinda verschwunden war. Sie schrien etwas und blickten immer wieder zum Himmel empor (oder, wie es sich für Ungläubige darstellte, zur Decke). Zuerst fiel es Sara nur an einer erhobenen Hand auf; dann sah sie, daß sie alle es trugen – kleine Kreuze, die sie mit dunkelroter Tinte auf die Handfläche gemalt hatten. Sara kämpfte sich durch die Menge, versuchte Belinda einzuholen, die an der Tür zum Gerichtssaal aufgehalten wurde. Sara hörte, wie Iris Hensley sagte »Gehen Sie aus dem Weg, verdammt!« dann packte eine Hand Saras Ellenbogen. Sie drehte sich um und blickte in die zornig funkelnden Augen einer Frau, die zischte: »Du wirst von den Gläubigen für diese Kreuzigung zerfetzt werden!«
»Scheren Sie sich zum Teufel«, sagte Sara und riß ihren Ellenbogen los. Auf dem Ärmel ihrer weißen Bluse war Blut – ein verwischtes Kreuz. Die Kreuze auf den Handflächen waren nicht aufgemalt, wie sie geglaubt hatte – sie waren eingeritzt. Einen Moment lang tat ihr die Frau leid, sie alle, die so unter Philippes Einfluß standen, daß sie sich für ihn Schmerzen zufügten. »Was ist los mit Ihnen?« sagte Sara. »Der Mann ist ein Vergewaltiger.«
»Er ist der Erlöser!« schrie die Frau.
Sara drängte sich weiter vorwärts; das Mitgefühl war ihr vergangen. Schließlich hatte sie es bis zu der schweren Holztür geschafft. Als sie sie öffnete und den Gerichtssaal betrat, hätte sie fast erleichtert aufgeseufzt, doch dort wurde sie mit einer Art Naturgesetz konfrontiert: Flucht ist

Illusion, und wenn man eine Tür hinter sich schließt, ist man noch lange nicht sicher. Ihr Blick fiel als erstes auf Philippe – gelassen und triefend vor Selbstsicherheit saß er da, wandte leicht den Kopf zur Seite, und als er Sara sah, trat ein Lächeln auf sein Gesicht, das ihr einen Schauer den Rücken hinunterjagte. Belinda saß in der Reihe direkt hinter Iris Hensley und hatte den Platz neben sich für Sara freigehalten, doch bevor Sara zu ihr gehen konnte, mußten alle sich erheben, weil die Richterin, eine große Schwarze, den Raum betrat. Sara empfand es als beruhigend, daß diese Frau den Prozeß leitete. Sie glaubte nicht, daß Philippe eine solche Frau in seinen Bann ziehen konnte.
Sie schob sich an den Sitzenden vorbei zu Belinda durch, und als sie sich hingesetzt hatte, flüsterte Belinda sofort: »In den beiden letzten Reihen sitzen die Anhänger von Philippe.«
»Ah, deshalb habe ich den Brandfleck am Rücken«, flüsterte Sara zurück.
Sie blickte wieder zu Philippe, was ein Fehler war, wie sie sofort bemerkte. Sie spürte seine Ausstrahlung – die seltsame Energie, mit der er den Raum zwischen ihm und anderen Menschen in ein Kraftfeld verwandelte. Er hatte sie nicht einmal angesehen, und Sara hatte dennoch das Gefühl, magisch zu ihm hingezogen zu werden. Er beugte sich zu seinem Anwalt – einem tadellos gekleideten Mann, dessen Haar früh ergraut war –, und Sara mußte den Blick regelrecht losreißen. Wie durch einen Nebel hörte sie, wie der Prozeß eröffnet wurde – der Staat Kalifornien gegen Philippe. Sogar vor Gericht wurde er nur mit Vornamen angesprochen, was vermutlich hieß, daß er seinen Namen offiziell geändert hatte.
Belinda saß steif da, blickte starr geradeaus, ins Nichts, wie es schien; Sara versuchte nachzuvollziehen, was in ihr vor-

ging. Sie nahm an, daß Belinda sich sehr allein fühlte. Der Staat Kalifornien gegen Philippe – der ganze Staat? Im Vergleich dazu mußte man sich klein fühlen – eine Zehe am Fuß des Giganten. »Die Zeugin« – vorgeladen, um dem Staat behilflich zu sein. Ein zierliches, blondes Mädchen mit ein paar Marotten, die in Erwachsenenkleidern vor Gericht saß und wartete, bis sie die Hand auf die Bibel legen und wahrheitsgemäß berichten sollte, wie Philippe seinen Penis in sie gerammt und sein Sperma in ihr hinterlassen hatte. Das natürlich göttlich war, weshalb es ihr hätte recht sein müssen. Auch, daß er ihr mit seiner göttlichen Faust ins Gesicht schlug!

Sara spürte, daß Belinda Philippe angesehen hatte. Denn nun versuchte sie bewußt, nicht zu ihm hinzusehen. Als sie aufgerufen wurde und sich erhob, drückte sie das Rückgrat durch, rief ihre Wirbel zur Verteidigung gegen den Feind auf.

Die Staatsanwältin befragte sie zuerst und begann mit einer allgemeinen Aufforderung: »Berichten Sie uns bitte, was an dem betreffenden Abend geschah.«

Belinda erzählte die Geschichte chronologisch. Sara hatte sie in Bruchstücken gehört, die sich im Laufe der vergangenen Wochen wie Schrapnellsplitter an die Oberfläche gearbeitet hatten. Doch nun hatte Belinda sie geordnet, und – was noch beeindruckender war – sie hatte ihre Emotionen im Griff; sie waren sichtbar, brachen aber nicht unkontrolliert hervor. Sara gestattete sich zum ersten Mal den Gedanken, daß Belinda mit allem klarkommen würde – mit der Belastung durch den Prozeß, der üblen Nachrede. Sara wußte von Mark, daß die Voruntersuchung tatsächlich nur eine Vorstufe war; es ging nicht zur Sache. Philippes Anwalt würde keine schweren Geschütze auffahren. Doch Belinda konnte hier beweisen, daß sie es schaffte, in den Zeugen-

stand zu treten und die Ereignisse zu schildern, ohne zusammenzubrechen. Eine Generalprobe – und bis jetzt hielt sie sich bestens.
Iris Hensley fragte nicht nach Details; sie ließ Belindas Geschichte so stehen, schien sie glaubwürdig zu finden. Dann erhob sich Philippes Anwalt. Sara hatte ihn bislang nur mit einem Blick gestreift, nicht näher betrachtet. Jetzt tat sie es, und ihr Magen reagierte mit nervösem Flattern. Der Mann war auf eine glatte Art attraktiv; ein Las-Vegas-Typ. Und Belindas Typ, was Sara in Panik versetzte. In einem Restaurant hätte Belinda einen Vorwand gefunden, um an seinem Tisch vorbeizugehen. Vermutlich trägt er ein Goldkettchen unter seinem Fünfhundertdollarhemd von Bijan, dachte Sara. Sie schaute auf seine Hände; er trug einen dicken Goldring mit einem dunklen Stein am Ringfinger, doch es schien sich nicht um einen Ehering zu handeln. Das war gut – ließ sie alle im ungewissen. Mit der Masche zieht er wahrscheinlich viele an Land, überlegte Sara.
»Ms. Perry«, sagte er und bewegte sich dabei geschmeidig zum Zeugenstand – er stellte sich so nahe davor, daß Belinda sein Eau de Toilette riechen konnte. Ein Mann wie er benutzte mit Sicherheit Eau de Toilette. Eternity for Men, mutmaßte Sara – um seine Sensibilität unter Beweis zu stellen. Er blieb einen Moment vor Belinda stehen, bot ihr seinen Anblick, betörte sie mit seinem Duft. Verflucht, dachte Sara, der Typ ist gefährlich. »Vergewaltigung ist ein furchtbares Verbrechen, nicht wahr? Alle, die heute hier sind, sind sich dessen bewußt«, sagte er. Natürlich, eine Schlafzimmerstimme.
Belinda nickte und antwortete leise: »Ja.«
»Doch in diesem Fall verwirrt mich einiges. Vielleicht könnten Sie mir bei einigen Details weiterhelfen.«

Belinda nickte erneut, und Sara hätte am liebsten geschrien: »Hör auf damit! Er verdreht dir den Kopf.« Doch Belinda hatte sich jahrelang von Männern wie ihm den Kopf verdrehen lassen. Die Gruppe, in der man sich davon heilen lassen konnte, gab es noch nicht – die Anonymen Arschlochsüchtigen.

»Nun, es ist doch richtig, daß Sie vor dem betreffenden Abend bereits einige Zeit mit meinem Mandanten verbracht hatten – ihre Freizeit, in dem Sie sich ihm anvertrauten, ihn um Rat und Beistand baten? Ist es zutreffend, daß Sie ihm Dinge anvertrauten, die Sie noch nie zuvor jemandem erzählt hatten?«

»Ja«, sagte Belinda.

»Nun, wäre es dann korrekt, Ihre Beziehung zu meinem Mandanten als freundschaftlich und eng zu bezeichnen?«

»Ja.«

»Und Sie hatten ihn zu einem früheren Zeitpunkt zu einem Essen bei sich zu Hause eingeladen, ist das richtig?« Seine Stimme war wohltönend und kräftig. Sogar Sara spürte ihre Wirkung.

»Ja, aber es waren noch andere Leute da. Wir waren nicht allein«, antwortete Belinda. Ihre Stimme wurde leiser.

»Ich verstehe, Ms. Perry. Ich versuche, die Geschichte Ihrer Beziehung zu begreifen. Wie ich Ihnen schon sagte, verwirrt mich einiges daran. Nun, an dem betreffenden Abend luden Sie ihn zu sich nach Hause ein, nicht wahr?«

»Nein – ich meine, ja, aber es war seine Idee. Er rief mich an und wollte vorbeikommen.«

»Ah ja. Aber Sie haben eingewilligt.«

»Ich – ja, ich habe gesagt, es würde gehen.«

»Gut. Und Sie haben sich darum bemüht, hübsch auszusehen, und Sie haben Kerzen angezündet und versucht, eine gastliche Atmosphäre zu schaffen, ist das richtig?«

»Ja«, sagte Belinda und senkte die Augen. Na prima, dachte Sara – Schuld erhebt ihr häßliches Haupt.

»Vielen Dank, Ms. Perry. Ich glaube, das hat einiges geklärt für mich«, sagte er. »Das wäre alles.«

Belinda sah verwirrt aus; sie blickte zu Sara hinüber, mit großen, fragenden Augen. Sie wirkte verstört, und Sara konnte es ihr nicht verdenken. Dieser Mann war ihr überlegen; diese Art von Männern war ihr immer überlegen, und dennoch ließ sie sich auf sie ein. Wäre die Situation anders gewesen, hätte sie sich auch auf diesen Typ eingelassen. Die Richterin kündigte eine Pause von einer Viertelstunde an, und Sara nahm Belinda am Arm und führte sie aus dem Gerichtssaal. Im Flur herrschte noch immer Gedränge; kleine rote Kreuze, in Handflächen geritzt, wogten vor ihren Augen hin und her. Sara entdeckte den Arzt aus der Notaufnahme, der Belinda untersucht hatte; Belinda sah ihn ebenfalls.

»Was macht der hier?« fragte sie Sara.

»Er wird wohl als nächster Zeuge aufgerufen. Wir müssen nach Hause, Belinda – es ist nicht gestattet, daß du weitere Aussagen mit anhörst.«

Sie sprach mit ihr wie mit einem Kind, das war ihr bewußt, doch Belinda sah verwirrt, benommen und sehr kindlich aus. Sara nahm sie bei der Hand und führte sie zum Aufzug.

Als sie am Parkplatz ankamen und die braune Hitze der City von Los Angeles sich drückend auf sie legte, fragte Belinda scheu: »Und, was denkst du?«

Sara atmete tief durch. Verschaffte sich mehr Zeit, mehr Atem, hoffte, daß sie die richtigen Worte finden würde. »Ich glaube, daß du sehr vorsichtig sein mußt. Der Anwalt von Philippe ist gut. Er ist aalglatt, attraktiv und ... wenn ich ganz ehrlich bin, Belinda, denke ich, daß du dir was über die Augen kleben und ihn bloß nicht anschauen solltest.« Da ging die Diplomatie dahin, aber sie war wütend – nicht auf Belinda, sondern auf die Macht im Universum, die solche Charaktere hervorbrachte.

»Schau, ich meine folgendes. Er legt es darauf an, dich weichzukriegen. Und er kann's verdammt gut. Du hast dich mit Männern wie ihm eingelassen und bist von ihnen reingelegt worden. Vergiß das einfach nicht, okay?«

Sie verfehlten die Auffahrt zur Autobahn und verfuhren sich; Sara fand sich in der Innenstadt nie zurecht. Belinda schwieg und starrte stumm durch die Windschutzscheibe auf das Gewirr von Einbahnstraßen. Schließlich sagte sie: »Ich werd's schaffen.«

Und Sara wünschte sich inständig, ihr glauben zu können. Doch Belindas Tonfall ließ nur mehr Fragen entstehen. Fragen, die Sara nicht formulieren konnte. In diesem Moment entdeckte sie das grüne Schild zum Santa Monica Freeway.

»Ah, zum Glück«, sagte sie. »Endlich. Wir wissen wieder, wo's langgeht. Wir sind auf dem Weg nach Hause – wir lassen dieses gräßliche Mordviertel und die stinkende Luft hinter uns.«

Sie hoffte, daß das ein Omen war – das Schild, das ihnen den Weg nach Hause wies, und Belindas Aussage, daß sie es schaffen würde. Doch Sara war sich darüber im klaren, daß Omen eine knifflige Sache sind. Man meint, sie zu sehen und richtig zu deuten, und dabei sieht man häufig nur die Spiegelung der eigenen Wünsche.

19

BELINDA Um Depressionen zu kurieren, wusch Belinda sich seit jeher die Haare. Aus irgendwelchen Gründen schien das Shampoonieren einige der dunklen Wolken zu vertreiben, die über ihr hingen. Wenn danach noch zu viele übrig waren, färbte sie sich die Haare; deshalb hatte sie schon so oft die Haarfarbe gewechselt. Belinda hatte immer mit Depressionen zu kämpfen gehabt, doch jetzt war es so schlimm wie nie zuvor. Sogar nach der Geburt und dem Verlust ihres Kindes (was in ihrer Erinnerung untrennbar miteinander verbunden war) hatte es Tage gegeben, an denen sie sich weniger bedrückt gefühlt hatte, Tage, an denen sie ahnen konnte, was nach der Trauer kommen könnte. Doch in letzter Zeit waren diese Tage ausgeblieben. Die Depression hielt an – ein endloser, trister Weg, dessen Ende nicht abzusehen war.

Es wurde dunkel draußen. Die Dämmerung war Belindas Lieblingszeit geworden, weil sie dann die Vorhänge zuziehen und die Welt draußen vergessen konnte. Sie zündete keine Kerzen mehr an – duldete nur Lampenlicht. Kerzenlicht rief Erinnerungen wach – scheußliche Erinnerungen –, und sie fand, daß die Flammen kein Recht darauf hatten, so fröhlich umherzutanzen. Hatten sie das an jenem Abend nicht auch getan? Sie war bei Kerzenlicht vergewaltigt worden. Sie hatte sie alle in den Müll werfen wollen – kleine wächserne Verräter mit süßen Düften.

Sie hatte sich schon zweimal die Haare gewaschen, doch über ihren Schultern hingen immer noch Wolken, und ihr Magen fühlte sich verkrampft und verknotet an.
Sara hatte bei ihr bleiben wollen, als sie nachmittags vom Gericht zurückgekommen waren, doch Belinda wollte niemanden um sich haben. So ging es ihr fast immer dieser Tage. Nachdem sie sich die Haare gefönt hatte, blätterte sie in ihrem Adreßbuch und strich die Namen aller Leute durch, mit denen sie nichts mehr zu tun haben wollte. Es waren viele; auch einige von Philippes Anhängern, die Belinda ihre Telefonnummern gegeben hatten, als sie dabei waren, eine Meditationsgruppe zusammenzustellen, die sich einmal pro Woche treffen sollte. Vielleicht hatten sie die Gruppe ja nun gegründet. Belinda stellte sich vor, wie sie über sie meditierten – über die Abtrünnige, die Verräterin. Sie strich auch Philippes Namen und seine Telefonnummer durch, doch sie hatte sich in ihr Hirn gefressen. Und jetzt, da sie ihr mit einem dicken schwarzen Strich zu Leibe gerückt war, wollte sie ihr nicht mehr aus dem Kopf gehen, wie ein Werbejingle, den man einmal gehört hat und nicht mehr los wird.
Iris Hensley rief an, als Belinda beim Buchstaben W in ihrem Adreßbuch angekommen war. Sie sagte, daß die Voruntersuchung sehr zu ihrer Zufriedenheit verlaufen sei. In fünf Wochen würde der Prozeß stattfinden. Die Richterin hatte verfügt, daß Philippe vorgeladen werde.
»Vorgeladen«, wiederholte Belinda. Sie spürte, wie der Hörer feucht wurde von ihrem Atem. »Das klingt so harmlos.«
»Juristenjargon«, sagte Iris. »Jedenfalls haben Sie sich prächtig gehalten heute. Überzeugend, ohne rührselig zu werden. Hat mir sehr gut gefallen. Okay, wir sprechen uns dann in ein paar Tagen wieder.«
Die ganze Sache nahm einen surrealen Charakter an – die

Kameras, der Gerichtssaal, das Verlesen ihrer Aussage, als sei sie eine Schauspielerin, die demnächst am Broadway auftreten werde. Eine Welt aus elektronischen Einheiten. Und Belinda war ihr in die Falle gegangen.

Sie nahm eine Flasche Stoli aus dem Gefrierfach und schenkte sich etwas davon ein. Sie bewahrte die Flasche nicht deshalb im Gefrierfach auf, weil eingefleischte Wodkatrinker das so machten, sondern damit Sara sie nicht zu sehen bekam. Sie trank zuviel in letzter Zeit; sie wußte es. Doch sie fand keinen Grund, damit aufzuhören. Und sie spürte die Wirkung des Alkohols kaum, was vermutlich ein schlechtes Zeichen war – ihr Körper war so gefühllos, daß er seine Vergiftung nicht mehr registrierte. Zumindest trank sie tagsüber noch nicht. Die Nächte waren es, die ihr zusetzten, die Nächte, in denen sie in der Küche stand und zuviel Wodka in ein zu großes Glas goß.

Letzte Nacht hatte das Telefon um kurz vor zwölf Uhr geklingelt, und sie hatte schlaftrunken abgenommen. Sie hörte nur Atmen am anderen Ende, doch statt einzuhängen, lag sie im Dunkeln und hörte zu. Sie war ganz sicher, daß es Philippe war, aber kannte sie wirklich seine Art zu atmen? Konnte man Menschen am Atemrhythmus unterscheiden? Ist es wie mit Fingerabdrücken?

In anderen Nächten hörte sie vor dem Haus Schritte. Oder sie glaubte welche zu hören. Sie waren leise und unheimlich, kaum lauter als ihr eigener Herzschlag – Töne aus bösen Kinderträumen. Als sie eines Abends in den Supermarkt ging, blendete ein Wagen, der am Eingang geparkt war, sie plötzlich mit Fernlicht. Sie blieb wie erstarrt stehen, und in ihren Augen breitete sich ein greller Schmerz aus. Im Supermarkt hatte sie das Gefühl, beobachtet zu werden, und auf dem Heimweg fühlte sie sich von Scheinwerferlicht im Rückspiegel bedrängt; der Wagen hinter ihr schien zu dicht aufzufahren. Sie spürte den Wodka an jenem Abend, doch statt entspannend zu wirken, schien er sich in ihr Hirn zu fressen.

An diesem Abend knipste sie nur eine kleine Lampe an und mied ihren Schein; das Verandalicht stahl sich am Vorhang vorbei und beleuchtete ihr Wodkaglas, und das genügte ihr. Das zweite Glas Wodka. Sie dachte an einen Traum, den sie einige Tage zuvor gehabt hatte. Philippe schlief mit ihr – er vergewaltigte sie nicht, sondern er liebte sie, zärtlich und langsam. Als sie aufwachte, wollte sie seinen Namen rufen; sie erwachte und wollte in den Traum zurückkehren, und als es ihr nicht gelang, weinte sie, seit Wochen zum ersten Mal. Er war schon häufiger in ihren Träumen aufgetaucht, und sie fragte sich, ob er das mit Absicht tat, sie fragte sich, ob er so mächtig war.

Eine Freundin hatte ihr einmal von einer Hellseherin erzählt, die angeblich sehr präzise die Zukunft vorhersagen konnte. Belinda wollte sie aufsuchen, doch dann sagte die Freundin: »Und sie wird noch eine Woche, nachdem du bei ihr warst, in deinen Träumen auftauchen.« Belinda war nicht hingegangen. Daß jemand in ihre Träume eindringen könnte, versetzte sie in Panik.

Sie stand gerade auf, um sich noch mehr Wodka zu holen, als es an der Tür klopfte. Es konnte Sara sein ... aber Sara würde »ich bin's« oder so etwas rufen.

»Wer ist da?« rief Belinda. Sie wußte, daß ihr Tonfall mehr nach »Verschwinde!« klang. Eine verbiesterte alte Frau, die hinter zugezogenen Vorhängen Wodka trank und Besucher verscheuchte – die Vorstellung war beunruhigend.

»Ich bin es, Mark.«

Belinda versteckte ihr Glas im Bücherregal und öffnete die Tür. Sie hatte noch nie bemerkt, wie sehr sich Mark und Sara ähnelten. Sara war die dunkelhaarige, weibliche Ausgabe ihres Bruders – dieselben vorstehenden Wangenknochen, derselbe breite Mund, der mit der ausgeprägten Unterlippe immer leicht schmollend wirkte.

»Hallo, Mark – das ist ja eine Überraschung. Komm rein.«

Er hinkte immer noch auffällig, und die Narbe auf seiner Wange, die man im Verandalicht kaum gesehen hatte, trat deutlich hervor, als Belinda eine weitere Lampe anknipste.

»Entschuldige, daß ich einfach so reinplatze«, sagte Mark. »Ich wußte deine Telefonnummer nicht, und ich hab mich nur erinnert, wo du wohnst, weil ich mit Sara mal hier war. Sie weiß nicht, daß ich hier bin. Ich wollte etwas mit dir besprechen, und ich fand, ich sollte das allein erledigen.«

»Klar. Setz dich doch. Möchtest du was trinken?«

»Nein, danke.« Mark ließ sich auf der Couch nieder, und Belinda versuchte, nicht daran zu denken, wie der letzte Besuch eines Mannes bei ihr ausgefallen war – wie dieser Mann auf derselben Couch gesessen, Raum eingenommen hatte. Sie setzte sich neben Mark und fragte sich, ob sie mit Philippe an derselben Stelle gesessen hatte; an diesen Teil der Ereignisse konnte sie sich kaum erinnern.

»Belinda, ich möchte etwas mit dir besprechen, was sich vermutlich im Moment sehr unerfreulich anhört, angesichts der Tatsache, daß du die Verhandlung noch vor dir hast. Doch ich möchte dir sehr nahelegen, eine Zivilklage gegen den Mann anzustrengen, und zwar unabhängig davon, wie der strafrechtliche Prozeß ausgeht.«

»Zivilklage?« Belinda bemühte sich, klar zu denken.

»Auch wenn er für schuldig befunden und zu einer Haftstrafe verurteilt wird, kannst du auf Schadensersatz klagen. Das steht dir nicht nur zu, sondern es wäre ein weiterer Schritt, ihn zu entmachten, ihm rechtlich zuzusetzen. Es geht darum, ihn soweit zu entlarven wie nur möglich,

damit die Leute ständig daran erinnert werden, was er getan hat und worauf er aus ist.«
»Und wenn er freigesprochen wird?« fragte Belinda.
»Dann wäre es um so wichtiger, eine Zivilklage anzustrengen. Schau, Belinda – ich würde dich ohne Vorschuß vertreten. Du müßtest mich nur bezahlen, wenn wir gewinnen. Ich weiß, daß du das alles nicht durchmachen möchtest, und ich behaupte auch nicht, daß es einfach wird. Ganz im Gegenteil. Aber ich bin wirklich der Meinung, daß du das erwägen solltest.«
»Warum tust du das, Mark? Stimmt es wirklich – daß Sara nicht weiß, daß du hier bist?« Als sie sich reden hörte, fiel ihr auf, daß sie kaum mehr imstande war, jemandem zu glauben.
»Das war ganz und gar meine Idee. Ich biete dir das an, weil ich Philippe für eine äußerst gefährliche Person halte. Er verfügt über bestimmte Kräfte, dunkle Kräfte. Ich hab heute in den Abendnachrichten den Tumult vor dem Gerichtssaal gesehen – Belinda, die Leute schneiden sich wegen ihm ins eigene Fleisch. Und was kommt dann? Der Jim-Jones-Cocktail? Dem Mann muß das Handwerk gelegt werden. Ich hasse Menschen wie ihn, und ich muß zugeben, daß ich gerne zu seinem Niedergang beitragen würde. Schau, es gibt keine Erfolgsgarantien im Rechtssystem. Natürlich sollte er verurteilt werden, aber –«
»Und wenn ich verurteilt werde?« unterbrach ihn Belinda.
»Was soll das heißen? Du bist vergewaltigt worden.«
»Manchmal bin ich mir meiner Gefühle ihm gegenüber nicht im klaren. Ich weiß nicht, warum ich immer noch nachts von ihm träume, oder seit wann das so ist. Vielleicht hab ich es einfach verdient. Vielleicht bin ich für meine Phantasien und heimlichen Wünsche bestraft worden.«
Mark rutschte ein Stück näher und nahm sie bei den

Schultern. Es war, als versuche er, sie zusammenzuhalten – zu verhindern, daß sie in der Mitte entzweibrach. Sie hatte nicht gewußt, daß ihre Risse so sichtbar waren.
»Du hast doch nein zu ihm gesagt, oder?« Marks Gesicht war ganz dicht vor ihrem.
»Ja, aber –«
»Aber gar nichts. Du hast nein gesagt, er hat weitergemacht – das ist Vergewaltigung. Ich weiß, wie dir zumute ist, Belinda, wirklich, aber –«
»Nein, das weißt du nicht. Alle glauben, sie wüßten es, aber das stimmt nicht. Ihr habt nicht mal eine Ahnung.«
Mark runzelte die Stirn, und er sah dabei ganz ähnlich aus wie Sara, wenn ihr zu viele Gedanken durch den Kopf gingen. »Sprichst du mit der Beraterin vom Treatment Center? Sie kann dir helfen, das durchzustehen – dafür ist sie da.«
Belinda schüttelte den Kopf. »Mir ist nicht danach, es Leuten zu erklären, die es nicht verstehen können, aber ich will auch die Leute nicht um mich haben, die es verstehen könnten.« Sie hielt inne und dachte über ihre Worte nach, über die Aussage, die darin versteckt war. »Ich schätze, ich will einfach niemanden um mich haben.«
Mark ließ ihre Schultern los und stand auf. Er verlagerte sein Gewicht von einem Bein aufs andere, belastete vorsichtig das verletzte.
»Tut mir leid, Mark«, sagte Belinda leise.
»Ist schon in Ordnung. Ich will dir das Leben nicht noch schwerer machen. Aber ich möchte, daß du irgendwann darüber nachdenkst – über die Zivilklage, meine ich. Nicht nur um deinetwillen. Wenn man ihm nicht Einhalt gebietet und öffentlich macht, was für ein Dreckskerl er ist, müssen in Zukunft womöglich noch mehr Frauen dran glauben.«
»Ich weiß. Danke – ich werd darüber nachdenken.«

Als sie ihn zur Tür brachte, hätte sie ihn fast gefragt, ob er vor dem Haus etwas Außergewöhnliches bemerkt habe – jemanden, der in einem Wagen saß oder auf dem Gehsteig herumlungerte. Doch sie tat es nicht; sie vertraute ihrer Wahrnehmung nicht mehr. Sie wußte nicht, ob sie eine Gefahr gewittert oder sich etwas eingebildet hatte. Vielleicht waren die Schritte vor dem Fenster die Geräusche ihrer Angst, die sich heranschlich, um sie zu holen – gesichtslos, stumm pirschte sie sich im Dunkeln an. Und ihre größte Angst war, daß sie niemandem davon erzählen konnte – es war die Angst, daß sie das alles verdient hatte. Den Schmerz, die Strafe, die langen Nächte, in denen sie sich wünschte, weinen zu können.

Es war, als hätte sich das Schicksal auf die Seite ihres Vaters geschlagen, um ihm recht zu geben. »Ein schlimmes Mädchen« hatte er sie wieder und wieder genannt, als sie schwanger geworden war ... und wir wissen ja alle, was mit denen geschieht. Die letzten Worte aus dem Mund ihres Vaters klagten sie an und besiegelten ihre Zukunft wie der Fluch einer Zigeunerin. Er starb zu Hause in seinem Bett, wie er es gewollt hatte; der Krebs wütete in seinem Körper wie ein siegreiches Heer. Sie wußten alle, daß der Tod sich näherte. Ihre Mutter weinte still vor sich hin, und ihre Blicke waren glasig und stumpf, und Belinda sah auf das bleiche, ausgezehrte Gesicht ihres Vaters hinunter und sagte: »Ich liebe dich.« Denn unter all den anderen Gefühlen empfand sie Liebe, und es mochte die letzte Chance sein, es ihm zu sagen. Und mit seiner kratzigen, kraftlosen Stimme erwiderte er: »Du hast mich enttäuscht. Das nennst du Liebe?«

Dann starb er. Ein Brandmal blieb auf Belindas Seele zurück – war in ihr verewigt. Seine Abschiedsworte. Er hätte ihr diese Worte auch in ein Medaillon gravieren lassen und es ihr mit dem Satz überreichen können: »Du darfst es nie abnehmen.« Als ob sie jemals die Chance dazu gehabt hätte.

*

Um zwei Uhr morgens saß Belinda in einem Flecken Mondlicht auf einer verrotteten Bank im Lincoln Park in Santa Monica. Nur zwei Meter neben ihr lagen Schlafsäcke, in denen Leute schliefen; ein Mann saß aufrecht und ließ seinen Einkaufswagen nicht aus den Augen. Es war nicht einer der gefährlichsten Parks, doch man war auch nicht gerade wohlbehütet, wenn man sich dort in der Dunkelheit aufhielt. Tagsüber hätte Belinda hier vielleicht den Kindern beim Schaukeln zugesehen und sich ihren Phantasien und ihren Erinnerungen hingegeben und auf ein Zeichen gehofft, wie ihr Kind wohl heute aussehen mochte. Doch all das beschäftigte sie in dieser Nacht nicht. Sie saß da, in der unheimlichen Stille, niedergedrückt von Fragen, auf die es keine Antwort gab, und von Bergen von Schuldgefühlen. Sie klagte Philippe der Vergewaltigung an, doch etwas in ihr behauptete, daß Vergewaltigung die passende Strafe für all die Fehltritte in ihrem Leben war. Wäre ihr Vater noch am Leben, hätte er vermutlich gesagt, daß sie »ihre gerechte Strafe« bekommen habe. Nach Ansicht ihres Vaters bekamen viele Leute ihre gerechte Strafe in Form schrecklichen Unglücks – vorwiegend Leute, die er nicht mochte.
Sie wußte, daß sie das Risiko einging, wieder vergewaltigt zu werden, wenn sie nachts hier herumsaß. Oder zu Brei geschlagen zu werden – eine ekelerregend genaue Beschreibung, dachte sie. Sie forderte das Schicksal durch ihre Anwesenheit hier heraus, ging ihm entgegen. Sie bat darum, in jeder beliebigen Gestalt. Vielleicht ereigneten sich dann alle schrecklichen Dinge, die ihr bestimmt waren, kurz nachein-

ander, und sie konnte den Rest ihres Lebens friedlich und von Krisen unbehelligt zubringen. Vielleicht. Doch sie saß schon eine halbe Stunde auf dieser Bank, und es war nichts passiert, außer daß der Mann in dem Schlafsack in ihrer Nähe aufgehört hatte zu schnarchen.

Sie wandte den Kopf und sah, daß der Mann mit dem Einkaufswagen seine Habseligkeiten zurückließ und in ihre Richtung kam. Vielleicht greift er mich an, dachte sie; vielleicht stößt er mir ein blitzendes Messer in den Leib. Dann wäre ihr Blut ihre Buße, ein Teil der »gerechten Strafe«.

Doch er setzte sich neben sie. Er war alt – um die Siebzig, schätzte Belinda, doch vielleicht hatte das Leben auf den Straßen ihn frühzeitig altern lassen. Unter einer blauen Strickmütze hing graues, strähniges Haar heraus.

»Weißt du, warum sie das Schwert nicht aus dem Stein ziehen konnten?« fragte er. »Warum nur König Artus es schaffte?«

»Nein, ich glaube nicht. Meine Kenntnisse der Artus-Sage sind ziemlich beschränkt.«

»Weil sie nur auf den Stein geschaut haben. Sie haben alle Kraft dem Stein vermacht. Sie kamen nicht auf die Idee, daß auch das Schwert kraftvoll sein könnte. Und wenn man die Kraft nicht sieht, ist sie nicht da. Sie waren alle Sklaven des Steins.«

»Ah ja.« Da ist sie, dachte sie – die Grenze zwischen Genie und Wahnsinn. Wahrscheinlich hat der Mann früher Literatur gelehrt, und jetzt lebt er im Schatten eines Einkaufswagens und kennt die besten Mülltonnen.

Belinda stand auf, sagte »Gute Nacht – ich muß los«, als verabschiede sie sich bei einer Cocktailparty, und ließ einen Zehndollarschein auf der Bank zurück.

*

Sie sah sie sofort, als sie zu Hause aus ihrem Wagen stieg. Sie standen vor dem Tor wie Wachen - zu dritt kamen sie auf sie zu, Erscheinungen gleich in der dünnen Nachtluft. Sie hatten auf sie gewartet, und Belinda begriff in diesem Moment, daß auch sie selbst auf sie gewartet hatte. Als sie näherkamen, erkannte sie, wer es war – Kenneth, Astrid und Michelle – Menschen, deren Namen sie vor einigen Stunden aus ihrem Adreßbuch gestrichen hatte. Sie ging nicht langsamer und blieb nicht stehen; sie glitt mühelos wie ein Geist an ihnen vorüber, wußte, daß sie ihr folgen würden, ergab sich dem Schicksal, das sie für sie bereit hielten. Alle drei trugen ein aufgemaltes Kreuz auf der Stirn, zwischen den Augenbrauen. Als Belinda an ihnen vorüberging, hob sie unwillkürlich die Hand und betastete ihre Stirn. Seltsam, wie nackt sie sich plötzlich anfühlte.
»Wir tragen das Zeichen Gottes auf der Stirn«, sagte Kenneth.
»Und was trägst du auf der Stirn? Blut. Das Blut von Philippe. Das Blut des Lammes«, setzte Michelle Kenneths Rede fort.
Im Wohnzimmer, im Licht einer Lampe, bildeten sie einen Kreis um sie. Belinda spürte keine Impulse, sich zu widersetzen. Ihr Inneres fühlte sich flüssig und klebrig an. Sie verdiente die Strafe, die sie ihr zugedacht hatten.
»Setz dich, Belinda«, sagte Astrid, in einem autoritären Tonfall, der nicht typisch für sie war.
Belinda sank in den Sessel – eines der Stücke vom Garagenflohmarkt. Rosen starrten ihr von dem alternden Stoff entgegen.
Sie umringten sie erneut; ihre Reihen waren geschlossen. Kenneth saß in einer Couchecke, und die Frauen zogen sich Stühle heran und setzten sich vor Belinda.
»Du bist vom rechten Wege abgekommen«, sagte Michelle.

»Davon kündet die Bibel – Streit auf Erden, Streit, der sich im Himmel erhob.«
»Michael und seine Engel stritten wider den Drachen«, fügte Astrid hinzu. »Wir sind auf seiten der Engel. Philippe weilt auf der Erde, um die Engel zu führen. Du hast dich auf die Seite des Drachen geschlagen.«
»Das Tier«, fuhr Michelle fort. »Das Tier aus der Offenbarung des Johannes – mit einem Maul, zu reden große Dinge und Lästerungen gegen Gott und die im Himmel wohnen.«
»Philippe ist nicht Gott«, sagte Belinda mit schwacher Stimme.
»Denn wer das Schwert nimmt, soll durch das Schwert umkommen«, sagte Kenneth mit anschwellender Stimme, als spräche er zu einer Gemeinde. »Das lehrt uns die Bibel.« Er zog eine kleine Bibel aus der Tasche und hielt sie hoch. »Deine Anklage ist ein Schwert.«
Als sie näherrückten, Belinda einschlossen, ihre Arme festhielten, sah Belinda einen Moment lang ihr Blut auf die Rosen tropfen. Doch das Bild verschwand; ihr Blut pochte noch immer in ihren Adern, sie war unversehrt. Michelle zog einen Füller aus der Tasche, packte Belindas Haare, riß ihren Kopf zurück und schrieb etwas auf ihre Stirn. Es fühlte sich nicht wie ein Kreuz an, was sie dort aufmalte; sie nahmen sie nicht in die Schar auf. Sie verstießen sie. Sie zerrten Belinda hoch und schoben sie ins Schlafzimmer, stellten sie vor den Spiegel, dann schalteten sie das Licht ein. Mitten auf ihrer Stirn stand: 666.
Kenneth schlug seine Bibel an einer markierten Stelle auf und las vor: »›So jemand das Tier anbetet und sein Bild und nimmt das Zeichen an seine Stirn oder an seine Hand, der soll von dem Wein des Zornes Gottes trinken, der unvermischt eingeschenkt ist in seines Zornes Kelch, und wird gequält werden mit Feuer und Schwefel vor den heiligen

Engeln und vor dem Lamm. Und der Rauch ihrer Qual wird aufsteigen von Ewigkeit zu Ewigkeit; und sie haben keine Ruhe Tag und Nacht, die das Tier anbeten und sein Bild, und wer das Zeichen seines Namens annimmt.‹«
Dann wichen die drei plötzlich zurück, und Belinda brach zusammen. Sie hörte, wie sie verschwanden, und ihre Schritte stimmten überein, klangen wie die eines einzigen Menschen. Erst als sich die Tür hinter ihnen geschlossen hatte, hob sie den Kopf und sah wieder in den Spiegel. Ein bleiches Gesicht starrte sie an, mit schwarzen Zahlen auf der Stirn.
Sie versuchte aufzustehen, doch sie schaffte es nicht; sie kroch zum Bett und zog sich hoch, suchte Schutz unter den Decken. Jeden Moment konnte der Blitz einschlagen, dachte sie, konnte der Zorn Gottes über sie hereinbrechen; nur wenn sie sich die Decke über den Kopf zog, war sie sicher. Kinder wußten das; Erwachsene vergaßen es. Ihre Zähne fühlten sich schmutzig an, und die Tinte würde ihre Laken beflecken, doch das Badezimmer war zu weit weg, und ihre Beine wollten sie nicht tragen.
Vielleicht würde Gott am Morgen zu einem anderen Sünder weiterwandern, und sie könnte es wagen, unter den Laken hervorzukriechen. Doch sie wußte, daß er zurückkehren würde. Auf ihren Kopf war ein Preis ausgesetzt, und sie trug das Mal des Tiers zwischen den Augen. Und da ihr Vater ihr nie vergeben hatte, konnte sie das auch von Gott nicht erwarten.

20

SARA Sara ergab sich dem Tuch über ihren Augen nun williger – es war doppelt gebunden, so daß kein Licht hindurchdrang. Früher hatte es ihr angst gemacht, wenn sie in die Dunkelheit tauchte, in die Blindheit, und ihre anderen Sinne sich schärften. Doch jetzt genoß sie die Verwirrung, nicht zu wissen, mit welchem Teil seines Körpers Anthony sie berührte. Er strich so leicht über ihre Haut, es konnten seine Finger sein oder sein Schwanz – sie war nicht sicher. Sie war gefangen hinter ihrer Augenbinde, war Anthonys Gnade ausgeliefert. Sie erfuhr nur, was sie wissen sollte, und er entschied darüber nach seiner Laune. Nur wenn sie nichts sah, hatte er sie ganz in der Hand; solange sie sehen konnte, hatte sie Macht, auch wenn ihre Hände und Füße gebunden waren. Doch wenn sie in absoluter Dunkelheit verharrte und nur ihre Nervenenden ihr berichteten, was geschah, war sie seine Sklavin.

Sie hatte sich nicht leicht darauf eingelassen. Zuerst war sie störrisch gewesen – hatte die Muskeln angespannt und versucht, durch den Stoff hindurch etwas zu erkennen. Doch er hatte sich nicht um ihren Widerstand gekümmert, und nun, Monate später, ließ sie es zu, daß er sie streichelte und reizte und mit ihrer Blindheit spielte. Sie hatte sich daran gewöhnt, kannte die Zeichen – die Zeit verlor sich, und das Beben in ihrem Körper wurde so heftig, daß sie schreien mußte, um es zu ertragen. Doch sie ergab sich all dem, wurde eine echte Sklavin.

Wenn das Ende ihrer Liebesspiele nahte, band er sie los. Das Tuch nahm er zuletzt ab. Die Reihenfolge war immer unverändert: zuerst die Beine, dann die Arme, dann die Augenbinde. In manchen Dingen war Anthony penibel; das Lösen von Saras Fesseln gehörte dazu. Auch in seinem Haus verhielt er sich so; er wollte auch nicht, daß man einen Briefumschlag verschob. Er haßte Ränder von Gläsern auf den Möbeln; er hatte mehrere Sets Untersetzer und forderte die Gäste dazu auf, sie zu benutzen. Deshalb hielten sich die beiden häufiger bei Sara auf – bei ihm bekamen sie oft Streit. Sara schien irgend etwas an sich zu haben, was die Ordnung dieses hypermännlichen Haushalts störte. Beim letzten Aufenthalt in seinem Haus hatte sie ihn als Analneurotiker beschimpft, und er hatte zurückgeschlagen, indem er sie als aggressives Biest bezeichnete. Sie verstanden sich besser, wenn sie sich bei Sara aufhielten. Es war sowohl besser für Anthonys Möbel als auch ratsam für ihre Beziehung.

Licht traf auf ihre Netzhaut, und sie blinzelte, obwohl es nur gedämpftes Licht war. Ihre Haut war noch erhitzt und glänzend, und sie starrte auf Anthonys Rücken, als er sich mit den zerknüllten Seidentüchern und -bändern in der Hand abwandte. Er stand auf und ging zum Schrank; es gab jetzt eine spezielle Schublade für ihre Utensilien.

»Weißt du«, sagte Sara, »wenn du nicht so einen tollen Körper hättest, wäre ich wahrscheinlich nie mit dir ins Bett gegangen.« Sie beobachtete, wie sich die Muskeln an Schenkeln und Hintern bewegten, als er die Schublade zuschob und sich wieder aufrichtete.

Er kam zum Bett zurück und legte sich zu ihr. »Doch, wärst du.«

»Nein, ich fand dich ziemlich selbstgefällig. Aber da war dieser athletische Körper – ich habe dich genau betrachtet.

Ich hab es sogar durch die Kleider gesehen. Da konnte ich schon immer schwer widerstehen.«

Anthonys Finger malten eine Spur auf ihr Gesicht, um die Augen, als zeichne er eine Augenbinde. Aber sie sah jetzt alles – das rosafarbene Licht, das in seinen Augen zersprang, die Schatten, die sich unter seinem Kinn trafen.

»Willst du damit sagen, daß du nur auf meinen Körper scharf warst?« fragte er und küßte sie zärtlich auf den Mund. Ein Schmetterlingskuß.

»Hm ... na ja, nicht direkt. Ich meine nur, daß er der ausschlaggebende Faktor war.«

»Nicht mein brillanter Geist und mein scharfsinniger Humor?«

»Nun, ich will mal so sagen – wenn ich einem geistreichen, humorvollen Typen begegne, der Schwimmringe, Hasenzähne und schlechte Haut hat, würde ich mich gern mit ihm am Telefon unterhalten, aber ich lege keinen Wert darauf, ihn ohne Kleider zu sehen.«

»Du bist ein Snob, Sara – weißt du das?« An seinen Augenwinkeln entstanden kleine Fältchen. Manchmal lächelte er so; sie mochte das.

»Ich bin in jeder Hinsicht ein Snob, und ich bin stolz darauf.«

Das Klingeln des Telefons zerstörte ihre Stimmung, und als Sara nach dem Hörer griff, packte Anthony ihr Handgelenk. »Geh nicht ran.«

»Ich muß«, sagte sie. »Es ist schon spät. Niemand würde mich um die Uhrzeit anrufen, wenn es nicht was Wichtiges wäre.«

Sie fragte sich, ob ihre Stimme verrucht klang, als sie sich meldete.

»Sara, hier ist Mark. Tut mir leid, daß ich dich so spät noch störe ... Ist alles in Ordnung mit dir?«

»Ja, warum?«
»Ich weiß nicht. Du klingst so komisch. Hör zu, ich bin bei den Eltern. Ich weiß, daß es mitten in der Nacht ist, aber ich meine, du solltest herkommen.«
Sara setzte sich ruckartig auf und riß fast das Telefon vom Nachttisch. Sie spürte, wie ihr das Blut aus dem Gesicht wich. So geschieht es – ein Anruf mitten in der Nacht. »Was ist los? Was ist passiert?«
»Es geht ihnen gut«, sagte Mark rasch. »Beiden. Es ist nichts ... nicht das, was du gerade gedacht hast. Aber hier sind seltsame Dinge passiert heute nacht. Ich hab die Polizei angerufen. Aber ich glaube, daß es mit dem Prozeß zu tun hat; du solltest vielleicht mal kurz herkommen.«
»Ich beeil mich.«
»Sara, hör mir zu. Es ist niemand verletzt. Fahr bitte nicht wie eine Irre, okay?«
Seit seinem Unfall hatte Mark nicht einmal ein Stoppschild überfahren. Er fuhr jetzt einen Toyota LandCruiser, und auf der Autobahn blieb er auf der rechten Spur. Seine Porschephase war ausgestanden.
»Was ist passiert?« fragte Anthony, als sie auflegte und zum Schrank ging. Sie nahm Jeans und einen Pullover heraus und warf sie aufs Bett.
»Ich weiß es nicht genau. Mark ist bei meinen Eltern. Ihnen geht's gut, aber irgendwas ist da passiert.«
»Ich komme mit.«
Sie widersprach nicht, aber sie dachte daran, daß Mark Anthony noch nicht kannte und ihre Eltern nicht einmal von ihm gehört hatten. Sie kam in einer Notsituation mitten in der Nacht mit einem Mann an, den ihre Familie noch nie gesehen hatte. Doch sie wollte jetzt keine Gedanken daran verschwenden. Sie wollte nicht allein ins Tal hinausfahren, und außerdem hatte Anthony das schnellere Auto.

Vor dem Haus standen zwei Streifenwagen.
»Da ist ein Fenster eingeschlagen«, sagte Anthony, als sie den Weg entlanggingen.
Sara schaute zum Wohnzimmerfenster. Ein gezacktes Loch von der Größe eines Footballs klaffte in dem Fenster, doch sie glaubte nicht, daß es von einem Football herrührte. Die Haustür war nur angelehnt. Sara wollte sie aufschieben und erstarrte, als wäre sie gegen eine Glaswand gelaufen. Die Fußmatte auf der Schwelle war voller Blut. Sie schaute auf ihre weiße Schuhsohle; sie war blutverschmiert. Sie brachte keinen Ton hervor und war zu schockiert, um sich zu rühren. Vielleicht hatte Mark ihr etwas vorgemacht, damit sie ruhiger hierherfuhr.
Mark mußte sie gehört haben, denn die Tür ging plötzlich auf, und er sagte: »Komm rein, Sara. Ich weiß, wie es aussieht, aber Vater und Mutter sind wirklich okay. Ihnen fehlt nichts.« Dann bemerkte er Anthony. »Oh, hi – ich bin Mark. Saras Bruder.«
»Anthony Cole.«
»Ah ja – schön, Sie kennenzulernen.«
Sara hatte sich so weit wieder gefangen, daß ihr der Blick ihres Bruders nicht entging. »Ach, damit warst du befaßt«, besagte er.
Claire und Roger Norton saßen nebeneinander auf der Couch und hielten sich an der Hand. Sie wirkten klein und verängstigt, wie viele ältere Menschen, wenn das Leben sie erschreckt und heftiger über sie hereinbricht, als sie es ertragen können. Drei Polizeibeamte waren bei ihnen; einer hatte einen Ziegelstein in der Hand, an dem mit einem Gummi ein Zettel befestigt war.
»Ich weiß, wie Ihnen zumute ist«, sagte er. »Aber diese Botschaft ist keine echte Drohung. Wir können Anzeige wegen Vandalismus erstatten, aber Sie wurden nicht bedroht.«

»Mark, was zum Teufel, ist passiert?« flüsterte Sara. Ihre Eltern hatten ihr Eintreffen nicht bemerkt.
Mark winkte sie und Anthony ins Eßzimmer.
»Sie saßen im Wohnzimmer vor dem Fernseher«, sagte er, »und dachten, sie hätten eine Katze kreischen hören. Mutter ging zur Haustür, und als sie gerade aufmachen wollte, flog der Ziegelstein durchs Fenster mit dem Zettel dran – irgendein religiöser Spruch, glaube ich, aber ich bin nicht ganz sicher, klingt jedenfalls so. Dad sagte ihr, sie solle sich nicht von der Stelle rühren und machte die Haustür auf, um nachzuschauen, und da lag eine tote Katze auf der Schwelle, in der ein Messer steckte. Daher das Blut auf der Matte.«
»Lieber Gott«, sagte Anthony. »War es ihre Katze?«
Mark schüttelte den Kopf. »Mutter meint, sie gehört einem der Nachbarn. Aber sie trug kein Halsband. Die Polizisten haben sie in einen Plastiksack gesteckt und nehmen sie mit zur Tierkörperverwertung. Sie tun wirklich ihr Bestes. Ich glaube, sie haben ein schlechtes Gefühl, weil sie nicht mehr ausrichten können.«
Sara warf einen Blick ins Wohnzimmer und sah, daß die Polizisten aufbrachen. »Ich möchte mir mal diesen Zettel ansehen«, sagte sie und ließ Mark und Anthony neben dem Tisch stehen, an dem sie in besseren Zeiten Thanksgiving gefeiert und Gebete gesprochen hatten und an dem Sara nachmittags ihre Schularbeiten gemacht hatte.
»Sara, ich wußte gar nicht, daß du hier bist«, sagte ihre Mutter, als sie ins Wohnzimmer trat.
»Ich weiß – ihr wart beschäftigt, als ich gekommen bin. Kann ich den mal kurz sehen?« fragte sie den Polizisten, der den Ziegel in der Hand hielt. Er sah so jung aus, daß sie sich plötzlich seltsam alt vorkam.
Es war ein kleiner, weißer Zettel, und die Nachricht war maschinengeschrieben.

»Wenn du aber nicht wachen wirst«, las Sara vor, »werde ich kommen wie ein Dieb, und du wirst nicht wissen, zu welcher Stunde ich über dich kommen werde.«
Sie gab den Zettel zurück. »Und Sie sagen, das sei keine Drohung?«
»Es ist keine direkte Drohung«, erwiderte er. »Ich weiß, daß Ihnen das ungerecht vorkommt, aber wir müssen es so behandeln.«
»Es ist ein Zitat aus der Offenbarung des Johannes«, sagte Anthony, der hinter Sara aufgetaucht war.
»Woher weißt du das?« fragte Sara.
»Ich hab am College einen Kurs über das Neue Testament gemacht.«
Sara starrte ihn an, wieder einmal überrascht von ihm – Bibelkurs? Vielleicht hatte sein Vater ihn dazu gezwungen.
Mark kam herein, bedankte sich bei den Polizisten und verabschiedete sich von ihnen. Claire und Roger Norton blieben zusammengesunken auf der Couch sitzen – die ältesten und zugleich die kindlichsten Menschen im Zimmer.
Nachdem die Polizisten gegangen waren, entstand ein kurzes, unbehagliches Schweigen, das Roger Norton brach, indem er zu Anthony sagte: »Guten Tag – wir kennen uns noch nicht.« Er ließ die Hand seiner Frau los, stand auf und ging auf den Fremden zu.
»Entschuldigt – Dad, Mutter, das ist Anthony Cole«, sagte Sara, versprach sich dabei und unterließ jegliche Erklärung zu Anthonys Rolle in ihrem Leben. War er ihr Freund? Liebhaber? Der Mann, der sie fesselte? Sie ging davon aus, daß die Tatsache, daß sie ihn vorstellte und daß er um ein Uhr nachts im Wohnzimmer ihrer Eltern stand, Erklärung genug war.
Anthony schüttelte ihrem Vater die Hand. »Es ist furchtbar,

daß Sie und Ihre Frau das durchmachen müssen«, sagte er, und Sara merkte, daß ihr Vater ihn sympathisch fand.
»Früher ging es anders zu in der Welt«, sagte Roger Norton wehmütig. »Da konnte man seine Haustür unverschlossen lassen, und wenn was durchs Fenster geflogen kam, dann war es höchstens ein Baseball, den die Nachbarskinder danebenwarfen. Wir kannten alle Nachbarn persönlich. Ein paar kennen wir auch jetzt noch, aber die Leute bleiben mehr unter sich. Sie haben diese Alarmanlagen und dieses Zeug und verdächtigen alles und jeden ...«
Sara wußte, wie diese Rede weiterging – mit den Orangenhainen, die zugepflastert worden waren, und dem Verkehr, der heute so viel lauter war als früher. Sie ging zur Couch und setzte sich neben ihre Mutter.
»Alles in Ordnung, Ma?«
»Ja, ich glaube schon. Danke, daß du den ganzen weiten Weg bis hier raus gefahren bist, Liebes.«
Jedesmal wenn Sara Claire Norton sah, schien sie dünner geworden zu sein; als würde sie sich langsam in einen Strich verwandeln.
»Wahrscheinlich kommen sie nicht zurück«, sagte Sara und nahm die Hand ihrer Mutter. »Ich glaube, daß es mit dem Prozeß zu tun hat und der Tatsache, daß ich Belindas Freundin bin. Diese Leute, auf die sie sich da eingelassen hat ... na ja, ich glaube, die wollten euch erschrecken, und wahrscheinlich geben sie sich damit zufrieden, zumindest bei euch.«
»Es ist ihnen jedenfalls gelungen, uns zu erschrecken. Ich muß immer an diese arme Katze denken.« Sie schüttelte traurig den Kopf. »Ich werde wohl morgen in der Nachbarschaft herumfragen, wem sie gehört hat.«
»Das halte ich für keine gute Idee, Mutter«, sagte Sara. »Wenn sie mir gehört hätte, würde ich mir ein anderes

Ende für sie wünschen. Vielleicht wäre es besser, du ersparst das den Leuten.«
»Da hast du recht.« Ihre Mutter sah zu Anthony hinüber, der sich immer noch höflich Roger Nortons Erörterung über den einstigen Zustand des San Fernando Valley anhörte. »Das scheint ein netter junger Mann zu sein«, sagte sie.
»Ähm – ja, er ist ein interessanter Mensch. Soll ich dir eine Tasse Kaffee machen oder so?« Sie hätte auf der Stelle ein fünfgängiges Menü zubereitet, nur um ihre Mutter vom Gesprächsthema Anthony abzulenken.
»Nein, danke, nicht nötig, Liebes. Ich sollte jetzt Marks Bett machen. Er sagte, er wolle heute nacht hierbleiben.«

*

Mark brachte sie zum Wagen, und Sara fiel auf, wie sie alle drei versuchten, den Blutfleck und die Glassplitter zu übersehen.
»He, toller Mercedes«, sagte Mark. »280 SE – hab ich lange keinen mehr gesehen.«
»Ja, ist mein ganzer Stolz«, sagte Anthony und strich über die Tür, als sei es der Schenkel einer Frau.
Sara umarmte ihren Bruder zum Abschied. »Es ist lieb von dir, daß du heute nacht hierbleibst. Du wirst die Lone-Ranger-Bettwäsche nicht mehr los, wie?«
»Na ja, man kann süchtig danach werden, aber sie ist harmloser als Drogen. Fahrt vorsichtig.«
Als sie losfuhren, blickte Sara zurück. Mark stand in der Auffahrt und winkte. Einen Moment lang war er wieder dreizehn und sie zehn Jahre alt, und sie fuhr ins Sommerlager, in dem einen Jahr, als ihre Eltern es sich leisten konnten. Er stand da wie damals, lächelte und winkte, und sie hatte zum Rückfenster hinausgesehen und ihn nicht aus den Augen gelassen, bis er nur noch ein winziger Punkt

war. Es erschütterte sie, wie sehr eine Familie sich verändert und wie sehr gleichzeitig alles beim alten bleibt, bis man irgendwann die Unterschiede nicht mehr bemerkt.
»Wir könnten Regen kriegen«, sagte Anthony. »Man sieht die Sterne nicht.«
Sara wandte sich nach vorne und schnallte sich an. »Danke, daß du mitgekommen bist.«
»Es hat mir Spaß gemacht, deine Eltern und deinen Bruder kennenzulernen. Du hast Glück, Sara – ich hatte nie so ein Zuhause - in dem man die Liebe so spüren kann.«
»Ja, ich weiß.« Sie legte den Arm auf Anthonys Rückenlehne, berührte seinen Nacken, spielte mit seinem Haar. »Schneid dir bloß nie die Haare ab.«
»Okay. Und du laß dir bloß nicht die Möpse operieren.«
Sara lachte. »Wie kommst du darauf?«
»Ich weiß nicht – ich bin bloß einen Handel eingegangen. Lange Haare gegen Brüste natur. Ich mag deine Brüste – sie sind vollkommen. Und sie sind echt.«
»Bleibst du heute nacht bei mir?« fragte sie und massierte die Sehnen in seinem Nacken.
»Klar. Auf der Couch oder bei dir im Bett?«
»Auf dem Küchenboden.«
Er wirkte so jung, als er diese Nacht bei ihr schlief, sich an sie kuschelte und seine Stirn an ihre Schulter drückte, daß es ihr fast vorkam, als bitte er um Verzeihung. Doch er hatte nichts getan, was dies erfordert hätte; sie hatte sich freiwillig auf alle Spiele eingelassen. Sie hatte bei allem mitgemacht, was er begonnen hatte – manchmal widerstrebend, wie bei der Augenbinde, doch sie hatte nie nein gesagt. Sie hätte gerne sein Gesicht mit den Augen eines Malers betrachtet – nach der Struktur unter der Haut Ausschau gehalten –, doch dazu hätte sie sich umdrehen müssen, und sie wollte ihn nicht wecken.

Irgendwann in der Nacht rollte er sich herum, so daß er mit dem Rücken zu ihr lag, und sie drehte sich mit ihm, legte den Arm um seine Hüfte, drückte ihre Brüste an seinen Rücken. Sie wußte nicht, wie lange sie so lagen; der Schlaf kam und ging. Sie meinte, Regen auf dem Dach zu hören, doch er fiel leise, versiegte immer wieder. Einmal schien es ihr, als sei Anthony wach, doch sie sank in tiefen Schlaf und merkte nicht mehr, ob ein anderer Körper bei ihr war oder nicht. Als sie erwachte, hörte sie den Regen, nahm den Geruch eines Feuers wahr und spürte die kalten Laken neben sich. Anthony war verschwunden. Durchs Fenster sickerte trübes Licht; auf der Uhr war es halb sieben, aber der Himmel sah aus, als sei er noch nicht bereit.

Sie zog ihren Bademantel an, den sie schon seit Wochen ohne Gürtel trug, und ging ins Wohnzimmer. Anthony hatte sich in die Decke gewickelt, die sie im Schrank aufbewahrte, und lag auf dem Rücken vor dem Kamin. Sie legte sich neben ihn.

»Konntest du nicht schlafen?« fragte sie.

»Nein. Ich hatte Lust, am Feuer zu sitzen. Es macht dir nichts aus, oder?«

Sie rückte näher und klappte die Decke beiseite. Sie schloß die Augen, und ihr Mund wanderte über das Pochen in seinem Nacken zu seiner Brust und seinen Brustwarzen. Anthony nahm ihre Hand und legte sie auf seinen Schwanz, doch sie wollte sich nicht drängen lassen. Ihr Mund nahm sich Zeit, suchte sich seinen Weg, langsam, träge, zeichnete Muster auf seinem Brustkorb, biß ihn manchmal leicht, ließ ihn warten. Je näher er der Stelle rückte, an der Anthony ihren Mund haben wollte, desto langsamer bewegte er sich, bis Anthony schließlich ihren Kopf nach unten drückte und ihre Lippen mit dem Schwanz öffnete. Seine Hände legten sich auf ihre Ohren,

und sie schien das Rauschen in einer Muschel zu hören; dann wurde ihr bewußt, daß es ihr eigener Atem war.
»O Gott, Sara«, flüsterte er, wollte, daß sie schneller wurde. Doch es war frühmorgens, und da ließ sie sich nur auf ein Tempo ein – langsam.
Er überließ ihr ein paar Minuten die Herrschaft, doch als er ein weiteres Mal ihren Namen sagte, klang es anders. Sie hielt inne, legte ihre Hand dorthin, wo ihr Mund gewesen war, und rutschte an seinem Körper empor, bis sie ihr Gesicht an seinem Hals bergen konnte. »Was möchtest du?« fragte sie. Eine Frage, die häufig mit Risiko verbunden war.
»Warte einen Moment«, sagte er und stand auf.
Sie hörte, wie er ins Badezimmer ging, hörte die Toilette und das Rauschen von Wasser; dann ging er ins Schlafzimmer, und die Schublade an der Kommode wurde aufgezogen und zugeschoben. Er kam mit einem farbigen Bündel aus Tüchern und Bändern in der Hand zurück. Ein Seidenstrauß.
»Leg dich auf den Rücken«, sagte er und kniete sich hin. »Und rück ein Stück näher zur Anlage.«
Er hob ihr Bein hoch, wand ein rotes Tuch darum und band es an dem Schränkchen fest, auf dem ihre Stereoanlage stand. Er spreizte ihre Beine weit und band das andere Bein mit einem blauen Tuch am Couchtisch fest. Er setzte sich auf sie, zog ihre Arme hoch, hielt mit einer Hand ihre Handgelenke fest und fesselte sie mit der anderen – mit dem Bademantelgürtel, der nur noch diesem Zweck diente.
Als er hinter sich griff und ein weißes Tuch aus dem Bündel herauszog, wußte sie, daß sie eine Augenbinde bekommen würde. Es war nicht immer so gewesen, doch in letzter Zeit war es häufig so. Aber er verband ihr die Augen nicht –

noch nicht jedenfalls. Er hob ihren Kopf leicht an, strich mit dem Seidentuch über ihren Mund und wand es um ihren Kopf, knebelte sie. Weiße Stille. Sie wollte nein sagen, doch es war zu spät.

»Vertrau mir, Sara«, flüsterte er. »Weißt du nicht mehr? Du mußt mir vertrauen.«

Sie wußte, daß Angst in ihren Augen lag und daß er sie bemerkte, bevor er sie mit einem schwarzen Tuch verband. Sie hatte geglaubt, sie sei seine Sklavin, habe sich ihm ganz und gar ergeben, doch sie irrte sich. Ihre Stimme war ihr immer geblieben. Jetzt blieb ihr nichts mehr, nur das Vertrauen, um das er sie bat; und dem saß die Panik im Nacken.

Eine Hand lag auf ihrer Hüfte. Er küßte ihre linke Brust; sie spürte seine Zähne an ihrer Brustwarze, und ihre Sinne rasten in der stummen Stille suchend über ihren Körper, versuchten seine andere Hand zu spüren, eine Berührung, die sie vielleicht nicht wahrgenommen hatte. Wo war die andere Hand? Was tat sie? Früher hatte sie ihn fragen können. Meist hatte er nicht geantwortet, doch der Klang ihrer eigenen Stimme hatte sie beruhigt.

Schließlich legte er die andere Hand auf ihre Brust, kniff fest in ihre Brustwarze, so daß sich ein Ton aus ihrer Kehle wand, doch das Tuch erstickte ihn. Das Feuer schien lauter zu knistern, und der Regen trommelte auf die Dachrinne. Leicht wie Wasser glitt er an ihrem Körper hinunter, und sie spürte seinen Schwanz, der sich hart an ihren Schenkel preßte. Dann nichts mehr.

Er war verschwunden, doch sie hatte keine Schritte gehört. Er mußte noch dasein. Sie konzentrierte sich, bis sie ihn atmen hörte ... und ein anderes Geräusch ... auf dem Couchtisch. Das nächste Geräusch war eindeutig – ein Streichholz wurde angezündet. Sie wartete – eine Ewigkeit, so schien es ihr –, dann veränderte sich die Temperatur zwischen ihren Beinen, es wurde wärmer. Er hatte eine Kerze angezündet und hielt sie zwischen ihre Beine; sie roch das Wachs und den leichten Vanilleduft. Sie stellte sich die Kerze in seinen Händen vor, schuf eine Zeichnung auf dem schwarzem Hintergrund ihrer Blindheit. Doch es waren nur seine Hände, die eine Kerze hielten. Sie wußte nicht, was er tat oder dachte, und ihre Phantasie explodierte, stieg auf wie ein Atompilz, verhieß Zerstörung.

»Vertrau mir, Sara.« Er hatte es nicht gesagt; er sprach nicht. Aber sie hatte es gehört – ein Echo all der anderen Male. Sie sagte es vor sich hin, stumm, gefangen in ihrer weißen Stille.

Seine Finger spürten sie auf, zogen kleine feuchte Kreise, und dann tiefere, nassere – er tastete sich voran, erkundete sie – und die Kerze wies ihm den Weg. Er war nicht nähergekommen mit der Flamme, doch jetzt verband sich ihre eigene Glut mit der Hitze der Kerze, und das Zimmer schien zu schmelzen und ihren Körper mit sich zu reißen. Sie dachte, daß sie noch nie so weit geöffnet und entblößt worden war. Ihr Atem ging schneller – heftige Luftströme, die auf den seidenen Knebel prallten. Er wollte sie mit den Fingern zum Höhepunkt bringen, und sie kämpfte dagegen an und wollte sich doch hingeben. Irgendwo war Zorn – er stieg auf und drang durch die Angst und die Hitze und die Entscheidung, weich zu werden. Sie war wütend, daß er sie nicht fickte; bis auf seine Hand blieb sein Körper ihr fern.

Die Glut errang den Sieg. Sara erbebte unter ihren Fesseln, preßte die Augen zu unter der Binde, ritt auf den dunklen Wellen seiner Taten.

Seine Hand und die Hitze der Kerze zogen sich zurück, und ihr Körper beruhigte sich, wartete. Er überraschte sie, indem er ihr zuerst die Augenbinde abnahm. Sie sah ihm nur eine Sekunde in die Augen, blickte dann nach unten, um zu sehen, ob er noch steif war – es schien ihr wichtig in diesem Moment. Es war so. Er starrte ein paar Sekunden auf sie herunter; vielleicht dachte er über den Knebel nach, überlegte, ob er ihre Stimme je wieder hören wollte. Doch dann hob er ihren Kopf an und löste das Tuch.

»Warum hast du mich nicht gefickt?« fragte sie heiser. Ihr Hals war trocken.

Und dann, mit einer Plötzlichkeit, die sie selbst überraschte, traten Tränen in ihre Augen, und ihr Gesicht zerfiel. Er kniete über ihr und band ihre Arme los, und sie wandte sich um und versuchte ihn in den Mund zu nehmen, doch das Weinen war so heftig, daß sie nicht dazu imstande war. Ruhig nahm er sich ihr eines Bein vor, löste die Fessel, dann das andere. Erst als sie frei war, reagierte er auf ihre Tränen. Er legte sich auf sie, stützte sich auf die Ellbogen und wischte ihr behutsam mit beiden Händen übers Gesicht. Sie mußte an Scheibenwischer denken.

»Warum weinst du, Sara?«

»Du wolltest mich nicht lieben. Du wolltest mir nur angst machen«, schluchzte sie.

»Glaubst du, weil du nur meine Hand gespürt hast, war es nicht liebevoll?« sagte Anthony an ihrem Ohr, und sein Flüstern schallte in ihrem Kopf.

»Ich weiß nicht.« Sie fühlte sich dümmlich, versuchte, Logik in ihre Gefühle zu bringen.

»Die Angst gehört dazu. Auch durch sie lernst du etwas über dich. Bei diesen Spielen bist du noch im Kindergarten. Hör auf, dich dagegen zu wehren.«

»Und du bist schon in der Oberstufe, wie?« fragte Sara. »Du kennst dich gut aus damit, nicht wahr, Anthony?« Sie hatten nie darüber gesprochen. Sie war davon ausgegangen, aber sie hatte nicht gefragt.

»Ich kenne mich gut genug damit aus, um zu wissen, was ich tue.« Er griff nach dem weißen Tuch. »Willst du mir die Augen verbinden, Sara? Willst du mich fesseln? Du kannst alles mit mir tun, was du möchtest – es ist dein Spiel.«
Sie schüttelte den Kopf.
»Siehst du – die Angst ist auf beiden Seiten da. Du weißt noch nicht, auf welcher Seite du dich wohler fühlst – auf der herrschenden oder der untergebenen. Doch auf beiden Seiten erfährst du dieselben Dinge über dich, und das wolltest du, sonst wären wir jetzt nicht hier. Ich habe es dir schon mal gesagt – deshalb haben wir uns kennengelernt, deshalb sind wir zusammen. Du hast danach gesucht, ohne dir dessen bewußt zu sein.«
Sara blickte an ihrem Körper hinunter. Auf einer Brust bildeten sich zwei kleine Male. Abdrücke von Zähnen. Seine Male wurden intimer; er hinterließ sie nun an geheimeren Stellen. Und all die anderen konnte sie nicht sehen.

21

SARA Anthony würde sie in einer Stunde abholen. Er hatte ihr nur gesagt, daß sie bei jemandem zum Essen eingeladen waren – ein kleiner Kreis, Freunde von ihm. Mehr erfuhr sie nicht. Zum ersten Mal würde er sie Freunden vorstellen. Sie hatte bisher nur einige Geschäftspartner und Schauspieler kennengelernt, mit denen er arbeitete, aber keine Freunde von ihm.

Sie lebten ihre Beziehung wie auf einer einsamen Insel; sie gedieh in Abgeschiedenheit, außerhalb ihres normalen Lebens. Sie zehrten von sich selbst – die meiste Zeit. Allison war eine Ausnahme gewesen; Randy ebenfalls. Doch sie waren nur Gäste gewesen – ihre Zeit war von Anfang an begrenzt. Dieser Abend war eine Neuerung, und Sara bemühte sich, nicht nervös zu sein.

Anthony war unangemeldet am frühen Nachmittag vorbeigekommen. Sara hatte Lebensmittel ausgeladen, und die Haustür stand offen.

Sie war beschäftigt und hörte ihn erst, als er an der Küchentür stand. Sie fuhr herum.

»Gott, hast du mich erschreckt«, sagte sie.

»Tut mir leid, die Tür stand offen. Ich hab ein Geschenk für dich«, sagte er und überreichte ihr eine kleine Tüte von Victoria's Secret. »Ich möchte, daß du die heute abend trägst, okay?«

Sie entfaltete das Seidenpapier und nahm ein paar schwarze Strümpfe mit einem breiten Spitzenbesatz heraus, der

die Gummibänder verdeckte, mit denen sie an ihren Schenkeln haften würden.
»Keine Strapse mehr, wie?« fragte Sara. Sie spürte, daß sie rot wurde; das passierte ihr immer, wenn er vorschrieb, was sie anziehen sollte, und das geschah häufiger in der letzten Zeit.
Er schob ihr Haar nach hinten und küßte sie auf den Hals. »Ich brauche dir nicht zu sagen, was du sonst noch anziehen oder vielmehr nicht anziehen sollst, oder?«
»Nein.«
»Bis später.«
»Danke«, rief sie ihm nach.

*

Die Strümpfe lagen auf dem Bett, während Sara in ihrem Schrank nach der richtigen Kleidung Ausschau hielt und sich bemühte, mit Anthonys Augen zu sehen. Sie entschied sich für ein schwarzes ärmelloses Seidenkleid mit einem passenden Jäckchen. Es war knöchellang und an der Seite geschlitzt. Sie stellte sich vor den Spiegel und hielt es vor sich, um zu sehen, ob sie, wie Anthony es wünschte, nur Strümpfe darunter tragen konnte, oder ob sie dann wegen Erregung öffentlichen Ärgernisses verhaftet würde. Sie kam zu dem Schluß, daß sie vorsichtig sein mußte, wenn sie die Beine übereinanderschlug.
Sie brauchte fast eine Stunde, bis sie fertig war – für sie ein unglaublicher Zeitaufwand. Sonst nahm sie sich nie mehr als eine Viertelstunde Zeit. Sie zog das Kleid über den Kopf, spürte, wie die Seide über ihren Halbschalen-BH glitt, dann über nackte Haut und die Strümpfe. Es war ein vertrautes Gefühl für sie, Kleider auf der nackten Haut zu tragen, in Restaurants, wo sie den kühlen Hauch der Aircondition zwischen den Beinen und auf dem Bauch spürte. Anthony

entkleidete sie – seit Monaten. Doch er beraubte sie nicht nur ihrer Hüllen. Er hatte sich mit Sandpapier an Stellen in ihr herangemacht, auf deren Lackierung sie Jahre verwandt und immer noch eine Schicht aufgetragen hatte, doch er war unermüdlich, rieb eine nach der anderen ab, bis er auf das pure Holz stieß. Manchmal stand sie nackt vor dem Spiegel und betrachtete ihren Körper, als sei er eine Skulptur, an der noch gearbeitet wurde. Und sie sann über ihre andere Nacktheit nach – all die neuen, kahlen Stellen, die sich seltsam bereit anfühlten.

Auch jetzt sah sie sich an und bedachte ihr Spiegelbild mit einem Stirnrunzeln. Sie hatte abgenommen. Die Taille des Kleides saß nicht richtig. Sie ging zum Schrank zurück und suchte nach einem Gürtel.

In letzter Zeit hatte Sara nicht mehr gerne gegessen. Alles schmeckte seltsam, und ihr Magen schien keinen Wert auf Nahrung zu legen. Sie wußte, warum das so war; es hatte mit den Anrufen zu tun, die nicht aufhören wollten. Es war jetzt eine Männerstimme, die ihr sagte, sie würde nicht verschont werden, sie sei mit Judas befreundet, und Gottes Zorn würde sie treffen. Sie hatte niemandem davon erzählt. Anthony war manchmal bei ihr gewesen, als es passierte, doch sie hatte jedesmal gesagt, jemand habe sich verwählt. Bei ihren Eltern war nichts mehr vorgefallen, und sie redete sich ein, daß sie mit allem fertigwurde; Hauptsache, man ließ ihre Eltern in Ruhe. Ihr Magen schien nicht ganz dieser Meinung zu sein.

Belinda hatte nichts erwähnt, doch Sara argwöhnte, daß auch sie Anrufe oder Briefe oder beides bekam. Auch sie sah dünn und überanstrengt aus. Doch Sara hoffte, daß das Ganze in einigen Wochen vorbei sein würde.

Als sie Anthony die Tür öffnete, sah er sie länger an als sonst. Dann trat er ein und küßte sie vorsichtig, um ihren

Lippenstift nicht zu verwischen; sie trug sonst selten Lippenstift auf, hatte sich aber für diesen Abend dazu entschlossen. Seine Hände glitten über ihre Hüften, tasteten sie ab. »Braves Mädchen«, sagte er.

Sie fuhren los, und er hielt sich Richtung Sunset Boulevard und bog dann zum Meer ab. Sara erwog, ob er sein eigenes Haus ansteuerte. Vielleicht hatte Anthony sie reingelegt – Mißtrauen erhob sein häßliches Haupt.

»Wo wohnen deine Freunde?« fragte sie.

»Pacific Palisades – direkt an den Klippen. Aus dem zweiten Stock hat man Meerblick. Es ist sehr schön dort – wird dir gefallen.«

»Du klingst wie ein Makler.«

»Ach ja? Nun, es steht nicht zum Verkauf, tut mir leid. Jedenfalls fahren wir zu Joey Pagano. Du hast doch schon von ihm gehört, oder? Er hat zwei meiner Filme produziert. Wir kennen uns schon lange. Seine Freundin wird wahrscheinlich auch dasein. Sie wohnt zeitweise dort, je nachdem, ob sie sich gerade vertragen oder nicht. Christine. Und dann noch Stephen Sadler und seine Frau – er ist ein toller Schauspieler. Ich hoffe, daß ich irgendwann mit ihm arbeiten kann.«

Sara war innerlich zusammengezuckt, als er Joey Pagano erwähnte; danach hörte sie nur noch mit halbem Ohr zu. Pagano war ein Produzent mit äußerst zweifelhaften Verbindungen, über den zahlreiche Gerüchte und Warnungen verbreitet wurden. Kommentare wie »Mit dem sollte man sich nicht anlegen« und »Er hat Freunde, die sich um alles kümmern« bekam man häufig zu hören.

»Du hast ja gefährliche Freunde«, sagte Sara leise, als der Wagen vor einem großen Eisentor hielt. Anthony reagierte nicht.

Das Haus selbst war von einem gewaltigen, schweren Eisentor und einer Reihe von Bäumen verdeckt, die man entlang des Zauns gepflanzt hatte. Anthony drückte einen Knopf, und eine Frauenstimme sagte: »Ja?«

»Anthony Cole.«

Darauf ertönte ein Summen, und das Tor glitt langsam zur Seite und gab den Blick auf eine weiße, zweistöckige Villa am Ende einer langen Zufahrt frei. Weiden neigten sich dem Eingang entgegen, und überall blühten Azaleen und Rosenbüsche.

Ein Hausmädchen öffnete, sagte: »Guten Abend, Mr. Cole«, und wies in Richtung Wohnzimmer. Sara hörte Stimmengemurmel, war jedoch vorerst von der breiten, geschwungenen Treppe abgelenkt, die aussah wie für einen Auftritt von Scarlett O'Hara konstruiert; von den einzeln angestrahlten Gemälden in den üppig verzierten Rahmen; und von dem Perserteppich, der wahrscheinlich mehr gekostet hatte als ihr ganzes Haus. Tatsächlich hätte ihr halbes Haus in die Eingangshalle gepaßt. Anthony nahm ihren Arm und führte sie den Stimmen entgegen.

Sie betraten einen tieferliegenden Wohnraum, der indirekt beleuchtet war. Lange Ledersofas waren um einen riesigen Steinkamin gruppiert. Vier Silhouetten wandten sich zu ihnen um, als sie Schritte vernahmen.

»Anthony – toll, daß du da bist.« Joey Pagano sprang auf und kam auf sie zu.

Sara kannte Fotos von ihm und war etwas erstaunt, daß er ihr kaum bis zur Schulter reichte. Seine Bodyguards lieben ihn bestimmt heiß und innig, dachte sie – wenn's gefährlich wird, können sie ihn einfach Huckepack nehmen. Sein Hemd stand offen und entblößte eine geflochtene Goldkette. Er und Anthony umarmten sich ein paar Sekunden lang; dann erst schien sich Anthony an Saras Gegenwart zu erinnern und stellte sie vor.

Joey Pagano nahm ihre Hand in beide Hände, doch sein Gesicht strahlte weniger Herzlichkeit aus. Sein Mund war dünn und schmallippig, und in seinen Augen lag ein Ausdruck, der Sara an einen Vogel erinnerte, der auf seine Beute einhackt. Er wies zu den Sofas, wo sie von den drei anderen Gästen erwartet wurden, die jetzt deutlich Gestalt annahmen.

»Anthony, du kennst ja alle. Sara, das sind Stephen und Veronique Sadler und Christine Drake.« Christine, offenbar Joeys Freundin, war ebenso klein wie er. Ihr blondes Haar trug sie in einem strengen Pferdeschwanz. Sie warf Sara im Vorübergehen ein rasches »Hi« zu, umarmte dann Anthony und flötete »Hallo, Süßer.« Ihre Hand ruhte dabei auf Anthonys Hüfte, und Sara überlegte sich, wer außer Joey wohl noch ihr Liebhaber gewesen war. Christines Rüschenbluse und ihre Schlaghose fielen ihr unangenehm auf – sie fand nicht, daß diese Mode ein Comeback verdient hatte.

Stephen Sadler kannte sie aus Filmen, doch sie konnte sich an keinen genau erinnern. Seine Frau wirkte edel und hochmütig und hatte eine Ausstrahlung, die zugleich einschüchternd und faszinierend war, wie es bei diesem Typ Frau häufig vorkommt. Veronique – der Name paßt perfekt, dachte Sara. Frauen wie sie brauchen nur einen Namen. Sara war überzeugt, daß sie nie etwas sagen mußte, um aufzufallen. Sie sah exotisch aus – rabenschwarzes, kurzgeschnittenes Haar, ein voller Mund und große, mandelförmige Augen. Sie trug einen schwarzen Bodysuit von Donna Karan und schwarze Stiefel; an Schmuck nichts, außer einem diamantenbesetzten Ehering und goldenen Kreolen.

Sie saßen im Halbkreis und tranken Champagner, und Sara hörte dem Gespräch zu, ohne sich daran zu beteiligen. Sie fühlte sich wie bei einer ersten Verabredung, als kenne sie Anthony noch kaum und müsse sich zurückhalten, um ihn zu beobachten. Und sie spürte zwischen den anderen fünf Gästen eine Vertrautheit, die sie untergründig als bedrohlich empfand. Es gab hier eine Vorgeschichte, die nichts mit Arbeit, Hollywood und Branchenklatsch zu tun hatte, doch Sara bekam sie nicht zu fassen.

Das Mädchen kam lautlos herein, wie es in solchen Häusern Art der Angestellten ist, und kündigte erst dann an, daß das Essen serviert sei, als man ihre Anwesenheit zur Kenntnis genommen hatte. Während des Essens wurde die Unterhaltung über Brancheninternes fortgesetzt – Geschichten über Anthony und Joey bei Dreharbeiten in Griechenland, Meinungen zu neuen Filmen. Die Atmosphäre war dezent und elegant. Die Gedecke waren teuer und erlesen, und das Mädchen servierte von einer Silberplatte Lachs und Reis mit Gemüse. Doch Sara wurde das Gefühl nicht los, daß unter der Oberfläche ein anderes Gespräch stattfand – eines, an dem alle außer ihr teilnahmen. Sie trank mit Bedacht nur wenig, da ihr aufgefallen war, daß ein weiteres Mädchen wie aus dem Nichts auftauchte und nachschenkte, sobald die Gläser etwas leerer wurden.

»Anthony hat erzählt, Sie sind Kostümdesignerin«, sagte Joey. Sein Blick huschte über die Anwesenden und machte bei Sara halt.

»Ja – zur Zeit arbeite ich vorwiegend für Fernsehproduktionen.«

»Nun, das werde ich mir merken. Ich habe in nächster Zukunft einiges an Projekten geplant.«

Na klasse, dachte Sara – von der Mafia angeheuert. Oder zumindest in der engeren Auswahl. »Danke«, sagte sie höflich. »Ich bin immer froh über Angebote.«

»Ist das nicht irgendwie frustrierend, was Sie machen?« fragte Christine. »Die vielen Sachen kaufen, die Sie dann nicht behalten dürfen?«
»Nun ja, zum Glück möchte ich das meiste nicht behalten, was ich kaufe«, sagte Sara gelassen. Sie ertappte sich bei dem Gedanken, daß auch Christines Outfit zu dem zählte, das sie gerne der Produktionsfirma überlassen hätte. Die leichte Abneigung, die Sara zu Anfang dieser Frau gegenüber empfunden hatte, wuchs sich zu einer ausgemachten Aversion aus.
»Na, wenn Sie mal Einkaufstips brauchen, helf ich Ihnen gerne«, sagte Christine. »Einkaufen gehört zu meinen Lieblingsbeschäftigungen, sehr zu Joeys Leidwesen.«
»Danke, aber ich mache den Job schon eine ganze Weile. ich kenne mich recht gut aus.«
»Anthony und Joey waren echt sauer auf mich, als wir in Europa gedreht haben. Ich mußte noch Koffer kaufen für all die Klamotten, die ich gekauft hatte. Wo kommen Sie eigentlich her, Sara?« Christines Stimme nahm eine mörderische Süße an.
»Ich bin im San Fernando Valley aufgewachsen.«
Christine wandte sich zu Veronique und sagte etwas auf Französisch. Beide lachten, und Sara verspürte den Impuls, über den Tisch zu springen und sie zu erwürgen.
»Kennen Sie sich schon lange, Sie und Anthony?« fragte Veronique. Ihre Stimme war tief und rauchig, und sie sprach mit starkem französischem Akzent.
»Fünf Monate etwa, nicht wahr?« antwortete Anthony an Saras Stelle. Er legte ihr unter dem Tisch die Hand aufs Bein, verharrte jedoch beim Spitzenbesatz ihrer Strümpfe. »Sara ist nicht sicher, ob wir zusammenpassen«, fügte er hinzu und zog dann die Hand weg.
Christine lachte und sagte: »Nun, du kannst auch ziemlich

unnahbar sein, mein Guter. Wie gut kennen Sie denn Ihren Anthony, Sara? Hüllt er sich noch in Mysterien, oder offenbart er Ihnen seine Geheimnisse?«

»Sei still, Christine«, sagte Anthony scharf.

Sie sah ihn an, ganz die blonde Unschuld. »Nun, sie gehört doch jetzt zur Familie, oder nicht?«

»Ich sagte, du sollst still sein.«

»Beginnen wir mit den Spielen«, sagte Joey leise – so leise, daß Sara nicht sicher war, ob ihn die anderen gehört hatten. Ein leichtes Lächeln spielte um seinen dünnen Mund, und sein Blick ruhte auf Christine.

Stephen räusperte sich nervös. »Ich hoffe, wir spielen jetzt nicht ›Wer hat Angst vor Virginia Woolf?‹, oder?«, sagte er.

Sara blickte Christine an und sagte mit ruhiger, kühler Stimme: »Anthonys Geheimnisse werden Stück für Stück enthüllt. Ich ordne sie alphabetisch.« Sie widerstand der Versuchung, Christine zu fragen, ob sie sich dazu zählte und ob sie sie unter »K« für »Kurzfick« abheften sollte.

Es brodelte unter der Oberfläche dieses sorgfältig inszenierten Abends. Sara nahm einen großen Schluck Wein und hoffte, daß er ihren Magen entkrampfen würde. Sie überlegte sich, wer am Tisch als Verbündeter in Frage käme, und kam zu dem Schluß, daß Stephen geeignet sein könnte. Doch auch darauf war nicht unbedingt Verlaß; die unruhigen Blicke, die er Veronique zuwarf, machten deutlich, wer in der Beziehung das Sagen hatte.

Joey schob seinen Stuhl zurück. »Wollen wir eine kleine Pause machen vor dem Dessert und dem Kaffee? Anthony kennt meine neuesten Errungenschaften noch nicht, und Sara muß natürlich eine vollständige Führung bekommen.«

Christine warf ihrem Teilzeitliebhaber ein süßes Lächeln zu. »Geh du doch mit Anthony und Sara, Lieber – wir drei bleiben hier und plaudern ein bißchen.«

Sara ging hinter den beiden Männern her, ließ Anthony nicht aus den Augen und versuchte sich daran zu erinnern, daß er ihr Freund war. Heute abend kam er ihr eher wie ein Fremder vor. Er wich ihrem Blick aus, er hatte unter dem Tisch mit ihrem Bein gespielt, sie aber nicht berührt. Ihre Gedanken überschlugen sich, während sie zu ergründen versuchte, was sich hier abspielte. Welche einstigen oder gegenwärtigen Verflechtungen bestanden zwischen den Anwesenden? Und auf welche Geheimnisse spielte Christine an?

Das Obergeschoß war so geschmackvoll eingerichtet wie der Rest des Hauses, wirkte aber unpersönlich. Sara fühlte sich an Hochglanzmagazine erinnert – ein Ambiente, das lediglich auf einen teuren Innenarchitekten verwies. Joey führte sie ins große Schlafzimmer; vom Bett aus blickte man auf einen großen Fernsehbildschirm, und Flügeltüren führten auf einen kleinen Balkon hinaus. Sara trat hinaus und starrte auf den dunklen Ozean, in dem sich die Sterne und ein schmaler Mond spiegelten. Als sie die frische Nachtluft einatmete, dachte sie einen Moment, daß sie sich alles nur eingebildet hatte. Vielleicht war sie überspannt; vielleicht hatte sie nur eine Atempause und frische Luft gebraucht.

Anthony trat hinter sie und zerstörte ihre Stimmung. Er berührte sie nicht, blieb in einigem Abstand stehen, was einer deutlichen Botschaft gleichkam. Etwas ist faul, sollte ihr das bedeuten.

»Tolle Aussicht, nicht?« sagte Anthony in Richtung Meer.

»Mhm.«

»Komm schon – Joey will uns unten was zeigen.«

»Ach ja, was mag das wohl sein? Blaubarts Kammer?«

»Sei locker, Sara.«

Sie haßte Äußerungen dieser Art. Als sie fünfzehn Jahre alt

war, brachte Mark ihr bei, wie man mit einer Knüppelschaltung umging, und als sie ungeduldig wurde und über ihre eigenen Fehler fluchte, sagte er: »Sei einfach locker. Entspann dich, okay?« Sie boxte ihn so hart in die Rippen, daß er eine Woche lang blaue Flecken hatte. Sara war der Ansicht, daß andere einen immer genau dann aufforderten, locker zu sein, wenn man aus gutem Grund verkrampft war, und sie mochte diese Äußerungen nicht.

Joey führte sie in den Keller. Blaubarts Kammer, mit dem Blut seiner verflossenen Frauen befleckt, rückte in greifbare Nähe. Ihre Schritte dröhnten auf der Holztreppe. Unten befand sich ein Drahtregal, das genug Wein enthielt, um halb Paris beschwipst zu machen. Er ging daran vorbei, und Sara stellte fest, daß der Keller riesig war. Normalerweise verfügen kalifornische Häuser nicht über Kellergeschosse, schon gar nicht über drei Meter hohe.

Sie blieben vor einer geschlossenen Tür stehen, und als Joey den Knauf drehte, bemerkte Sara, daß er Anthony einen verschwörerischen Blick zuwarf. Sie erwog, auf dem Absatz kehrtzumachen und die Treppe wieder hinaufzugehen; sie stellte es sich beruhigend vor, nur ihre eigenen Schritte zu hören. Doch statt dessen hörte sie, wie ihre Schritte sich denen der anderen anschlossen – und ihnen in einen Raum folgten, der sofort in Rot getaucht war, als Joey das Licht einschaltete. Indirekte rote Beleuchtung, tiefrote Wände – samtbezogen, fiel Sara auf, als sie einen Moment darauf starrte – und Gegenstände, von denen sie bislang nur gehört hatte.

»Weißt du noch, wie ich dir vor einer Weile erzählt hatte, daß ich ein Verlies einbauen wollte?« sagte Joey zu Anthony. »Du hast bestimmt nicht gedacht, daß ich es wirklich mache, oder?«

Sie ging weiter; die Stimmen verloren sich hinter ihr, als sie durch diesen roten, fensterlosen Raum wandelte. Verlies – eine unbekannte Sprache – doch auch anderes war ihr unbekannt. An der Wand vor ihr befand sich ein etwa zwei Meter fünfzig hohes, X-förmiges Kreuz aus Holz, an dessen oberem und unterem Ende Ringe und Handschellen aus Leder befestigt waren. Sie stellte sich Anthony vor, wie er an das Holzgerüst gefesselt war, seine Glieder sich der Form des Rahmens anpassen mußten. Daneben ragten Haken aus der Wand, von denen diverse Gegenstände herabhingen – Paddel und Peitschen, zwei Paar Handschellen, silberne Klammern, die Sara für Nippelklemmen hielt, obwohl sie noch nie welche gesehen hatte. In der Mitte des Raums stand ein Bett – kein normales Bett, sondern eine gepolsterte Lederliege, etwa einen Meter zwanzig breit und zwei Meter vierzig lang, schätzte Sara; links und rechts war sie mit drei Paar Ringen ausgestattet. Sara sah sich selbst darauf liegen, doch sie wehrte sich gegen das Bild und drängte es beiseite. In einer Ecke hing eine kurze Eisenstange quer von der Decke; die Vorrichtung ähnelte einem Trapez, doch die mit dicken Drahttauen daran befestigten Lederhandschellen ließen keinen Zweifel am Verwendungszweck. Die Taue wanden sich um ein Rad an der Wand. Das Ganze sah aus wie eine Winde, und am Boden war eine weitere Stange verankert. Doch hier waren die Handschellen aus Eisen, nicht aus Leder, und in der Mitte der Stange befand sich ein großer Eisenring. Sara ging in die Hocke und berührte das kalte Metall.

»Wofür ist dieser Ring?« fragte sie.

Anthony und Joey lachten leise.

»Zum Befestigen von bestimmten Körperteilen«, sagte Joey.

Sie ging zur anderen Ecke des Raums, wo ihr etwas Glitzerndes auffiel. Es war ein Dolch – ein Militärschmuckdolch mit verziertem Griff, in den ein durchsichtiger roter

Glasstein eingesetzt war. Die Klinge war etwa acht Zentimeter lang. Daneben lagen einige dünne Seile und Schnüre übereinander. Der Dolch erinnerte sie an Piraten; der rote Boden kam ihr noch immer wie ein blutiger See vor. Sie stellte keine Fragen mehr.
Anthonys Stimme kam ihr näher, fragte sie etwas, doch sie hörte nur ihren Namen.
»Wie?« sagte sie und wandte sich um. Joey war verschwunden. Es war still und seltsam an diesem Ort, an den er sie aus Gründen gebracht hatte, die er immer noch nicht offenbarte. Sie starrte die Wand an, dachte wieder an Blaubart und den kleinen goldenen Schlüssel zu der verbotenen Kammer, die niemand betreten durfte.
»Ich habe dich gefragt, ob es dich fasziniert?« Anthony kam näher, stand dicht neben ihr, doch er machte keine Anstalten, sie zu berühren. Die Luft zwischen ihnen fühlte sich schwer und leblos an, wie häufig in Räumen, die den Schall abfangen – sie schlucken die Geräusche, verschlingen den Widerhall der Stimmen.
»Ich weiß nicht. Vielleicht.« Saras Stimme sank in den Raum zwischen ihnen. Sie ging zu der Wand hinüber und betrachtete sie wie eine kritische Käuferin, die sich für das Richtige entscheiden will. Dann nahm sie eine der Peitschen in die Hand. Sie sah nicht so bösartig aus wie die anderen; sie wirkte zierlicher, als sei sie mit viktorianischem Feingefühl entworfen worden. Eine Damenpeitsche, dachte Sara und hätte fast gelacht. Ein Rest des Lächelns lag noch auf ihrem Gesicht, als sie sich zu Anthony umwandte, und sie wußte, daß ihr Gesichtsausdruck ihn erstarren ließ. Sie spürte seine Angst; sie griff danach wie nach einer Trophäe, und zwischen ihren Beinen sorgte sie für Hitze und Feuchtigkeit. Sie näherte sich ihm langsam und bedächtig.

»Fasziniert, Anthony?«
Er antwortete nicht. Er sah sie nur an. Es war ein Wartespiel, und im Moment hatte sie die Oberhand.
Sie umkreiste ihn und holte aus. Die Peitsche zischte durch die rote Luft, und sie riß ihr Handgelenk im rechten Moment zurück, so daß sie die Rückseite seiner Schenkel traf. Die Muskeln zuckten, doch sonst rührte sich nichts. Er ließ die Arme hängen, verkrampfte nicht einmal die Hände. Doch sie glaubte ihm nicht; er war ein guter Schauspieler. Als Sara erneut ausholte, zielte sie höher, traf seinen Hintern, und er knickte an der Hüfte leicht ein – nur leicht. Sie näherte sich ihm, lehnte sich an seinen Rücken und legte ihm die Hand zwischen die Beine.
»Stell dich breitbeiniger hin.«
Er tat es, und sie spürte, wie die Furcht ihn hetzte. Sie kannte seine Gedanken. Er fürchtete, sie würde ihn mit der Peitsche zwischen die Beine schlagen. Als sie wieder nach hinten trat, erwog sie es, doch die Vorstellung, ihn im Ungewissen zu lassen, wie er es den ganzen Abend mit ihr getan hatte, lockte sie mehr.
Sie holte aus und dachte: Wieder auf den Arsch, Anthony, wie bei einem ungezogenen Kind. Sie dachte es, doch sie sagte nichts, und dann zielte sie zu tief. Die Peitsche traf seine linke Kniekehle. Er straffte sich, dann wandte er sich zu ihr um.
»Tauschen wir die Plätze«, sagte er, »da du dich jetzt so mutig fühlst. Wir haben hier jede Menge Spielsachen – wonach ist dir?«
Er ging auf sie zu und nahm ihr die Peitsche aus der Hand. »Ich glaube, mit den Peitschen ist es jetzt genug. Wie wäre es mit dem Tisch, Sara? Oder der Wand – du würdest bestimmt gut aussehen an der Wand. Du fürchtest dich doch nicht etwa davor, oder?«

Sie starrte ihn an; Feuer sollte aus ihren Augen strahlen. Doch Anthony war nun im Besitz des Feuers. Sie dachte an Prometheus, der das Feuer von den Göttern stahl und dafür in Ketten gelegt wurde. War das auch ihr Vergehen? Hatte sie eine Kraft gestohlen, die ihr nicht zustand, und mußte nun zur Strafe Ketten und Stricke ertragen?

»Komm schon, Sara, wo bleibt deine Abenteuerlust?« Anthony legte es darauf an, sie zu reizen. »Du bist zum ersten Mal im Verlies. Möchtest du nicht das Angebot nutzen? Wir sind ganz allein hier.«

Sie ging langsam zu dem X an der Wand hinüber, drehte sich um, lehnte sich dagegen und legte Arme und Beine auf die Balken. Anthony kam sofort herüber und fesselte sie an das Gerüst. Zunächst blieb er bei ihr, preßte sich an sie, berührte ihre Hände, als sei auch er gebunden. Dann ließ er die Arme sinken, schob ihr Kleid hoch. Sie wollte nicht nachgeben; sie wollte ihm widerstehen, doch sie spürte, daß sie erregt war. Seine Angst hatte das bewirkt. Die Liaison von Wut und Wollen, die ihr so vertraut geworden war, lenkte ihre Gefühle.

Er küßte sie, spielte mit ihrer Zunge, nahm ihre Unterlippe zwischen die Zähne und sog daran; sie spürte, wie sie anschwoll. Sie befahl ihren Augen, offen zu bleiben, doch sie waren aufsässig und schlossen sich. Ein Stöhnen stieg in ihrer Kehle auf, doch sie schluckte es, bevor es laut wurde. Sie hörte seinen Reißverschluß, und dann war er in ihr, und er wußte, wie er sie zum Höhepunkt treiben konnte, wußte genau, wie wenig noch fehlte. Sie war bereit nachzugeben – ihre Willenskraft entglitt ihr –, als er sich zurückzog. Sie riß die Augen auf. Sie nahm zwei Umrisse wahr und den Duft von Parfüm in der Luft.

Sara blinzelte und versuchte zu begreifen, was ihre Augen sahen. Veronique schob Anthony beiseite – schwarzer Samt

und der unverkennbare Duft von »Obsession«. Doch sie war nicht allein; auch die anderen drei waren gekommen. Sie standen an der Tür, sahen zu.
Sara blickte sich verzweifelt nach Anthony um. Er stand links von ihr, schloß seine Hose, lächelte ihr zu. Nicht weinen, sagte sie sich, als sie das Brennen in den Augen spürte. Ein Teil von ihr wollte nicht glauben, daß er das wirklich zuließ, doch ein anderer Teil wußte, daß eine solche Prophezeiung schon immer an der Wand geschrieben stand – einer jener Wände, die sie bewußt übersehen hatte. Hierbei handelte es sich nicht mehr um ihr intimes Spiel zu zweit – es hatte sich in ein sportliches Ereignis verwandelt. Die Zuschauer beobachteten sie, warteten darauf, daß ihre Kraft schwand. Sara hätte schwören können, daß Christine lächelte, doch es ließ sich schwer sagen – alles verschwamm vor ihren Augen. Nicht weinen, sagte sie sich erneut.
Veronique sank auf die Knie. Sara dachte an die Gasse, an die andere Fremde, und sie wünschte sich, noch dort zu sein. Alles, nur nicht das hier. An die Wand gefesselt zu sein, zur öffentlichen Verfügung. Veroniques Zunge fand alles, wonach sie suchte, und Anthony starrte auf seine Beute, die er einer schwarzhaarigen Französin borgte, deren Mund Saras Aroma auskostete.
Die anderen drei kamen näher. Wollten sie sich auch an ihr vergehen, oder bestand das Spiel darin, sie durch ihre Gegenwart zu zermürben?
Sara versuchte, nicht zu spüren, was Veronique mit ihr tat; sie versuchte, ihre Wahrnehmung zu blockieren, doch als Joey näherkam, Christine und Stephen ihm folgten, wurde Veroniques Zunge schneller. Und Saras Atem paßte sich an, obwohl sie verzweifelt versuchte, sich zu beherrschen. Stephen starrte seine Frau an, deren Kopf zwischen Saras

Beinen steckte. Von wegen Verbündeter, dachte Sara – die Szene schien ihm nicht fremd zu sein.
Plötzlich entführte eine Erinnerung sie aus dem roten Gefängnis, trug sie zurück in den Orangenhain, wo Tommy und Lane ihren zehnjährigen Leib zu Boden drückten und Jerome über ihr stand und versuchte, seine Nerven und seinen Penis zu beherrschen. Daß die zwei Jungen zugesehen hatten, hatte etwas in ihr zu Staub zerfallen lassen. Und so fühlte sie sich auch jetzt – wieder festgehalten, diesmal von der Wand, und das Publikum war zahlreicher.
Veronique stand auf, wischte sich mit dem Handrücken den Mund ab. Der Diamantring glitzerte; auch er machte sich über Sara lustig.
»Und was machen wir nun mit ihr?« fragte sie die anderen, als sie sich von Sara entfernte.
Sara schloß die Augen. Sie trug ihr Kleid noch – doch sie fühlte sich nackt. Sie hätte auch auf einem Dorfplatz stehen können, inmitten einer Schar von Fremden, ausgeliefert mitsamt ihrer Furcht. Hier waren keine Scharen, doch hier waren Fremde; zuvorderst Anthony. Oder vielleicht wünschte sie sich auch nur, daß er ein Fremder wäre – dann hätte es keinen Verrat gegeben. Er hatte ihre Demütigung besiegelt, denn sie hatte darauf vertraut, daß er ihre Grenzen kannte und achtete.
Veronique trat zu der Wand, ließ zärtlich die Finger über die Paddel gleiten. Dann nahm sie eine Peitsche in die Hand. Joey lächelte und nickte. Sara hoffte, daß man sie auspeitschen, ihr weh tun würde. Schmerz war weniger erniedrigend als Lust. Schmerz war einfacher – sie konnten sie verletzen, ihre Haut aufreißen, ihr Blut strömen lassen. Doch wenn sie sie zur Explosion brachten ...
Aber Veronique trat nicht zurück, um sie zu peitschen. Sie preßte sich an Sara, drängte ihre Zunge in ihren Mund,

und Sara schmeckte ihr eigenes Aroma auf Veroniques Lippen. Dann glitten sie über ihre Wange zu Saras Ohr.
»Bist du schon mal mit einer Peitsche gefickt worden?« flüsterte sie, und Sara spürte, wie der Griff der Peitsche in sie eindrang.
Veronique trat ein wenig zurück, um ihr Opfer zu betrachten, mit einem Blick voller Hochmut, den sie sich in langen Jahren erarbeitet hatte. Die Lider über den dunklen, kalten Augen waren schwer; sie hatte Augen, die in verqualmten Bars blinzeln und Fremde herbeilocken.
Sara wurde schwindlig, und sie rang um Atem. Sie wußte, wenn sie Anthony ansah, würde sie ohnmächtig werden – der Mann aus der Palastwache, dem sie vertraut hatte und der sie dem Feind auslieferte. Er selbst war der Feind, war es immer schon gewesen. Deshalb sah sie Veronique an – ihren vollen Mund, die Adern an ihrem schlanken, weißen Hals. Sie verabscheute es, daß sich der Griff der Peitsche gut anfühlte, daß ihr Körper ihn so willig empfing und sich seinem Rhythmus anpaßte. Der Dolch glitzerte in der Ecke. Ruckartig entzog sich ihr der Peitschengriff, und Sara keuchte, bevor sie sich unter Kontrolle hatte. Veronique trat ein paar Schritte zurück, und Sara dachte: »Jetzt – jetzt wird sie mich schlagen.« Eine Welle der Erleichterung erfaßte sie, und sie wartete darauf, daß die Hitze zwischen ihren Beinen nachließ. Doch ihre Foltermeisterin kam wieder näher – nicht ganz so nahe, aber zu nahe, um sie zu schlagen. Sie hielt die Peitsche zwischen Saras Beine und machte eine kurze, versierte Handbewegung. Das Leder traf sie, das Ziel war bereit, naß, und sie würde kommen, ob sie wollte oder nicht. Veroniques Rhythmus war so stetig wie ein Metronom; all die Blicke flossen über Saras Leib wie heißes Öl. Sie konnte nicht mehr kämpfen. Ihr Körper würde sie verraten, die Schlacht verlieren – bedingungslose

Kapitulation. Sie schrie, als sie kam – voller Erleichterung, aber auch voller Haß auf sie alle, vor allem auf Anthony.
Er befreite zuerst ihre Arme, dann ihre Beine. Als er sich vor ihr niederbeugte und ihre Hände frei waren, hatte sie den Impuls, ihn zu schlagen, zu würgen. Doch am meisten wollte sie diesem Raum entkommen. Zuerst konnte sie sich kaum auf den Beinen halten. Sie mußte einen Moment stehenbleiben vor dem X-Holzkreuz, wie eine Figur, die aus einem Gemälde tritt. Dann richtete sie den Blick auf die Tür und ging hinaus, ohne jemanden anzusehen.
Sie holte ihre Jacke und ihre Tasche aus dem Wohnzimmer, trat durch die Haustür, ging ruhig die Auffahrt entlang. Die Ruhe war vorgetäuscht, doch in diesem Moment glaubte sie daran. Sie hatte das Tor vergessen. Wenn es nun nicht aufging und sie zum Haus zurückgehen müßte? Zum Teufel, sagte sie sich – lieber steige ich über den Zaun, als daß ich zurückgehe. Doch als sie näherkam, hörte sie ein Klakken, und das Tor glitt auf.
Sie marschierte los – Richtung Sunset Boulevard, zur nächsten Telefonzelle, um sich ein Taxi zu rufen. Es war nicht sehr weit, aber sie trug hohe Schuhe. Die Straßenlaternen waren dezent – eine gute Wohngegend mit gepflegten Vorgärten und Garagen für zwei Autos. Licht schimmerte aus den Fenstern, und bei einigen Häusern stieg Rauch aus dem Kamin. Sie stellte sich vor, wie die Familien um den Eßtisch oder im Wohnzimmer vor dem Fernseher saßen. Alltägliches Leben – das ihr nun wie eine Illusion vorkam. Vielleicht die größte aller Lügen. Vielleicht lauerten dort überall Geheimnisse unter der Oberfläche – Räume, von denen die Kinder nichts wissen dürfen, Abenteuer, von denen die Partner nichts wissen dürfen, Phantasien, die in schallisolierten Verliesen ausagiert werden. Mittelalterliche Vokabeln für neuzeitliche Spiele.

Scheinwerferlicht strahlte sie von hinten an, und obwohl sie am Motorgeräusch den Mercedes erkannte, hoffte sie, daß es nicht Anthony war. Doch der Wagen fuhr langsamer, und seine Stimme erfaßte sie.

»Sara – bitte warte. Laß uns miteinander sprechen. Sara! Verflucht noch mal, bleib stehen.«

Sie tat es. Ihre Muskeln zitterten noch, und ihr Blut raste zu schnell durch ihre Adern, aber sie hatte das Haus betont ruhig verlassen und war von ihrer Stimmung überzeugt. Anthony fuhr an den Rand, stellte den Motor ab und stieg aus.

»Schau, ich weiß, daß es eine extreme Erfahrung war –« fing er an.

»Halt's Maul, Anthony«, sagte sie grob. »Komm mir jetzt bloß nicht belehrend. Solange diese Spiele unter uns blieben, war es was anderes, aber du wußtest schon immer, daß es nicht dabei bleibt, oder? Du hast es immer auf so etwas angelegt, weil du erst richtig scharf wirst, wenn du jemanden in die Knie zwingen kannst, nicht? Aber weißt du was? Bei mir ist es danebengegangen. Du hast es geschafft, mich zu demütigen – gratuliere –, aber ich werde überleben. Was wirst du tun, Anthony – die Stadt nach neuen Opfern absuchen?«

»Sara, so ist es doch nicht. Schau, vielleicht warst du einfach noch nicht bereit für den heutigen Abend. Es ist nur ein weiteres Spiel. Ich weiß, was du empfindest – ich will dir dabei helfen.«

»Besten Dank, aber das ist etwa so, als würde Mike Tyson sich als geistiger Begleiter für einen LSD-Trip anbieten. Ich glaube, das Risiko wäre höher als die Resultate. Du bist zu weit gegangen, Anthony. Ich bin aus der Hypnose aufgewacht. Wenn ich dich jetzt anschaue, sehe ich nur noch ein Arschloch mehr, das es gelernt hat, sich mit Charme zu tarnen.«

Sie drängte sich an ihm vorbei und lief auf die Ampeln des Sunset Boulevard zu. »Sara, bitte nicht. Es tut mir leid«, rief er ihr nach.

»Dir tut nichts leid – Arschlöcher wissen nicht, wie das geht! Die haben das nicht in den Genen!«

*

Das Taxi fuhr durch vertraute Straßen, kam an Läden und Orten vorbei, die sie schon tausendmal gesehen hatte. Sie würde ihr Haus betreten und alles so vorfinden, wie sie es verlassen hatte. Doch in ihrem Leben war nichts mehr am alten Platz. Lange würde sie über Unbekanntes stolpern.

Sie würde Männer wohl nie mehr so sehen wie zuvor; auch Frauen nicht. Immer würde sie sich fragen, wo sie ihr heimliches Leben versteckten. Wo waren die verschlossenen Türen, die sie schützten? Welche Spielzeuge verbargen sie dort? Welche Farbe hatten die Räume?

Einst war sie so überzeugt gewesen, Männer zu kennen, sie im Griff zu haben. Doch Anthony hatte sie zu dem Orangenhain zurückgeführt und ihr gezeigt, wieviel sie nicht wußte. Er hatte sie zu dem zehnjährigen Mädchen geleitet, das plötzlich von Jungen, die sie zu kennen glaubte, zu Boden gedrückt wurde. Doch er hatte sie nicht nur dorthin zurückgeführt, er hatte sie auch dort gelassen. Sogar die Nacht war dieselbe – ein leichter, warmer Wind, ein Himmel voller Sterne. Sie hatte geglaubt, daß sie bei Anthony lernen würde zu vertrauen. Und damals hatte sie geglaubt, sie würde schneller laufen können als die Jungen, mit denen sie jeden Nachmittag spielte. Jetzt kam es ihr vor, als würden die anderen immer schneller sein, und Vertrauen mochte für immer eine verdeckte Karte bleiben. Sie hätte bei diesem Spiel Anthonys Ärmel nicht aus den Augen lassen sollen ...

22

SARA In der zweiten Nacht, nachdem Sara wutentbrannt Anthony am Straßenrand stehengelassen hatte, wollte sich der Schlaf immer noch nicht einfinden. Sie lag im Bett, und die Minuten erschienen ihr wie Gerichtsurteile. Es war fast elf Uhr. Sie wußte, daß der Schlaf weiterhin vor ihr fliehen würde; er war aus dem westlichen L. A. verschwunden, hatte sich in ein anderes Land abgesetzt, wo die Menschen in ruhigen, harmonischen Beziehungen lebten und sich hinter karierten Vorhängen unter ihre Daunendecken kuschelten. Sie blinzelte in die Dunkelheit, und in ihrem Kopf spielte sich wieder und wieder dieselbe Szene ab – die schreckliche, glutheiße Demütigung, als sie ihr nur die Möglichkeit ließen, sich zu ergeben. Fünf Menschen, denen jetzt ihr Haß galt, hatten sie beim Höhepunkt beobachtet. Ihre Augen waren wie Kitt – sie hafteten an ihr, kleisterten sie an die Wand, fester, als die Lederhandschellen es vermocht hatten.

Ihre Wut auf Anthony war weißglühend und erhitzte sich immer mehr. Was kommt nach weißglühend auf der Hitzeskala, fragte sie sich. Doch spielte das eine Rolle? Er sollte leiden; die Farbe seiner Qualen konnte beliebig sein.

Nur etwas wünschte sie sich noch heftiger – Belinda wieder nahe zu sein, zu spüren, wie sie sich ab und zu berührten. In letzter Zeit schienen sie in anderen Sphären zu leben. Sex war zwischen sie geraten, danach Anthony und die Vergewaltigung – die immer noch existent war. Doch ihre

Freundschaft hatte Bestand gehabt, sagte sich Sara – und sie war eng gewesen. Und eine echte Freundschaft übersteht doch alles, nimmt alle Hürden, oder? Vielleicht. Es gab nur eine Möglichkeit, dies herauszufinden, beschloß Sara, während sie aufstand und sich im Dunkeln ankleidete. Sie würde nicht vorher anrufen – Belinda würde vielleicht nein sagen. Und dieses Wort wollte Sara nicht hören; auch weil sie nicht imstande gewesen war, zu Anthony nein zu sagen. Allein der Klang dieses Wortes würde die Wunde aufreißen und Salz hineinreiben. Der Soundtrack der letzten fünf Monate hatte aus gestöhntem »Ja« und »Vertrau mir, Sara« bestanden – und Anthonys Stimme hatte jene drei Worte so oft gesagt, daß sie in ihr Hirn geprägt waren, als hätte sie selbst sie gesprochen.

Belindas Haus war dunkel. Sara klopfte und wartete, bis sie Schritte hinter der Tür hörte, dann sagte sie: »Ich bin's.«

Belinda öffnete. Sie trug einen blauen Kimono aus alter Seide, den Sara ihr vor zwei Jahren zu Weihnachten geschenkt hatte. »Sara, geht's dir gut? Es ist schon spät.«

»Ja, ich weiß. Ich mußte einfach –« Sie sprach nicht weiter, weil ihr Hals eng wurde und ihr die Tränen in die Augen stiegen. Außerdem wußte sie nicht, wie der Satz weitergehen sollte. Was mußte sie einfach? Zu ihr kommen? Würde das genug sein?

Belinda nahm sie an der Hand und zog sie ins Haus, schloß die Tür wieder zu. Wortlos führte sie Sara ins Schlafzimmer. Bevor sie ins Bett stieg, knipste sie die kleine Nachttischlampe aus, und Sara sah zu, wie der Kimono von ihren Schultern glitt und sie einen Moment verharrte, ein bleicher Schatten, bevor sie unter die Decke rutschte.

»Na, los – unter die Decke«, sagte Belinda.

Sara stand neben dem Bett. Sie fühlte sich eckig und schüchtern. Alles bewegte sich langsam wie in einem

Traum, doch sie wußte nicht, wessen Traum es war. Sie kickte die Sandalen von den Füßen, zog ihre Jeans aus, behielt aber ihr T-Shirt an. Als sie sich neben Belinda legte, blieb sie auf Abstand; sie waren so nahe, daß sie die Körperwärme der anderen spürten, aber fern genug, um keusch zu bleiben. Zwei Mädchen bei einer Mitternachtsparty.

»Was ist passiert?« fragte Belinda nach ein paar Minuten. »Du hast geweint. Ist es wegen Anthony?«

»Es war wegen Anthony«, sagte Sara. »Ich habe ihn verlassen.«

Sie drehte sich auf die Seite, um Belinda näher zu sein. Sie war nicht sicher, ob ihr T-Shirt Belindas Haut streifte. »Wir haben ziemlich wildes Zeug gemacht, fesseln und so – schon eine Weile, aber –«

»Er hat dich gefesselt?«

»Ja, aber ich ihn auch. Wir haben damit herumgespielt, zu zweit. Ich kann es nicht richtig erklären, aber ich bin wirklich drauf abgefahren. Aber vorgestern abend ist er zu weit gegangen. Er hat mich vor Fremden gefesselt, hat es zugelassen, daß eine Fremde mich demütigt. Er hat mich zur Schau gestellt, vor fünf Leuten, die ich nicht kannte. Zwischen uns, privat, war es ein Spiel. Aber nicht an diesem Abend. Und an dem Abend, als du ins Zimmer gekommen bist, als Randy bei uns war, das war auch was anderes gewesen.«

Belinda rückte ein Stück näher, und Sara legte ihr scheu den Arm um die Hüfte – wie eine Frage. Belinda antwortete, indem sie sich zu Sara drehte und ihr Bein zwischen Saras Beine schob. »Ich war eifersüchtig«, sagte sie leise.

»Auf Randy?« fragte Sara. Sie wußte nicht, ob sie beunruhigt oder erleichtert war. Vielleicht, überlegte sie, hatte sie es geahnt, als Belinda und sie an jenem Abend auf dem Gehsteig standen. Aber sie war nicht sicher.

Belindas Arm vollzog Saras Bewegung nach – legte sich um ihre Hüften, ruhte an ihren Rippen. »Ja – auf Randy«, sagte sie.
»Belinda, es tut mir leid. Es tut mir leid, daß ich dir so vieles nicht erzählt habe.«
»Wir hatten beide unsere Geheimnisse.« Belindas Stimme war sanft und schwingend wie ein Echo. Sara umfaßte sie fester, fürchtete plötzlich, sie könnte davonfliegen oder sich in Luft auflösen.
»Ich war so überwältigt von Philippe«, sprach Belinda weiter. »Ich glaube, auf eine Art war ich seine Gefangene. Nur fühlte ich mich nicht so – ich fühlte mich frei von all den Dingen, die ich nicht mehr haben wollte in meinem Leben, von all der Traurigkeit. Und als die Vergewaltigung passierte, kam ich mir wie ein Idiot vor. Und diese Leute hassen mich, Sara. Sie halten mich für eine Verräterin.« Sie rutschte ein wenig nach unten und legte den Kopf an Saras Schulter.
Sara wollte sich nicht rühren, aber irgendwie war es unpassend, halb angezogen zu sein, während Belinda nackt war. Sara wollte nicht, daß etwas zwischen ihnen war, nicht einmal dünner Baumwollstoff. Sie setzte sich auf und zog das T-Shirt aus. Als sie sich wieder zurücklegte, ließ Belinda erneut den Kopf an ihre Schulter sinken und umfaßte ihre Taille.
»Belinda«, sagte Sara. »All diese Anhänger von Philippe – auch sie sind Gefangene; sie wissen es nur nicht. Du hast es eine Zeitlang auch nicht gewußt. Das ist nur eine andere Art von Fessel, weißt du? Bis jetzt konnte ich nicht sehen, daß wir dasselbe durchlebt haben. Nur habe ich es sexuell ausgelebt und –«
»Und ich habe meine Seele verkauft?« fragte Belinda schroff.

Sara hob den Arm, legte ihre Hand an Belindas Wange, als erwarte sie Tränen und wolle sie aufhalten. »Nein, das meine ich nicht. Du hast nicht deine Seele verkauft. Deine Seele ist unversehrt. Er hat deinen Körper vergewaltigt.«
»Manchmal bin ich nicht so sicher«, sagte Belinda – Sara spürte ihre Stimme an der Hand. »Wenn es um Fesseln geht – wo enden sie? Du weißt doch erst, wo die Grenzen liegen, wenn du sie überschritten hast. Und dann ist es zu spät. Schau, was dir passiert ist – ist das anders als eine Vergewaltigung? Irgendwie war es dasselbe, oder? Du hast geglaubt, du bist in Sicherheit mit Anthony. Ihr habt euch gefesselt und zu zweit eure Spiele gespielt. Du hast geglaubt, so würde es bleiben, die Grenzen zur Außenwelt würden nie überschritten. Und dann geschah es – er definierte die Grenzen an anderen Stellen. Nun, ich habe auch geglaubt, ich sei in Sicherheit bei Philippe. Ich habe ihm so viel von meinem Leben offenbart wie keinem anderen – nicht einmal dir. Ich habe ihm vertraut. Ich glaubte, wir hätten etwas Besonderes, Intimes gemeinsam – etwas Heiliges. Aber jetzt stieren die Leute mich an, wie es auch dir passiert ist. Weißt du, ich hab immer geglaubt, du seist viel stärker als ich. Ich wollte so sein wie du. Ich hab mir immer die falschen Männer ausgesucht, den falschen Typen vertraut.
Bei Philippe hab ich gedacht, ich hätte mich endlich einmal richtig verhalten. Ich habe geglaubt, er würde mir helfen, anders zu werden, mehr wie du. Doch währenddessen bist du so geworden wie ich.«
Auf Belindas Tränen war Sara gefaßt, nicht jedoch auf ihre eigenen. Sie kamen ohne Vorwarnung, wie immer.
»Weine nicht«, sagte Belinda sanft. »Wir werden es beide überstehen.«
Sie zog Sara mit sich wie ein Magnet; legte sich auf den Rücken, hielt sie fest. Saras Gesicht ruhte an ihren Brüsten.

»Wahrscheinlich sollte ich das nicht sagen«, flüsterte sie nach ein paar Sekunden. »Wenn du weinen mußt, dann sollst du's tun.«
Sie schwiegen eine Weile, und Saras Tränen rannen auf Belindas Haut, bis sie von selbst versiegten – wie immer.
»Weißt du, was Anthony am Anfang zu mir gesagt hat?« sagte sie und bewegte sich ein wenig. »Als wir mit den Fesselspielen anfingen. Er sagte, es ginge dabei immer um Ausliefern, ob du nun derjenige bist, der es tut, oder derjenige, der gefesselt wird. Es ginge nie um Macht – das sei Einbildung –, sondern um Ausliefern. Beide Seiten des Spiels sind gleich. Und weißt du, was auch ein und dasselbe ist? Stark sein und verletzlich sein. Du glaubtest, ich sei geschützt, weil ich stark sei – ich habe das auch geglaubt. Aber das hieß nur, daß jemand wie Anthony eine Taktik anwenden mußte. Gefährliche Menschen finden den Zugang zu dir, ob du nun ungeschützt oder geschützt bist.«
»Er geht mir nicht aus dem Kopf, Sara«, flüsterte Belinda. »Ich habe solche Angst. Es ist, als hätte er sich in mir festgesetzt. Und er will nicht loslassen.«
Eine winzige Kopfbewegung nur – ihr Kopf neigte sich –, und Saras Lippen lagen auf Belindas Mund. Vielleicht bewegten sie sich stärker – legten sich zurecht –, doch es schien nicht so. Sara verlagerte ihr Gewicht, und Belinda lag unter ihr; sie fühlte sich so klein und zart an, daß Sara Angst hatte, ihr weh zu tun. Doch Belinda atmete leicht, erwiderte ihre Küsse, schlang ein Bein um Saras Körper. Ihre Lippen begegneten sich auf ihre eigene Weise; es hatte nichts Sexuelles, oder es fühlte sich zumindest völlig anders an. Da waren keine scharfen Kanten; keine Gier. Es ging tiefer. Sara versuchte, nicht zu denken, sich fallenzulassen, doch es funktionierte nicht. Sie fragte sich, ob das hier einfach Nähe war, nicht geschlechtlich, und beides fried-

lich nebeneinander bestehen könne. Vielleicht mußte man sich immer für eines von beiden entscheiden.
Belindas Brüste streiften Saras, ihre Körper verschmolzen, ihre Haut fand sich, aber Sara dachte, daß ihre Wunden sich fanden. Sie pflegten ihre Verletzungen. Ihr Mund glitt zu Belindas Brust, und Belinda stöhnte, als sie die Berührung spürte. Sara dachte daran, tiefer zu wandern, Belinda zu kosten, sie zum Höhepunkt zu bringen. Doch es schien ihr unpassend. Das war nicht gut für die Wunden; es würde sie nur wieder aufreißen. Sie kehrte zu Belindas Mund zurück, und sie rollten sich auf die Seite. Belindas Hand bewegte sich zwischen Saras Beine, doch dann änderte sie die Richtung und kam auf ihrem Nacken zur Ruhe.
Ihre Küsse wurden leichter und versiegten dann, doch ihre Körper lösten sich nicht voneinander. Sara dachte, daß sie vielleicht zum ersten Mal seit zwei Tagen schlafen könnte, doch sie fühlte die Spuren der Schlaflosigkeit in Belindas Körper. Ihre Haut schien hauchdünn und ihre Muskeln erschöpft.
»Konntest du schlafen in letzter Zeit?« fragte Sara nach langer Zeit, wie ihr schien. Ein Falter flog gegen die Jalousie.
»Nicht richtig. Ich hab oft heiß gebadet. Das entspannt mich, und dann kann ich ein bißchen schlafen. Und du?«
»Ich hab wenig geschlafen in den letzten Nächten.«
»Dann nehmen wir ein Bad«, sagte Belinda und glitt aus dem Bett. Die Dielen knarrten, als sie zum Badezimmer ging.
Sara sah ihr nach, hörte, wie sie ein Streichholz anzündete; Kerzenlicht flackerte durch den Türspalt, dann rauschte das Wasser.
Sie blieb noch ein paar Minuten liegen, legte ihr Bein auf die kalte Stelle der Laken, die kein Körper erwärmt hatte.

Die Kissen dufteten leicht nach Kokos. Sara nahm alles wahr, als sei sie noch nie zuvor in Belindas Bett gelegen.
Als sie ins Badezimmer kam, stellte Belinda gerade das Wasser ab und stieg in die Wanne; Dampf quoll empor und glänzte im Kerzenlicht. Sara kletterte auch in die Wanne und setzte sich Belinda gegenüber. Ihre Beine fügten sich ineinander, als täten sie das jeden Abend.
»Manchmal frage ich mich, ob ich jemals wieder mit einem Mann zusammensein kann«, sagte Belinda. Schweißperlen glitzerten auf ihrem Gesicht, und ihr Haar hing schlaff herunter.
»Ich weiß – ich auch. Jedenfalls im Moment. Aber man sollte vermutlich vorsichtig sein mit dem Wort ›nie‹.«
»Sara, ich hatte einmal ein Kind. Vor langer Zeit. Als ich sechzehn war.«
»Was?«
»Mein Vater hat es mir nicht erlaubt, ihn zu behalten. Ich wollte ihn. Aber ich durfte auch nicht abtreiben. Er hat mich dazu gezwungen, das Kind zu kriegen, und noch im Kreißsaal haben sie es mir weggenommen. Sie haben mir nie erzählt, was sie mit ihm gemacht haben. Keiner hat mir gesagt, wer ihn adoptiert hat oder wo er lebt.«
»Er?«
»Ja, ich glaube, daß es ein Junge war. Auch das haben sie mir nie gesagt.«
Sara fiel nichts ein, was sie sagen konnte. Sie wußte, wie schmerzhaft dieses Geständnis für Belinda war. Sie blickte sie an, sah sie durch den Dampf, in dem flackernden Licht – jünger, wund von der Geburt, wie sie nach ihrem Baby griff, das ihr für immer entrissen wurde. Irgend jemand sagte vermutlich »nur zu ihrem Besten«.
»Mein Vater hat mir nie verziehen, daß ich schwanger wurde«, sprach Belinda weiter. »Ich schätze, ich habe mir

selbst nichts von alledem verziehen. Ich habe geglaubt, Philippe –« Sie brach ab. Sie schlug mit der Hand aufs Wasser, und die Tropfen rannen an den weißen Kacheln hinunter. Sara sah ihnen zu. Wie orangefarbene Tränen, dachte sie.

»Belinda, du warst doch erst sechzehn. Du konntest nicht anders. Du kannst dir nicht vorwerfen, daß man dir dein Baby weggenommen hat. Dein Vater hatte mehr Macht als du.«

Belinda lächelte, doch das Lächeln war traurig. »Ja – und Philippe hatte mehr Macht als ich, und Anthony hatte mehr Macht als du. Wann wird das anders werden?«

»Ich weiß es nicht. Vielleicht jetzt.«

*

Sie schliefen beide in dieser Nacht, lagen dicht beisammen, berührten sich zart wie Schmetterlinge. Einmal wurde Sara aus dem Schlaf gerissen, den sie so dringend brauchte; sie erwachte aus einem Traum. Sie sah Belinda, die schwanger war, doch der Fötus wuchs außerhalb ihres Körpers. Winzige Hände mit Schwimmhäuten klammerten sich an ihren Bauch, und verschleierte Augen blickten in eine Welt, die sie noch nicht sehen sollten. Es war grauenhaft, obwohl sich Belinda in dem Traum nicht daran zu stören schien.

Danach lag Sara lange wach, versuchte sich wieder zum Einschlafen zu überreden. Sie tastete nach Belindas Bauch, versicherte sich, daß es nur ein Traum gewesen war, überzeugte sich davon, daß Belinda nicht mit den dunklen Windböen einer Nacht davongeflogen war, die noch immer unwirklich schien.

23

BELINDA Belinda war auf das vorbereitet, was sie im Gerichtsgebäude erwarten würde – Menschen, die sie haßten, beschimpften und sich selbst als Auserwählte kennzeichneten, indem sie sich Kreuze in Stirn und Hände ritzten. Presseleute, die Fragen durcheinanderschrien; Blitzlichter, die sie blendeten und grelle Kreise auf ihrer Netzhaut hinterließen.

Sie saß auf dem Rücksitz von Marks LandCruiser; er und Sara saßen vorne. Sara drehte sich um, damit sie Belindas Hand halten konnte. Mark registrierte das mit einem kurzen Blick, und Belinda erriet, was ihm durch den Kopf ging, doch er war dezent genug, nicht nachzufragen. Außerdem, dachte sie, waren Sara und sie kein Liebespaar. Oder doch? Sie hatten ihre Erlebnisse nicht mit Worten versehen, weil sie nicht konnten oder nicht wollten.

Belinda trug ein eierschalenfarbenes Kostüm, das ihr eine Nummer zu groß war. Iris Hensley hatte sie beraten. »Weiß oder auch ein blasses Beige signalisiert den Geschworenen Unschuld«, sagte sie. »Und kaufen Sie es bitte eine Nummer größer, als Sie normalerweise tragen. Dann wirken Sie verletzlicher.« Belinda widersprach nicht. Sie wollte, daß Philippe schuldig gesprochen wurde, aber vor allem wollte sie, daß alles ein Ende nahm. Sie hatte mit Mark nicht mehr über sein Angebot gesprochen, bei einem zivilrechtlichen Prozeß ihre Verteidigung zu übernehmen, und er hatte es von sich aus nicht angesprochen. Alles zu seiner Zeit, hatte sie beschlossen. Eines nach dem anderen – arbeiteten Alkoholiker auf Entzug nicht auch so an ihrer Sucht? Sie war süchtig, das wußte sie – nach Philippe und allem, was er ihr verheißen hatte. Sie sehnte sich nach dem Klang seiner Stimme.

In letzter Zeit hatte immer wieder nachts das Telefon geklingelt, und sie hatte überlegt, ob sie abnehmen sollte, und es dann auch getan. Am anderen Ende lief eines von Philippes Bändern. Sie kannte sogar die Titel der Vorträge, die der anonyme Anrufer abspielte; sie hatte seine Bänder so oft gehört, daß sie sie quasi auswendig kannte. Sie wußte, daß sie auflegen sollte, doch seine Stimme war so verführerisch; sie war die Fixerin, und seine Stimme war das Heroin. Sie hätte sich für ihn die Adern geöffnet. Dann fiel es ihr wieder ein – sie hatte dies bereits getan. Ihre Adern und alles andere hatte sie für ihn geöffnet.

Jede Nacht, bei jedem Anruf, lief dasselbe ab: das wütende Tauziehen zwischen Sucht und Abwehr und dann der Angriff der Erinnerung. Sie legte schließlich auf, doch bis dahin verging zuviel Zeit.

»Belinda«, sagte Mark und sah in den Rückspiegel, »Philippes Anwalt ist aalglatt und sehr raffiniert. Harrison McKee ist kein harmloser Gegner. Ich möchte, daß du daran denkst, wenn du im Zeugenstand bist.«

Sara lachte. »Harrison? Er heißt mit Vornamen Harrison? Klingt wie eine Stadt.«

»Du meinst Harrisburg, Sara«, sagte Mark. »Das Three-Mile-Island-Atomkraftwerk?«

»Ja, genau – liegt doch nahe. Er hat mich an eine Kernfusion erinnert bei der Vorverhandlung, dabei hatte er erst angefangen.«

Sara und Mark nahmen Belinda zwischen sich, als sie zum

Gerichtssaal gingen – wie Bodyguards, die sie vor Angriffen schützen sollten. Doch Belinda konnte sich des Gedankens nicht erwehren, daß sie zu spät kamen. Das Rudel hatte sie schon niedergerissen; seit Monaten fraß es an ihr. Sie fragte sich immer noch, ob Philippe und seine Anhänger wirklich mit Gott in Verbindung standen. Wenn es so war, war sie nur eine einsame Sünderin, die in der Wüste verendete und darauf wartete, daß die Geier sich auf ihre Überreste stürzten. Doch davon erzählte sie Sara und Mark nichts.

Im Flur vor dem Gerichtssaal drängten sich noch mehr Menschen als bei der Vorverhandlung. Iris Hensleys Assistent, ein nervöser junger Mann, dessen Namen Belinda ständig vergaß, erwartete sie am Aufzug.

»Sie eröffnen gerade den Prozeß«, sagte er. »Wir werden gleich reingehen können. Versuchen Sie, das hier nach Möglichkeit nicht zu beachten.«

Scheinwerfer leuchteten ihr ins Gesicht, und man schrie ihr Fragen entgegen. Der Mann zog sie durch die Menge, trennte sie von Sara und Mark. Die Fragen, die ihr vorkamen wie Maschinengewehrfeuer, übertönten nicht die »Judas«-Rufe. Nach einer Ewigkeit – die höchstens ein paar Minuten gedauert hatte – holte der Gerichtsdiener sie herein, und sie betrat den Gerichtssaal, wo sich nur eine Kamera befand und die Journalisten mit Notizblöcken statt mit Mikrophonen arbeiten mußten.

Als sie zum Zeugenstand ging, versuchte Belinda sich zu erinnern, wann sie zum letztenmal etwas gegessen hatte. Ihr war schwindlig, und das Blut stieg ihr in den Kopf; der Schweiß rann ihr aus den Achselhöhlen. Sie hatte sich am Abend vorher etwas zu essen machen wollen, konnte sich jedoch nicht erinnern, ob sie es auch getan hatte. Nachdem sie den Eid geleistet und sich gesetzt hatte, fühlte sie sich etwas ruhiger. Sie war schon einmal hiergewesen; sie würde es auch ein zweites Mal durchhalten, sagte sie sich. Als Iris Hensley aufstand und zu ihr kam, driftete Belindas Blick zu Philippe. Sie spürte augenblicklich seine Macht – er zog ihr Kraft ab. Sie wußte, daß sie sich von seinen Augen losreißen mußte, doch es war schwierig; seine Augen waren wie seine Stimme – Labsal des Süchtigen. Sie stellte sich vor, daß Luftblasen in ihren Adern trieben, zu ihrem Herzen wanderten, wo Luftblasen unwillkommen waren.

»Ms. Perry«, sagte Iris fest. Belinda driftete mit ihren Gedanken ab, was der Staatsanwältin nicht entging. »Ich möchte, daß Sie uns erzählen, was sich am Abend des einundzwanzigsten September ereignet hat. Was taten Sie zwischen sechs Uhr und sechs Uhr dreißig an diesem Abend?«

»Ich habe geduscht«, antwortete Belinda. Ich muß aufpassen, warnte sie sich selbst. Ich darf nicht zu Philippe schauen. Und nicht zu den hinteren Reihen, zu den Augen, die mich hassen.

»Und was geschah dann?«

»Das Telefon klingelte. Philippe war dran und fragte, ob er vorbeikommen könne. Er sagte, er hätte den ganzen Tag an mich gedacht.«

Da war ihr roter Faden für die Geschichte.

Sie hatte sie häufig erzählt, doch der Anfang fiel ihr immer schwer. Wenn sie es einmal geschafft hatte, sich seine Worte ins Gedächtnis zu rufen – die Art, wie er sie ausgesprochen hatte –, hatte sie den Einstieg.

Doch diesmal stockte sie mittendrin. Bis zu diesem Zeitpunkt hatte sie immer gesagt, daß ihre Unterhaltung auf der Couch Philippes Arbeit und seine Gegner zum Thema gehabt habe. Das Geheimnis seiner Ehe hatte sie immer für sich behalten. Da ihr nicht einmal Gerüchte darüber zu

Ohren gekommen waren, glaubte sie, daß nur sie davon wußte. Doch als sie jetzt diesen Punkt der Geschichte erreichte, geschah etwas. Die Dinge um sie her wurden langsamer und lauter. Die Kamera, die den Prozeß für die Abendnachrichten festhielt, schien lauter zu surren; die Reporter, die mitschrieben, wirkten wie unter Wasser. Sie hörte ihre Stifte auf dem Papier kratzen.

»Er hat mir erzählt, daß er eine Frau hat, von der er sich nicht scheiden lassen kann, die er aber nicht mehr sieht und über die er nicht spricht«, stieß sie hervor. Der Lärm im Saal nahm zu – lautes Stimmengewirr –, bis die Richterin bis dem Hammer auf den Tisch klopfte. »Ich kann den Gerichtssaal räumen lassen, und ich werde damit nicht zögern, wenn es weitere Störungen gibt«, sagte sie.

Iris Hensley starrte Belinda an. Ihr Gesichtsausdruck konnte sowohl zornig als auch einfach überrascht sein; Belinda war nicht sicher. »Fahren Sie bitte fort, Ms. Perry.«

»Er sagte, seine Frau hätte multiple Sklerose, und er fände, daß er sich deshalb nicht von ihr scheiden lassen sollte. Aber niemand wisse von ihr, und er schicke ihr regelmäßig Geld. Er sagte, er würde mir das anvertrauen, weil er sich so verbunden mit mir fühle.«

In diesem Moment wagte sie es, wieder zu Philippe zu sehen. Er hörte seinem Anwalt zu; er neigte sich zu ihm, doch er ließ Belinda nicht aus den Augen. Sie sah vor sich, wie ihr die Haut abgezogen wurde, große Stücke, dieses Bild entstand durch Philippes Blick. Sie kämpfte sich los, sprach weiter, wieder zurück in vertrauten Gefilden. Sie konzentrierte sich auf Iris Hensleys Gesicht und auf die richtige Reihenfolge ... »Ja, ich habe ihm gesagt, er soll aufhören. Ja, er hat mich geschlagen, gefesselt, vergewaltigt. Ich habe wieder nein gesagt, aber er hat mich wieder geschlagen, und dann habe ich nichts mehr gesagt.«

Iris Hensley ging zu ihrem Tisch, holte ein vergrößertes Foto und befestigte es an der Tafel, wo es der ganze Saal sehen konnte. »Ich möchte das als Beweisstück Nummer eins einführen, Euer Ehren«, sagte sie.

Sie hatte Belinda davor gewarnt, aber es versetzte ihr dennoch einen Schock. Ihr eigenes Gesicht, riesig in der Vergrößerung – die blutige Lippe, der blaue schwellende Bluterguß, leere, leblose Augen. Belinda starrte auf das Foto und empfand das Bedürfnis, es zu bedecken – es sah so nackt, so entblößt aus.

»Dieser Riß an Ihrer Lippe«, sagte die Staatsanwältin – Belinda rang um Konzentration – »stammt von der Faust des Angeklagten, haben Sie ausgesagt?«

»Ja, er schlug mich.«

»Und der Bluterguß unter dem Auge?«

»Er sagte, ich solle ruhig sein. Ich wußte nicht, daß ich ein Geräusch von mir gegeben hatte. Aber er versetzte mir einen Faustschlag, und dann versuchte ich still zu sein, damit er mich nicht noch einmal schlug.«

»Ms. Perry, Sie kamen wenige Stunden, nachdem der Angeklagte Ihr Haus verlassen hatte, ins Rape Treatment Center im Santa Monica Hospital, ist das richtig?«

»Ja«, sagte Belinda.

»Doch Sie haben erst am nächsten Tag Anzeige erstattet. Warum?«

»Ich war nicht sicher, ob ich die Kraft haben würde ... Ich wußte nicht, ob ich das alles durchstehen konnte.«

Als Iris Hensley sich setzte, stand Belinda auf.

»Verzeihung, Ms. Perry – ich habe auch noch ein paar Fragen an Sie«, sagte Philippes Anwalt. Sie errötete und setzte sich. Sie war wieder unaufmerksam gewesen.

McKee nahm das Foto von der Tafel, dann kam er zum Zeugenstand. Er stand dicht vor Belinda, wie beim letzten

Mal. Sie roch seinen Duft – ein teures Eau de Toilette oder After Shave. Er war rundum gepflegt und seidig.
»Ms. Perry, mein Mandant war vor diesem Abend auch schon bei Ihnen gewesen, nicht wahr? Hatten Sie ihn eingeladen?«
»Ja.«
»Sie hatten ein Essen gegeben, nicht wahr?«
»Ja, aber es waren auch noch –«
»Ja oder nein genügt mir.« Harrison McKee hielt inne und lächelte sie an. Belinda dachte an Saras Bemerkung über ihn. Sara hatte recht. Er war genau Belindas Typ – das Medium zur Selbstzerstörung, dem sie immer wieder nicht widerstehen konnte. Sie kannte sogar seine Trinkgewohnheiten: zum Essen Rotwein, danach Cognac. »Sie gaben dieses Essen, nachdem Sie und mein Mandant sich bereits privat getroffen hatten, ist das richtig?« fuhr er fort.
»Ja.«
»Mehrfach getroffen hatten.«
»Ja.« Belinda spürte, wie die Blicke der Geschworenen auf ihr lasteten. Sie beurteilten sie, und sie mußte sich in Erinnerung rufen, daß nicht sie unter Anklage stand.
»Könnte man nicht durchaus sagen, daß Sie ziemlich verliebt waren in meinen Mandanten?«
»Einspruch«, sagte Iris Hensley. »Es geht in diesem Prozeß um Vergewaltigung, nicht um Verliebtheit.«
McKees samtiges Lächeln streifte Belinda, zielte dann auf die Richterin. »Wir versuchen hier herauszufinden, Euer Ehren, ob es sich wirklich um Vergewaltigung oder um Sex mit Einwilligung handelte.«
»Fragen Sie«, sagte die Richterin. »Die Antwort interessiert mich.«
Belinda versuchte, ruhig zu wirken; sie spürte, daß er sie auf wackligen Boden führte. »Ich glaube nicht, daß ich – ich

meine, nein. Ich war nicht verliebt. Philippe war mein Lehrer. Er half mir und beriet mich.«

Sie senkte den Blick und starrte auf ihre Hände. Sie wußte, daß sie das nicht tun sollte, doch sie konnte nicht anders. Und als sie wieder aufschaute, stand McKee vor ihr, mit ihrem grünen Kleid in der Hand.

»Wird das als Beweisstück A anerkannt, Euer Ehren?«

Die Richterin nickte und bejahte die Frage.

»Trugen Sie dieses Kleid an dem betreffenden Abend, Ms. Perry?« fragte er.

»Ja«, antwortete Belinda.

»Und was trugen Sie außerdem?« fragte er.

Seine Stimme bohrte sich ihr wie ein Dorn in den Hals. »Nichts«, sagte sie leise.

»Entschuldigung, ich habe Sie nicht verstanden. Könnten Sie die Antwort wiederholen?«

»Nichts«, sagte Belinda etwas lauter.

»Keine Unterwäsche? Keine Strumpfhose? Nicht einmal einen Büstenhalter?«

»Nein.«

»Nun, war das alles in der Wäsche, oder empfangen Sie Männer immer so bei sich zu Hause? Mir scheint das für ein Treffen mit dem Lehrer eine recht eindeutige Aufmachung zu sein. Oder vielleicht kleiden Sie sich immer so? Ich gehe davon aus, daß Sie jetzt Unterwäsche tragen; nur abends also –«

»Einspruch!« rief Iris Hensley und schlug auf den Tisch, als sie aufstand. »Es trägt nichts zur Klärung bei, wenn die Zeugin gepiesackt wird.«

Die Richterin sah McKee aus zusammengekniffenen Augen an. »Einspruch stattgegeben. Sie wissen Bescheid, Herr Anwalt.«

Harrison McKee trat einen Schritt zurück und hielt das

Kleid an den Schultern vor sich wie ein Verkäufer, der es einer Kundin vorführt.
»Dieser Riß hier an der Seite«, sagte er und hielt die zerrissene Seite hoch.
»Sie haben ausgesagt, daß dieser Riß entstand, als Sie angegriffen wurden. Ist das richtig?«
»Ja.«
»Das ist ein altes Kleid, nicht wahr, Ms. Perry? Aus altem Samt? Der Stoff ist dünn und reißt leicht. Ich könnte mir vorstellen, daß so ein Kleid auch reißen könnte, wenn man es hastig auszieht oder sich falsch hinsetzt.«
Belinda zupfte an der Nagelhaut an ihrem Daumen herum und hielt die Hand von ihrem Kostüm weg, falls die Stelle zu bluten begann. »Ich weiß es nicht«, sagte sie. Ihr Gesicht fühlte sich heiß an.
»In welchem Moment zerriß das Kleid?« McKee stand wieder dicht bei ihr.
»Das weiß ich nicht mehr.«
»Sie können sich nicht daran erinnern, wann das Kleid zerriß, verlangen aber, daß die Geschworenen glauben, man habe Ihnen das Kleid bei einem gewalttätigen Angriff vom Leibe gerissen?«
Belinda öffnete den Mund, um zu sprechen, doch bevor sie etwas hervorbrachte, erhob Iris Hensley Einspruch.
Die Richterin zögerte kurz, dann sagte sie: »Stattgegeben. Ich glaube, Sie haben Ihre Sichtweise verdeutlicht, Mr. McKee.«
Er wandte Belinda den Rücken zu, und einen Moment lang dachte sie, es sei vorüber. Doch er legte nur das Kleid ab.
»Sie sagten aus, mein Mandant habe Ihre Arme am Kopfteil des Bettes festgebunden. Ist das richtig?« Er kam wieder näher; sein Eau de Cologne drang ihr in die Nase.
»Ja.«

»Es gibt Leute, die diese Art von hartem Sex mögen, Ms. Perry. Sind Sie sicher, daß Sie nicht während des intimen Gesprächs auf der Couch ein Interesse daran angedeutet haben?«

»Ich habe kein Interesse daran«, sagte Belinda. »Und wir sprachen über andere Dinge.«

»Der Riß an Ihrer Lippe könnte auch vom Draufbeißen kommen, nicht wahr?«

»Er hat mich geschlagen.«

»Ich weiß, daß Sie das ausgesagt haben, Ms. Perry, doch man weiß, daß sich die Leute gelegentlich auf die Lippe beißen, vor allem bei hartem Sex. Manchmal zieht man sich dabei sogar Verletzungen zu.«

Belinda spürte, wie ihre Augen zu brennen begannen. Harrison McKee wußte, daß er sie zum Weinen bringen konnte. Er ist wie all die anderen, dachte sie. »So war es aber nicht«, erwiderte sie trotzig.

»Ms. Perry, bei früheren Treffen mit meinem Mandanten sprachen Sie mit ihm über ehemalige Liebhaber und frühere Beziehungen, nicht wahr?«

»Ja.«

Sie sah sich in Philippes Büro sitzen, in dem gedämpften, indirekten Licht und der gefilterten Luft.

»Sie haben sogar Einzelheiten vergangener Beziehungen besprochen, nicht wahr?«

»Ich glaube ja.«

»Und haben Sie meinem Mandanten da nicht erzählt, daß einige Ihrer Liebhaber jähzornige, grobe Männer waren, von denen Sie sich aber trotzdem nicht trennten, sondern weiterhin schlecht behandeln ließen?«

»Aber so war es nicht –«

»Ja oder nein, Ms. Perry.«

»Ich bin nicht sicher. Vielleicht.« Sie wußte nicht mehr, von

wem sie erzählt hatte. Es war, als sei Säure auf ihr Gedächtnis getropft und hätte Teile davon weggeätzt.
»Als Sie auf der Couch saßen«, fragte McKee, »wer führte da die erste körperliche Berührung herbei?«
»Ich habe nur seine Hand berührt.«
»Doch zuvor hatte mein Mandant Sie überhaupt nicht berührt, nicht wahr? Ich meine, bevor Sie seine Hand nahmen?«
»Nein, ich glaube nicht.«
»Danke, Ms. Perry. Das wäre alles.«
Als sie bei ihr zu Hause waren, ließ Belinda es zu, daß Mark und Sara noch eine Weile blieben. Sie kochte Tee und versuchte ihnen zu glauben, als sie ihr sagten, daß sie sich gut gehalten habe. »Deine Äußerungen waren so präzise, wie es unter den Umständen möglich war«, sagte Mark. »Dieser Typ ist sehr gut. Ist dir aufgefallen, daß er kein einziges Mal Einspruch erhoben hat, als die Staatsanwältin dich befragt hat? Er wartet in Ruhe ab, und dann holt er zum tödlichen Schlag aus. Aber ich glaube nicht, daß er mit dem Gerede um das Kleid durchkommt. Es war ziemlich weit hergeholt. Ich meine, die meisten Menschen würden sich nicht erinnern, wann während einer Vergewaltigung ihr Kleid zerrissen ist.«
Sara strich Belinda das Haar aus der Stirn. »Weißt du, dieses Arschloch von Philippe hatte diesmal doppelt so viele Leute hinter sich wie bei der Vorverhandlung. Wie macht das der Idiot – verschickt er Taschenmesser mitsamt Anleitung? Schließt euch an – ritzt euch ein Kreuz ins Fleisch und kommt zum Gerichtsgebäude?«
Nach etwa vierzig Minuten sagte Belinda: »Ich bin müde. Ich muß mich ein bißchen hinlegen.« Sie wollte allein sein. Sie wollte in den Spiegel schauen und nachsehen, ob das Mal des Tiers auf ihrer Stirn noch zu sehen war.

Als Sara Belinda zum Abschied umarmte, sagte sie: »Belinda, du hast mir nie was von Philippes Frau erzählt. Das war ein ziemlicher Schock, gelinde gesagt.«
»Ich habe niemandem davon erzählt – bis heute.«
Nachdem sie gegangen waren, starrte sie lange in den Spiegel. Immer wieder kam ihr Gesicht ihr bekannt vor, doch dann trat eine Fremde heran, verdeckte das Bild, sah sie an wie durch ein Fenster.
Sie zog nicht einmal ihr Kostüm aus. Sie streifte ihre Schuhe ab, schlug die Decken zurück und legte sich hin. Die kühlen Laken erinnerten sie an die Oberfläche eines Sees. Sie stellte sich vor, wie sie dahintrieb, ein Blatt auf gläsernem Wasser. Leicht wie die Luft.
Es war fast dunkel, als sie aufwachte. Sie ging durch das dämmrige Haus und öffnete die Haustür. Sie wußte nicht genau, ob sie geklopft hatten oder ob sie in dem Moment erwacht war, als sie ihre Gegenwart spürte. Doch das war unwichtig – sie hatte sie erwartet. Die Kreuze auf der Stirn waren vernarbt; der Schorf war verschwunden, doch die Narben würden bleiben.
»Laß uns rein, Belinda«, sagte Kenneth.
Astrid und Michelle standen hinter ihm, betrachteten Belinda aus verengten Augen. Sie trat beiseite, ließ sie herein, wie unter Hypnose, und folgte ihnen ins Wohnzimmer. Der Mond erhellte das Zimmer mit seinem weißen Licht – es erinnerte sie an Geister: grausig und vergänglich.
»Leg dich auf den Boden«, befahl Astrid.
Wie eine Schlafwandlerin gehorchte sie, doch sie schloß nicht die Augen. Sie knieten sich hin, ihre Gesichter schwebten über ihr wie Blütenblätter, die sich zur Nacht schließen.
»Wir haben dich gewarnt«, sagte Kenneth. »Wir haben dir gesagt, was du deiner Seele antust. Wie willst du deine

Gotteslästerung ertragen? Du hast dich vom Bösen genährt. Dir wurde der Erlöser gegeben, und du wolltest ihn kreuzigen. Es ist ein Segen, daß man dir dein Kind nahm.«

»Was?« flüsterte Belinda rauh. Woher wußten sie das? Philippe mußte es ihnen erzählt haben – ein weiterer Verrat, aber vielleicht hatte sie das alles verdient.

»Ein Kind, das in Sünde empfangen wurde«, fügte Kenneth hinzu.

Ihre drei Besucher wußten es nicht, und Belinda verschwieg es ihnen, doch sie waren nicht allein. Ein Geist weilte unter ihnen. Er verbarg sich hier, in den Strahlen des Mondlichts. Belinda sah ihn, sah, wie ihr Vater traurig den Kopf schüttelte, dann wieder nickte – die Traurigkeit war für ihre Sünden; die Zustimmung für ihre Bestrafung. Sie dachte an ihre Laken, die sich wie ein See anfühlten. Vor Stunden war sie noch leicht genug gewesen, um auf dem Wasser zu treiben. Doch sie mußte sich geirrt haben. Vielleicht sank sie schon lange, und sie hatte es nicht bemerkt.

»Philippe sagte, es gäbe solche unter uns, die sich gegen uns wenden würden«, sagte Astrid. Ihre Stimme war brüchig, als sei sie innerhalb von Tagen um Jahrzehnte gealtert. »Es stellte sich heraus, daß du diejenige bist. Obwohl er dir zu helfen versuchte, dir sein Herz geöffnet hat, hast du ihn an jene verkauft, die sein Werk zerstören wollen.«

»Genau wie Judas«, fügte Michelle hinzu.

»Wie willst du das ertragen? Die Tage werden düster sein.«

Belinda wußte nicht mehr, wer von ihnen sprach. Es wurde dunkler im Zimmer, und ihre Stimmen klangen alle gleich. Sie wurde unter Wasser gedrückt, war schwer wie ein Fels. Hatte Philippe das nicht auch mit ihr getan, als er sie zwang, in die Tiefen ihrer Erinnerung zu tauchen? Sie wollte wieder schwerelos sein, doch sie sagten ihr, das sei vorüber – Sünder sind schwer; sie hinterlassen überall Fußabdrücke. Belinda dachte an Schlamm – der weiche Grund eines Flusses, in dem alles endet, das ins Wasser fällt. Es war wohl besser für sie dort am Grund – nachgiebig, keine Fußabdrücke.

Plötzlich merkte sie, daß es still geworden war um sie herum – totenstill. Sie waren fort. Sie erhob sich, suchte ihre Autoschlüssel und ging zur Haustür hinaus, ohne sie hinter sich zu schließen. Nichts regte sich auf der Straße. Sie waren verschwunden wie Phantome. Doch sie wußte, daß sie aus Fleisch und Blut gewesen waren.

Sie fuhr den Wilshire Boulevard hinunter, durch Santa Monica hindurch zu den Klippen und bog dann rechts ab. Die Zufahrt führte sie zur Küstenstraße, zum Duft des Meeres. Der Ozean lag nun zu ihrer Linken, und sie fuhr weiter zum Topanga Canyon und hielt sich landeinwärts. Der Canyon war dunkel, und die Luft schien kühler zu sein auf der kurvigen Straße, die sich um den Berg wand und sie höher trug, den Sternen entgegen. Ihr Wagen ächzte, doch sie gab mehr Gas, als die Straße steiler wurde.

Auf halbem Weg nach oben, direkt hinter einer scharfen Kurve, entdeckte sie die Stelle, die sie gesucht hatte – einen Platz, wo man anhalten konnte, wenn man ein Problem hatte oder die Aussicht genießen wollte. Kies knirschte unter den Reifen, als sie hinüberfuhr. Sie stieg aus, ließ den Schlüssel stecken und blickte über den Canyon. Unter ihr gähnte die tiefe Schlucht, ein schwarzes Loch; irgendwo weit unten schlängelte sich der Fluß entlang. Er floß schnell, denn durch die Regenfälle führte er viel Wasser. Der Mond baumelte über ihr, und ihr mattweißes Kostüm leuchtete in seinem Licht.

Ihr Rock verfing sich am Geländer, als sie darüberkletterte, doch er löste sich wieder. Ihre Hand stützte sie, hielt sie,

und sie spürte ihren Körper, den ihre Sünden so schwer gemacht hatten.
Als ihr Hand losließ, war es, als ob die Luft sie packte. Ein Windstoß erfaßte sie, zumindest schien es ihr so, dann wurde sie schneller. Der Mond jagte sie, und es überraschte sie nicht. Wahrscheinlich glaubte er, sie sei ein Teil von ihm – ein Splitter, der sich gelöst hatte. Ein Mädchen in Weiß, das so viel leichter sein würde, wenn ihr Flug zu Ende war, wenn sie auf dem Boden auftraf.

24

SARA Sara erwachte mit dem Gefühl, daß etwas sie aufgestört hatte; entweder im Traum oder in den ruhelosen Räumen zwischen den Träumen. Es war noch früh – der Himmel noch dunkel –, doch sie konnte nicht mehr schlafen. Sie bemühte sich, nach etwas zu greifen, das in ihrem Kopf umhertrieb – etwas Unbestimmtem und Lichtlosem, das sich vor ihr verbarg.

Sie stand auf, machte Kaffee, holte die Zeitung herein, aber sie schaffte es nicht, die Berichte über den Prozeß zu lesen. Der Bericht war auf der Titelseite; Fotos von Belinda und Philippe starrten ihr entgegen. Sie faltete die Zeitung zusammen; sie würde sie später lesen.

Sie wußte nicht, warum sie den Fernseher einschaltete. Sie tat das sonst nie. Vielleicht brauchte sie einfach Geräusche im Haus, damit sie sich weniger allein fühlte – Stimmen und idiotische Werbespots, die verkündeten, daß die Welt glücklich und zufrieden sei. Sie putzte sich gerade die Zähne, als sie es hörte.

»Ein Mann, der gestern abend auf dem Topanga Canyon Boulevard nach Hause fuhr, kam zu spät, um einen mutmaßlichen Selbstmord zu verhindern. Er fuhr gerade um die Kurve, als eine unbekannte Frau über das Geländer stieg.«

Sara rannte ins Zimmer und starrte mit der Zahnbürste im Mund auf den Fernseher.

»Wir haben ein Kamerateam an der Stelle, wo Rettungsleute die Leiche heraufgebracht haben. Die Identität der Toten wird nicht bekanntgegeben, bevor die Familienangehörigen informiert wurden. Dem Augenzeugen zufolge stieg die Frau aus ihrem Wagen, kletterte über dieses Geländer ...«

Dann zeigten sie das Auto. Einen gelben VW-Käfer. Die Zahnbürste fiel Sara aus dem Mund. »Großer Gott – nein«, sagte sie, obwohl ihr Hals so zugeschnürt war, daß sie die Worte kaum herausbrachte. Den Rest des Berichts hörte sie nicht mehr. Sie wählte Belindas Nummer und sagte vor sich hin: »Nimm ab, Belinda. Bitte nimm ab. Bitte sei da.«

Doch das Freizeichen ertönte – sonst nichts. Nicht einmal der Anrufbeantworter schaltete sich ein. Vielleicht hat sie das Telefon ausgestöpselt, dachte Sara. Sie suchte verzweifelt nach anderen Möglichkeiten, um diese eine zu vergessen. Die Angst hatte sie im Würgegriff; wie eine Schlange wand sie sich um ihren Körper, quetschte die Kraft aus ihr heraus.

Sie zog sich etwas an, griff nach ihrer Handtasche und versuchte sich einzureden, daß Belinda im Bett lag und schlief und absichtlich das Telefon ausgestöpselt und den Anrufbeantworter ausgeschaltet hatte. Ihr VW würde am Straßenrand stehen, auf seinem üblichen Parkplatz. Es gab bestimmt nicht nur einen gelben VW-Käfer in Los Angeles.

Das und mehr sagte sie stumm vor sich hin, als sie nach Westwood fuhr, immer wieder, wie ein Mantra, und sie versuchte die eisigen Arme zu vergessen, die sie umfaßten, die ihr die Luft nahmen. Als sie in Belindas Straße einbog, wurden ihre Gebete flehender, und dann stieg die Angst wieder in ihr auf. Ihr Wagen war nicht da.

Sara wollte rennen, doch ihre Beine waren so schwer, daß sie den Weg zum Gästehaus nur in einem hastigen Marsch zurücklegen konnte. Sie wünschte sich, daß es nach Jasminräucherstäbchen duftete und daß man im Haus Paul Simon oder U-2 hörte. Als sie die offene Tür sah, blieb Sara stehen. Sie erschrak zu sehr, um weiterzugehen. Es roch nicht nach Räucherstäbchen oder Kaffee; das Haus gab kein Lebenszeichen von sich. Nur die Stille humpelte ihr entgegen, wie ein Hausbesetzer, der sich über Nacht hier niedergelassen hatte.

Schließlich bewegten sich ihre Füße wieder. Es war kalt im Haus, oder vielleicht wurde ihr Blut auch von Minute zu Minute dünner. Bald würde es zu Wasser werden. Belindas Handtasche lag auf dem Eßtisch. Sara öffnete sie. Nichts fehlte, nur die Autoschlüssel. Ihre Brieftasche enthielt Geld, Kreditkarten, ein paar Quittungen. Sie ging ins Schlafzimmer. Die Decke war zurückgeschlagen, die Kissen verknautscht, als habe sich jemand an ihnen festgehalten. Sie wußte nicht, warum sie es tat, aber sie schaute in den Schrank. Alles sah aus wie immer; das übliche Chaos. Der Kühlschrank in der Küche war fast leer, im Tiefkühlfach lagen zwei Flaschen Stoli. Auf dem Tresen stand eine offene Schachtel Cracker. Es sah aus, als hätte sich Belinda in letzter Zeit von Crackern und Wodka ernährt. Deshalb also hatte sie Sara immer aus dem Haus gescheucht.

Sara hörte Schritte auf dem Weg. Sie rannte zur Haustür und rief »Belinda«, genau in dem Moment, als Mark um die Ecke des Vorderhauses bog. »Mark, was tust du hier?«

Mark nahm sie wortlos in die Arme, und da wußte sie es. Sie hatte es schon die ganze Zeit gewußt, seit sie aufgestanden war. Doch es war zu grauenhaft, sie hatte es nicht kampflos hinnehmen können.

»Bist du sicher?« fragte Sara. Sie kämpfte immer noch.

»Ja. Ich hab einen Bekannten bei der Polizei angerufen. Ich hab ihm gesagt, ich sei ihr Anwalt. Sie haben ihre

Mutter benachrichtigt. Sie ist zum Leichenschauhaus und hat sie identifiziert. Sie wohnt in L. A. – nicht weit von hier. Irgendwie hat mich das überrascht. Hat Belinda ihre Mutter je besucht oder über sie gesprochen?«
Sara schüttelte den Kopf. »O Mark, ich kann nicht mal weinen. Ich bin so voller Wut. Die haben ihr das angetan. Dieses Dreckschwein – er hat sie kaputtgemacht.«
Mark hielt sie fest. »Ich weiß«, sagte er. »Ich glaube, wir sollten weg von hier. Ich bleibe bei dir, solange du willst. Du solltest nicht allein sein.«
»Ja – okay.« Sie wandte sich um und zog die Haustür zu. Es kam ihr respektlos vor, sie offenzulassen.

*

Mark blieb fast den ganzen Tag bei Sara. Ab und zu wagten sich ein paar Tränen hervor, doch sie kamen kaum gegen Saras Wut an. Sie wußte, daß es lange dauern würde, bis die Trauer den Weg nach außen finden würde.
Das Gericht tagte bereits, als Belindas Name in den Nachrichten bekanntgegeben wurde. Philippe sollte an diesem Tag aussagen. Die Geschworenen sollten weder Nachrichten sehen noch Zeitung lesen, doch Sara war überzeugt davon, daß Philippe von Belindas Tod wußte.
Sie mußte etwas tun – für Belinda, für sich selbst, den Schmerz, der zuviel gewesen war für Belinda. Was hatte sie an jenem Abend gesagt – wann wird das anders? Und Sara hatte geantwortet: »Vielleicht jetzt.« Doch sie würde etwas dafür tun müssen – nichts verändert sich von selbst. Am Spätnachmittag traf sie eine Entscheidung.
»Mark, du mußt nicht mehr hier bleiben. Ich bin soweit okay«, sagte sie und sammelte die Kaffeetassen ein, die überall herumstanden. Sie hatten zuviel Kaffee getrunken und nicht genug gegessen.

»Bist du ganz sicher?« Mark sah sie argwöhnisch an. Er kannte sie zu gut.
»Ich bin ganz sicher. Ich muß eine Weile allein sein.«
Als er hinausging, sagte er: »Ich ruf dich später noch mal an und höre, wie's dir geht.«
Als er weg war, ging Sara zum Telefon und starrte es eine Zeitlang an. Nach einigen Minuten wählte sie Anthonys Nummer. Sie war sich im unklaren, was sie tun würde, wenn sich sein Anrufbeantworter meldete. Sie wollte keine Nachricht hinterlassen.
»Ja?« hörte sie nach dem ersten Klingeln. Sein Tonfall war geschäftsmäßig, als habe er bereits fünfzig Gespräche hinter sich.
»Hallo, hier ist Sara.«
Sie wußte genau, wie sich seine Stimme verändern würde.
»Sara, wie geht's dir? Ich habe das mit Belinda im Radio gehört. Ich wußte nicht, ob ich dich anrufen sollte – ich meine, ich wollte eigentlich, aber nach ein paar –, Gott, es ist schrecklich. Du mußt wirklich die Hölle durchmachen. Stehst du es durch?«
Er stotterte. Gut, dachte Sara. Er ist nervös.
»Anthony, ich möchte dich sehen«, sagte sie. Ihre Stimme war verblüffend ruhig. »Ich glaube, ich habe gemerkt, daß ich dich brauche, als das mit Belinda passiert ist – vor allem jetzt.«
»Klar, ich komme zu dir«, sagte er.
»Nein. Mir wäre es lieber, wenn wir uns woanders treffen.« Sie hielt inne. »Ich dachte eigentlich an Joeys Haus. Ich möchte noch einmal dorthin – unsere Schritte nachvollziehen, glaube ich.« Sie bemühte sich um einen sanften, ehrlichen Tonfall – eine geprägte Einladung mit Blumenbordüre. »Du hattest recht«, fuhr sie fort, »ich habe überstürzt reagiert. Ich glaube, es war mir alles zuviel. Aber ich möchte nicht, daß es so endet.«

Anthony zögerte. Sie merkte, daß er nachdachte, und fürchtete, daß er nein sagen würde. Sie wußte nicht, was sie dann tun würde – sie hatte keinen Ersatzplan parat.

»Bist du sicher, daß das im Moment das Richtige für dich ist?« fragte er schließlich. »Ich meine, ich möchte auch nicht, daß es so zu Ende geht. Ich möchte gar nicht, daß es zu Ende geht. Aber du machst eine schwere Zeit durch. Möchtest du nicht lieber –«

»Ich möchte noch einmal dorthin«, fiel sie ihm ins Wort. »Ich glaube, wir müssen das an diesem Ort klarkriegen. Ich hätte heute abend Zeit. Glaubst du, Joey erlaubt es uns?«

»Ich denke schon ... Okay, treffen wir uns dort um acht. Wenn es von Joey aus nicht klappt, rufe ich dich noch an. Sara –«

»Ja?«

»Du fehlst mir.«

»Wir sehen uns um acht.«

Die Abendnachrichten brachten Auszüge von Philippes Aussage. Nachdem er sich etwa zwanzigmal auf den Fünften Artikel der Verfassung, das Aussageverweigerungsrecht, berufen hatte, bröckelte seine Fassade, und seine Verurteilung rückte in greifbare Nähe. Die Geschworenen bekamen zeitweise einen Geistesgestörten zu sehen. »Ich weiß, wie alle Menschen ihre Taten zum Guten wenden könnten«, sagte er und blickte von den Geschworenen zur Kamera. Sein Gesicht war gerötet und wutverzerrt, und Schweiß stand ihm auf der Stirn. »Ihr alle solltet euch mir anschließen, wenn ihr gerettet werden wollt. Doch so wenige sind mutig genug.«

Sara empfand nichts, als sie seinen Auftritt sah. Er würde schuldig gesprochen und ins Gefängnis gesteckt werden, dann würde er wahrscheinlich in die Berufung gehen, verlieren und wieder im Gefängnis sitzen. Und was änderte

das? Belinda ist tot, dachte sie – nur das zählt, und daran änderte sich nichts mehr.
Sie duschte, zog eine weite schwarze Hose und eine grüne Seidenbluse an. Sie entschied sich gegen BH und Höschen, aber nicht wegen Anthony. Sie wollte durch nichts beengt werden.
Als das Telefon kurz nach sieben Uhr klingelte, wußte sie, daß Mark dran war. Tagsüber hatten Freunde von ihr und Belinda angerufen, doch jetzt waren die Nachrichten zu Ende ...
»Hast du Nachrichten gesehen?« fragte Mark, als sie abnahm.
»Mhm. Ich hab mich gewundert, daß sein Anwalt ihn nicht an Ort und Stelle umgebracht hat.«
»Bestimmt war ihm danach zumute«, sagte Mark. »Und, was machst du jetzt? Soll ich vorbeikommen? Dir was zu essen bringen?«
»Nein – ich wollte grade weggehen.«
»Wohin? Sara, du klingst überhaupt nicht gut. Wo gehst du hin?«
»Zurück in den Orangenhain«, sagte sie leise.
»Wie bitte?«
»Du hast es schon verstanden. Mach dir keine Sorgen, Mark, okay? Ich tue nichts Widerrechtliches. Aber ich muß eine Rechnung begleichen, und diesmal kannst du mir nicht helfen.«
Als sie zu Joeys Haus kam, sah sie Anthonys Wagen in der Zufahrt stehen. Das Mädchen kam zur Tür, bat sie herein, und Joey und Anthony kamen aus dem Wohnzimmer. Anthony sah weich und erwartungsvoll aus. Er küßte sie leicht auf die Wange und sagte: »Wie geht's dir?«, als sei er wirklich besorgt um sie.
»Okay«, sagte sie. »Den Umständen entsprechend.«

Sie schüttelte Joey die Hand und sagte: »Danke, daß Sie es uns ermöglichen, hier zu sein. Ich bin ein bißchen durchgedreht an diesem Abend, und ich wußte, daß Anthony und ich noch einmal herkommen mußten, um das zu klären – es diesmal anders enden zu lassen.«
Was bin ich für eine gute Lügnerin geworden, dachte sie, als sie Joey dankbar anblickte, obwohl ihr ganz anders zumute war, und ihm indirekt seine Hoffnungen ausredete. Er hatte wohl damit gerechnet, mit von der Partie zu sein. Nicht mal im Traum, sagte sie sich. Er hatte verstanden und ließ sich seine Enttäuschung kaum anmerken, sondern sagte: »Klar – macht nur, ihr beiden.«
Sara spürte, daß Christine nicht im Haus war. Entweder hatten sie wieder Streit, oder sie gab sich dem Kaufrausch hin, dachte Sara, aber es interessierte sie nicht wirklich.
Joey wollte sich wohl als guter Gastgeber zeigen und hatte das Verlies aufgeschlossen und das Licht eingeschaltet. Sara atmete tief durch, als sie die rote Welt betrat, aus der sie vor nicht allzu langer Zeit geflohen war. Einzelheiten hatte sie nicht geplant; sie wollte der Kreativität freien Lauf lassen. Anthony schloß die Tür, und sie wandte sich zu ihm um.
»Komm her«, sagte sie und sah, wie Vorfreude in seinen Augen aufglomm.
Sie legte ihm die Arme um den Hals und küßte ihn. Sein Mund war ihr vertraut, doch sie schloß die Augen und dachte an Belindas Mund.
Er zog sich ein wenig zurück und starrte sie an. Ihre Augen spiegelten sich in seinen Brillengläsern. »Ich hab dich wirklich vermißt«, sagte er. »Ich bin froh, daß du angerufen hast, vor allem jetzt. Ich meine, ich weiß, daß das eine sehr schlimme Zeit für dich ist.«
Sara knöpfte sein Hemd auf. Sie hatte es immer gemocht, wenn er weiße Hemden trug, doch jetzt konnte sie kaum

erwarten, es ihm auszuziehen. Sie nahm sich die Knöpfe seiner Jeans vor, doch bevor sie weitermachen konnte, ging Anthony zu der Lederliege, setzte sich und zog Schuhe und Strümpfe aus. Dann stand er auf, schälte sich aus seiner Levi's und warf sie in die Ecke, neben die Eisenvorrichtung, mit der man einen Körper unangenehm strecken konnte. In diesem Moment wußte Sara, was sie tun wollte. Er stand vor ihr, nackt, erwartungsvoll, doch er wußte noch nicht, daß die Stimmung umgeschlagen war. Jetzt wurde heimgezahlt.

Sie ging langsam zu ihm hinüber und blieb dicht vor ihm stehen. Sie nahm ihm behutsam die Brille ab und legte sie auf die Lederliege, wo er sie später wiederfinden würde. Anthony umfaßte ihre Taille, küßte sie, und sie ließ es zu – behielt ihr Geheimnis für sich, spielte ihr doppeltes Spiel. Seine Hände tasteten ihre Hüften ab; sie wußte, was er dachte – daß sie sich nach seinen Wünschen gekleidet hatte. Aber er glaubte ja immer, daß sie alles nur für ihn tat – Narziß, der sein eigenes Spiegelbild im Teich bewundert.

»Zieh dich aus«, flüsterte er.

»Noch nicht. Komm hier rüber.«

Sie nahm ihn bei der Hand und führte ihn in die Ecke, wo die Eisenstange von der Decke hing. Sie schimmerte in dem indirekten roten Licht. Die Lederhandschellen hingen direkt über seinem Kopf, doch sie drehte an der Winde, bis sie auf Höhe seiner Schultern waren. Sie blickte an ihm hinunter. Sein Schwanz war fast steif, doch das genügte ihr nicht. Sie hob sanft seine Arme, führte seine Hände durch die Handschellen und befestigte sie. Die Winde brachte sie noch nicht zum Einsatz. Er hatte die Arme angewinkelt, die Hände vor sich verschlungen; fast als bete er. Sie küßte ihn wieder, spielte mit seiner Zunge, schürfte mit den Nägeln über seine Brustwarzen, drückte und kniff sie ein wenig – nicht zu stark, gerade richtig, um ihn zu erregen. Mit der rechten Hand packte sie seinen Schwanz; sie war so auf seinen Körper eingestimmt, daß sie genau wußte, wie er es mochte. Sie fand den Rhythmus ihrer kurzen gemeinsamen Geschichte – ihre Hand an seinem Schwanz oder ihr Mund oder der Reigen ihrer Körper. Es kam ihr wie ein altbekannter Tanz vor. Sie hielt inne, als sie merkte, daß er nach mehr verlangte.

»Sara, ich will dich sehen«, sagte Anthony. »Zieh dich –«

»Noch nicht«, sagte sie.

Sie drehte an der Winde, straffte das Drahtseil, das mit den Handschellen verbunden war. Als seine Arme gestreckt waren und er mit den Füßen noch fest auf dem Boden stand, drehte sie weiter, zwang ihn auf die Zehenspitzen. In diesem Moment flackerte ein erster Zweifel in seinen Augen auf, doch er beherrschte sich, sah sie wieder an, als vertraue er ihr vollständig. Sie kniete sich vor ihn, leckte seinen Schwanz, nahm ihn einen Moment in den Mund, nur ganz kurz, um ihn zu verwirren. Ihre Zähne nagten an der zarten Haut der Eichel und hinterließen rote Stellen – Erinnerungsmale. Dann legte sie ihm die eisernen Fußfesseln um die Knöchel und schloß sie ab. Den Schlüssel ließ sie in ihre Tasche gleiten. Sie stand auf, stellte sich vor ihn und sah ihm in die Augen. Da war sie, die aufkeimende Angst.

»Wie fühlst du dich, Anthony?«

»Mach die Arme lockerer, Sara. Du hast sie zu fest angezogen.« Seine Stimme klang gepreßt, doch er versuchte, ruhig zu wirken. »Du hast so was noch nie gemacht. Du machst es nicht richtig – es ist zu fest.«

»Oh, dann werd ich es lockerer machen«, sagte sie. Doch sie drehte statt dessen an der Winde und straffte das Seil noch stärker. Sie sah, wie seine Schultern sich spannten.

Die Muskeln an seinen Armen ließen sich nicht mehr dehnen, und er legte den Kopf zurück und schrie.
»Sara – bitte nicht!«
Sie tat, als bemerke sie seine Schmerzen nicht, und ging zur anderen Wand, wo die Schnüre und Seile neben dem Dolch mit dem verzierten Griff lagen. Der Schatz des Piraten.
Rache will inszeniert sein – das wußte sie. Vor Jahren hatte sie das gelernt; ihre Hand hatte es gespürt, als Lanes Nase unter der Kraft ihrer Faust nachgegeben hatte. Bei Rache ist Verführung erforderlich, und man muß sein Ziel überlegt und perfekt vor Augen haben. Nach dem Vorfall im Orangenhain hatte sie sich geschworen, diese Form der Rache nie wieder durchzuführen, und in gewisser Weise hielt sie sich daran. Sie hatte keine Wahl, nur so konnte sie sich von Anthony befreien. Sie spürte auch jetzt, wie er ihre Bewegungen lenkte – seine Knochen in ihren, seine Muskeln; sein Blut, das sich mit ihrem mischte.
Sie griff nach dem Dolch und einem Stück Schnur und ging zurück, blieb vor ihm stehen.
Er blickte auf den Dolch und dann auf sie. Seine Stirn war schmerzverzerrt, und seine Augen bettelten. »Sara, ich weiß, daß du wütend bist. Aber du weißt nicht, was du tust.«
Sie ließ den Dolch neben seinen gefesselten Füßen zu Boden fallen. »Anthony, Anthony«, sagte sie, während sie die Schnur dreimal um seinen Schwanz wand und dann verknotete, »ich weiß ganz genau, was ich tue.«
Sie zog seinen Schwanz herunter und befestigte das andere Ende der Schnur an dem Eisenring zwischen seinen Füßen.
Als sie wieder hochkam, weinte er.
»Tut es weh?« fragte sie.
Er nickte. Er zerbrach – Stück für Stück – ein Monarch, der unversehens zum Sträfling geworden war.

Sie sah seine Qual, empfand einen Teil davon mit, doch sie ließ nicht zu, daß er sie von ihrem Kurs abbrachte. Sie waren unter sich – Lehrer und Schülerin –, und die Schülerin stellte den Erfolg ihrer Erziehung unter Beweis.
»Damit hast du nicht gerechnet, nicht wahr, Anthony? Wie heißt es doch gleich: Leiden ist Lernen? Du warst mein Lehrer, ich habe schnell gelernt. Jetzt gebe ich dir Unterricht. Die Lektion lautet folgendermaßen: Du solltest nicht jemanden auffordern, dir zu vertrauen, zum Vertrauen verführen, und ihn dann verraten. Du hast mich gedemütigt, Anthony. Du hast mich an die Wand gestellt und das Feuer eröffnet. Demütigung kam nicht vor in deinem Unterricht; es gehörte nicht zum Spiel. Doch es war immer Teil deines Plans, nicht wahr, Anthony? Jetzt zahlst du den Preis dafür. Hast du wirklich geglaubt, du würdest damit durchkommen?«
»Sara, bitte.« Er brüllte jetzt fast, doch Fiberglas und roter Samt schluckten jeden Laut. Er zerrte an seinen Fesseln, doch es nützte ihm nichts.
Sie hatte erwartet, daß die Angst nur bei ihm verweilte, doch als sie sich bückte und zum Dolch griff, stieg sie auch in ihr auf. Sie wandte sich einen Moment ab, wehrte sich dagegen. Als sie sich wieder gefaßt hatte, zwang sie Härte und Kälte in ihre Augen und packte den Dolch fester, um das Zittern ihrer Hand zu stoppen.
»Gott, nein«, sagte Anthony. Seine Stimme brach.
»Was ist los, Anthony?« fragte sie. »Du kennst dieses Spiel doch – das Spiel mit der Angst –, aber nicht vom hilflosen Teil aus, wie? Ich bin jetzt der Spielleiter.«
Doch trotz der Worte war sie davon nicht überzeugt. Ihre Beherrschung löste sich auf. Die Angst paarte sich mit ihrer Wut, verwandelte alles in eine riesige gefährliche Kraft.
Sie stand dicht vor ihm, strich mit der Spitze des Dolches

über seine Brustmuskeln, das Schlüsselbein entlang, über seine Halskuhle. Sie ließ den Dolch zu seinem verschnürten und gebundenen Schwanz sinken, hob seine Hoden mit der breiten Seite der Klinge. Ihre Hand zitterte stärker. Sie sah Belindas Gesicht vor sich, und eine Sekunde lang glaubte sie, den Duft von Kokoslotion zu riechen. Doch es war Einbildung. Sie war mit Anthony hier – allein in dieser roten Kammer – und Belinda war fort. Sie zog um seine Brustwarzen große Kreise mit der Dolchspitze. Ein tiefes Stöhnen entfuhr ihm; er bettelte, doch er war zu erschöpft, um lauter zu werden. Er weinte wieder, und wenn seine Glieder nicht so gestreckt gewesen wären, hätte er vermutlich gezittert. Belinda wollte nicht weichen; Sara sah ihr Gesicht, sah sie durch die Nacht stürzen und auf den Felsen zerschellen, so rot wie der Boden, den Anthonys Zehen kaum mehr berührten.

Es war zu gefährlich – sie wußte es. Sie hatte sich zu weit vorgewagt. Waren da nicht Momente gewesen, in denen sie Anthony in den Armen gehalten, sein Gesicht gestreichelt, sich gefragt hatte, ob sie ihn liebte? Die Bilder waren düster – verschleiert durch ihre Wut. Sie hatte ihn festgezurrt – er war hilflos und hatte Schmerzen. Sie hielt ein Messer in der Hand, und in ihr raste die Wut. So wird man zum Mörder, dachte sie. Die Versuchung, ernsthaft zu verletzen, ist stärker, und das Leben ändert seinen Lauf.

Sie wollte es nicht – vielleicht doch –; die Klinge spielte plötzlich nicht mehr. Sie schnitt Anthony in die Brust, und der Schnitt war mehrere Zentimeter lang – nicht wirklich tief, doch er blutete. Anthony keuchte, schrie auf, und dann spürte Sara etwas Warmes auf ihrem Fuß. Er hatte solche Angst, daß er gepinkelt hatte. Sie trat zurück, doch es war ihre eigene Angst, die sie von ihm wegriß, und sie taumelte zur Wand gegenüber, holte aus und stieß den

Dolch mit einer Kraft, die sie selbst erschreckte, in den roten Samt. Fiberglas quoll aus der Wand.

»Zum Teufel mit dir!« schrie sie, drehte sich um, ließ den Dolch stecken. »Hast du geglaubt, du könntest einfach rumlaufen und das Leben anderer zerstören, ohne jemals dafür zu büßen? Ich hasse dich für das, was du mir angetan hast! Und ich hasse dich für das, was mit Belinda geschehen ist.« Sie schrie so laut, daß ihr Hals wund wurde.

»Ich habe Belinda nicht getötet«, schluchzte Anthony.

»Doch, hast du, du und alle Männer, die so sind wie du – die vom Schmerz anderer leben. Ihr seid alle gleich. Ihr habt andere Namen, aber das ist unwichtig. Nach einer Weile seht ihr alle gleich aus.«

Das Weinen erschütterte seinen Körper; es sah aus, als wolle er etwas sagen, konnte jedoch nicht mehr sprechen. Sara starrte ihn an, und sie sah den undeutlichen Schatten eines siebenjährigen Jungen, der verwirrt weinte, weil er knien und beten mußte, während sein Vater über ihm aufragte, nackt und mit einem steifen Glied, das er weder selbst berührte, noch an seinem Sohn einsetzte. War das Sex oder Strafe? Und wofür sollte er beten? Der Junge hatte es nicht gewußt, und auch der Mann wußte es nicht. Doch Anthony hatte jahrelang andere für diese Qual büßen lassen – vor allem Frauen. Sie hatten büßen müssen für die Sünde seiner Mutter, die an der Tür vorbeigelaufen war, ohne zu helfen. Als sie ihn jetzt ansah, hätte Sara fast seine Füße befreit, ihn heruntergelassen. Lektion beendet – du kannst gehen. Doch sie tat es nicht. Sie hatte ihren eigenen Zorn und fand, daß sie ein Recht darauf hatte, wie viele andere Gefühle sich auch damit verflochten. Ihn freizulassen, das hätte bedeutet, ihn zu begnadigen, und soviel Großmut empfand sie nicht. Seine Fesseln waren ihre Freiheit – im Moment zumindest.

»Weißt du, wofür ich dich wirklich hasse?« sagte sie, biß die Zähne zusammen, um die Wut und die Tränen und anderes, was sie nicht zu fassen bekam, zu beherrschen. »Daß ich sogar, um mich von dir zu befreien, so werden mußte wie du. Vor Jahren habe ich einmal geschworen, nie wieder Rache zu nehmen. Aber ich hatte keine andere Wahl. Du hast mir keine Wahl gelassen, Anthony. Niemals.«

Sie wandte sich langsam um und ging hinaus, ließ die Tür offen, ließ Anthony in seinen Fesseln hängen. Wahrscheinlich spürte er seine Arme nicht mehr, die über seinen Kopf gestreckt waren, und ein dünnes, blutiges Rinnsal wand sich über sein Herz.

Joey mußte ihre Schritte gehört haben; er wartete in der Halle auf sie. Er riß die Augen auf, als er sie sah – ihr Gesichtsausdruck mußte erschreckend sein –, und er setzte zum Sprechen an. Doch sie ging an ihm vorbei und öffnete die Haustür. Ihre andere Hand spielte mit dem kleinen Schlüssel in ihrer Hosentasche. Dann wandte sie sich um, zog ihn heraus und hielt ihn hoch.

»Sie wollen bestimmt seine Füße befreien und ihn herunterlassen«, sagte sie. »Er fühlt sich wahrscheinlich sehr unwohl.« Doch statt Joey den Schlüssel zu geben, warf sie ihn an der Weide vorbei in ein Blumenbeet. »Und keine Sorge wegen des Blutes – die Wunde ist nicht tief.«

Sie fuhr mit quietschenden Reifen die Zufahrt entlang, und kaum war das Tor offen, trat sie aufs Gaspedal und raste hinaus. Die Abendluft duftete nach Rosen; sie schmeckte Salz. Der Ansturm der Tränen setzte ein, und sie wußte, daß er ausdauernd sein würde. Das ist also Trauer, dachte sie, als sie sich die Augen wischte, um die Straße erkennen zu können. Die weiche Seite der Wut, die zum Vorschein kommt, wenn man sie umdreht – der Bauch, bleich und ungeschützt und aufgequollen von Tränen.

Sie fuhr den Hügel hinunter, in ihre Richtung, doch sie wollte noch nicht nach Hause. Wie eine Decke verhüllte der Nebel die Küste, weiß und mildtätig. Sie fuhr auf einen der Parkplätze am Strand, verriegelte die Türen und starrte auf die Brandung. Sie dachte daran, wie sie mit siebzehn Jahren ihre Unschuld verloren hatte, wie sie gehofft hatte, daß dieses Erlebnis ihr Leben verändern würde. Damals hatte sie umsonst darauf gewartet, doch diesmal war es passiert. Denn genau das hätte Anthony getan – er hatte sie entjungfert, sie geprägt, sie in der dunklen Erotik der Unterwerfung unterwiesen. Doch er hatte sie auch in andere Gebiete eingeführt – Angst, Demütigung und Verrat. All das würde lange in ihr bleiben. Er hatte sich in ihre Seele geschrieben.
Als Sara schließlich nach Hause fuhr und sich ins Bett legte, wußte sie, daß das nur eine Formalität war – sie würde nicht schlafen. Sie dachte über die Erinnerungen nach, die sich im Laufe eines Lebens anhäufen. Da gab es jene, denen sie wieder Leben einhauchen, und jene, die sie begraben wollte. Doch sie wußte, daß es schwierig, wenn nicht unmöglich ist, Erinnerungen zu begraben. Sie konnte sie nur in ein flaches Grab legen, und wenn die Stürme kamen, legten sie sie wieder frei. Sie schloß die Augen und stellte sich Belinda vor – sie erschien nicht wie eine Erinnerung. Es war seltsam, sich vorzustellen, daß sie nicht ihre Nummer wählen und mit ihr sprechen konnte.

*

Stunden waren vergangen – die Nacht war fast vorüber. Die blaue Stunde vor dem Morgengrauen hielt Einzug, die Stunde, in der die Geister kommen, wenn sie sich zeigen wollen. Sara war noch immer hellwach.
»Ich habe dir gesagt, daß etwas anders würde, Belinda«,

flüsterte sie. »Hättest du nur gewartet. Alles wäre anders geworden. Warum mußte das mit dir geschehen?«
Sie stand auf und ging zum Fenster; die Vorhänge flatterten, wehten über ihre Haut. Und sie glaubte – doch es mußte sich um eine Täuschung, um ein Trugbild dieser blauen Zeit des Tages handeln –, sie glaubte einen schwarzen BMW zu sehen, der mit ausgeschalteten Scheinwerfern langsam an ihrem Haus vorüberfuhr.

Knaur

Benoîte Groult

Foto: Isolde Ohlbaum

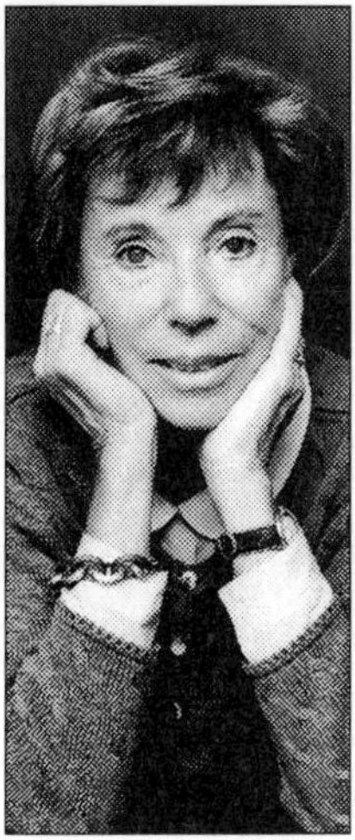

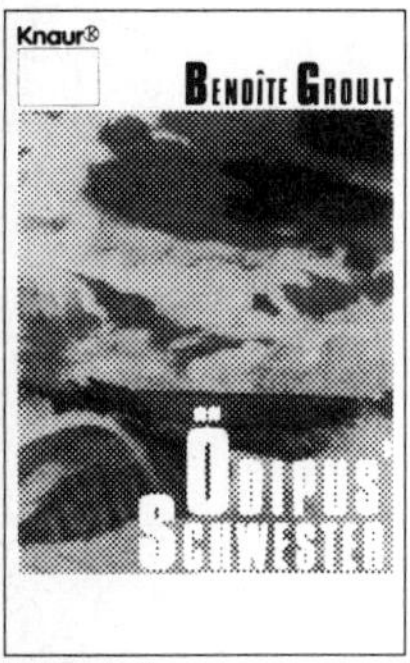

(65043)

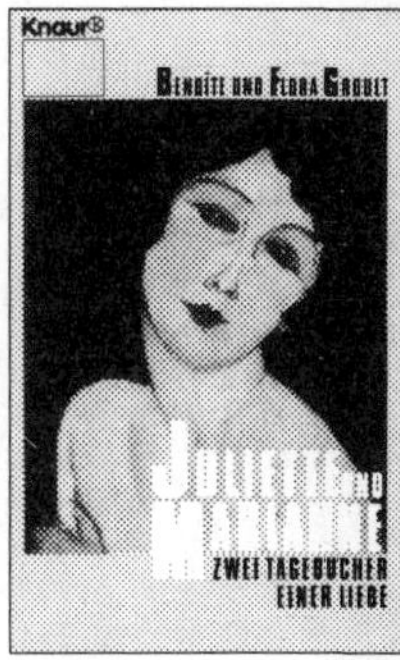

(65040)

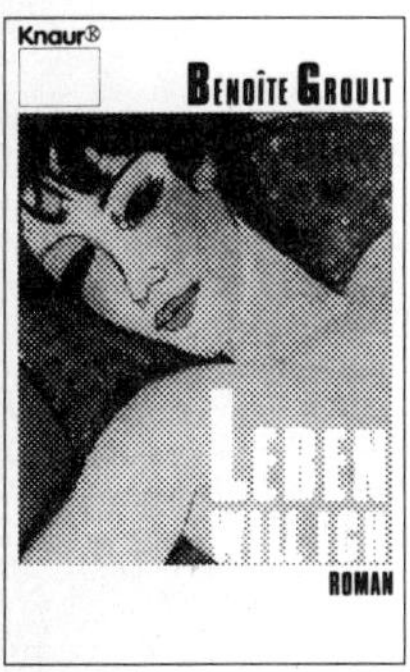

(65044)

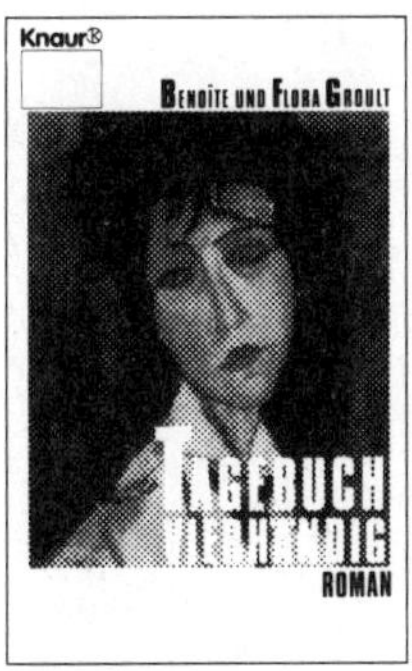

(2997)

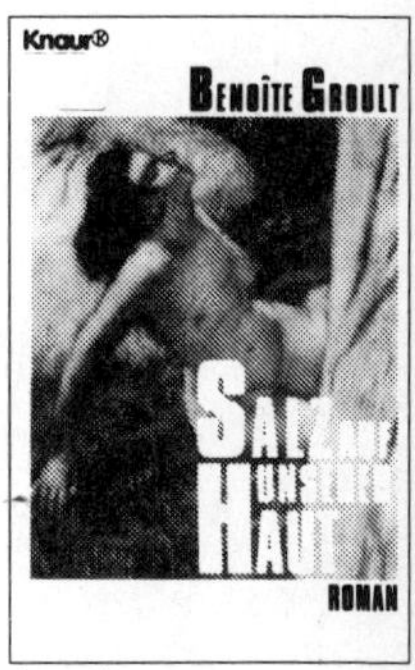

(3113)